48 Le régime doit être établi par la mère et le médecin . 95
49 Le nombre des repas 96
50 Allaitement au sein.
Avantages pour le bébé 98
51 Avantages pour la mère 101
52 Y a-t-il des inconvénients ?
Problèmes esthétiques 102
53 Les femmes sont-elles
moins bonnes nourrices qu'autrefois ? 104
54 On est une bonne mère même si on n'allaite pas . . . 104
55 Les débuts.
Durée des tétées 105
56 Combien de temps allaiter ?
Le sevrage 109
57 Problèmes de sein 111
58 Le régime de la nourrice 112
59 Allaitement artificiel.
Les diverses catégories de lait 113
60 Alimentation par le lait en poudre 115
61 Préparation des biberons 117
62 Passage au lait naturel 118
63 Attention aux tétines 119
64 Stérilisation. Conservation des biberons préparés . . . 120
65 L'eau de dilution 121
66 Comment donner le biberon ? 122
67 Les farines ou céréales 123
68 Les légumes 126
69 Les protides sous une autre forme que le lait :
viande, œufs, poisson, fromage 130
70 Les fruits et les desserts 133
71 La diversification du régime 135
72 Tableau de régime d'un nourrisson normal
jusqu'à 4 mois 137
73 Tableau de régime d'un nourrisson normal
de 4 mois à un an 138
74 Le plaisir du biberon 139
75 Le problème du repas de 16 h . . . 40
76 Le problème des peti . . . !1
77 Le problème de la cu . . . 2
7

78	Les vitamines, les jus de fruits, le fer, le fluor	142
79	Faut-il donner à boire en plus ?	146
80	Le problème de l'appétit. Le goût du lait	146
81	Les habitudes alimentaires. Prévient-on l'obésité et l'infarctus selon le régime donné à bébé ?	148
82	Les repas typiques	149
83	Alimentation particulière à quelques troubles	151
84	Bébé manquant d'appétit. Suralimentation	152
85	Autres laits que le lait en poudre. Avantages et inconvénients	153

DÉVELOPPEMENT PHYSIQUE ET NEUROLOGIQUE DE BÉBÉ

86	Développement physique, neurologique, psychologique, intellectuel de bébé	155
87	Développement physique	156
88	Développement neurologique et moteur	159
89	Les réflexes archaïques ou primaires	162
90	La mobilité. Le tonus	164
91	Attention aux coups de reins et aux retournements sur la table à langer	165
92	La tenue de la tête	166
93	L'activité des mains	167
94	Sera-t-il droitier ou gaucher ?	169
95	La position assise. Quand s'assoit-il ? Quand le mettre assis ?	170
96	Le parc	172
97	La marche à quatre pattes	173
98	La marche	175
99	Variations. L'égalité n'existe pas !	177
100	Les fontanelles	178
101	Les poussées dentaires	179
102	La première dentition	181
103	Ventre, jambes et pieds. Chaussures	182
104	Que fait-il à un mois, deux mois, trois mois...	184

DÉVELOPPEMENT PSYCHIQUE ET INTELLECTUEL DE BÉBÉ

105	Les trois premières années sont fondamentales	187

106	L'élan vital de bébé	188
107	Le rôle de la mère. Interaction. Compréhension	189
108	Le rôle du père. De nouveaux pères ?	192
109	Bébé a besoin de calme et de régularité	194
110	La découverte de soi. Bébé s'explore	195
111	Son image	197
112	Le sommeil de bébé	197
113	Les troubles du sommeil	199
114	Susciter les activités de bébé	202
115	Bébé n'aime plus être seul. Il faut satisfaire sa curiosité	203
116	Le retour de bébé à la maison quand il y a un ou des aînés	204
117	Le sourire et le rire	206
118	Faut-il le prendre quand il pleure ?	207
119	La succion du pouce ; pouce ou sucette ?	209
120	Il porte tout à la bouche	212
121	Parler à bébé	213
122	L'apparition du langage	214
123	La conception de l'objet permanent. Naissance de l'« idée »	216
124	La naissance de l'angoisse. L'angoisse du sixième mois	218
125	Bébé n'a pas d'intentions mauvaises. Il n'est jamais méchant	220
126	L'exposition au soleil	221
127	Les sorties	223
128	Vacances. Voyages la première année	224
129	Jeux et jouets	225
130	La propreté	227

LA DEUXIÈME ANNÉE

131	Le développement du langage	232
132	Il dit toujours « non »	234
133	L'évolution des attitudes	236
134	L'exigence à l'égard de la mère	237

135 L'imitation. L'âge clown.
La joie de vivre 238
136 Il touche à tout ; il est « terrible » 238
137 Il faut savoir prendre des risques 240
138 Comment éviter les accidents 241
139 Les adultes doivent commander 243
140 Premiers rapports de forces avec les adultes 244
141 Bébé veut manger seul 245
142 Bébé n'aime pas qu'on l'habille 248
143 Les modifications du sommeil 249
144 Les difficultés du sommeil.
L'heure du coucher 251
145 Garçons et filles sont différents 253
146 Il joue à côté des autres enfants 254

L'ENFANT DE DEUX À SIX ANS

147 Notion de sa personnalité.
L'apparition du « je » 255
148 Il connaît son nom 256
149 Prise de conscience de son sexe 257
150 Qu'appelle-t-on complexe d'Œdipe ? 259
151 Le développement du langage.
Le besoin de parler 261
152 Il pose des questions à tout propos.
Soyez disponible 261
153 D'où viennent les enfants ? 263
154 Il parle de la mort 264
155 Il raconte des histoires. La pensée magique 266
156 Sentiments agressifs, actes agressifs 268
157 Les parents doivent supporter
l'activité des enfants 269
158 Il ne mange rien 270
159 Il ne range rien 273
160 Les débuts de l'école 274
161 À quel âge apprend-on à lire ? 276
162 L'enfant de cinq ans 278
163 En guise de conclusion 279

CROISSANCE, NUTRITION, PUBERTÉ

- **164** Tableau de croissance moyenne de l'enfant 281
- **165** Les variations de la croissance 283
- **166** Peut-on prévoir la taille définitive ? 284
- **167** Petite taille, grande taille 286
- **168** Peut-on agir sur la taille ? 287
- **169** La puberté. Généralités........................ 289
- **170** La puberté normale de la fille 289
- **171** La puberté normale du garçon 293
- **172** La puberté différée 294
- **173** Douleurs mammaires ; gynécomastie 295
- **174** L'enfant trop gros. Obésité. Régime et traitement........................ 296

LES VACCINATIONS

- **175** Les vaccinations. Tableau général............................. 300
- **176** Le B.C.G. 302
- **177** Les réactions tuberculiniques 305
- **178** La vaccination antivariolique 306
- **179** Vaccination D.T.Coq 307
- **180** Vaccination antipoliomyélitique 310
- **181** Les autres vaccinations contre les germes courants : rougeole, rubéole, oreillons, grippe, varicelle, hépatite B, hépatite A, Hemophilus influenzæ 310
- **182** Vaccinations contre les maladies exotiques, la méningite. Vaccins en cours d'étude 313

PATHOLOGIE NÉO-NATALE

- **183** Incompatibilité fœto-maternelle. Les problèmes du facteur Rhésus 315
- **184** La jaunisse 317
- **185** Les yeux qui coulent 318
- **186** Le nez bouché du nouveau-né 319
- **187** La crise génitale ; gonflement des seins 321
- **188** Prépuce ; phimosis : circoncision, coalescence des petites lèvres 322
- **189** Le céphalhématome 325

190 Torticolis congénital.
Fracture de la clavicule 325
191 Paralysie brachiale 327
192 Examen des hanches ; luxation des hanches 328
193 Problèmes de pieds 331
194 Traumatisme néo-natal.
Infection néo-natale, SIDA, herpès, hépatite 332

PATHOLOGIE DU NOURRISSON

195 Le nourrisson et son médecin 335
196 Que faire à bébé en attendant
le médecin ou son conseil ? 336
197 La fièvre 337
198 L'exanthème subit ou roséole infantile 341
199 Transpiration, sudamina, acné du nouveau-né 342
200 Staphylococcie cutanée 343
201 Les angiomes 343
202 L'eczéma du nourrisson 344
203 Les infections des plis 347
204 Séborrhée du nourrisson. « Croûtes de lait » 348
205 La maladie de Leiner-Moussous 349
206 Les infections du siège 350
207 Le muguet. Les infections à levures 351
208 Problèmes de jambes et de pieds 353
209 Scoliose du nourrisson 356
210 La pronation douloureuse. Ne tirez jamais
bébé brutalement par une seule main 357
211 Le rachitisme 358
212 La diarrhée aiguë 359
213 Mesures pratiques.
Régime et traitement des gastro-entérites 363

INDEX 369

VOLUME 2

PATHOLOGIE DU NOURRISSON (SUITE)

214	Les diarrhées chroniques	21
215	Vomissements. Reflux gastro-œsophagien	25
216	L'aérophagie existe-t-elle ?	29
217	Hernies	30
218	Invagination intestinale	32
219	Schéma des voies respiratoires supérieures et inférieures	33
220	Rhino-pharyngites, adénoïdites. Adénoïdectomie ...	34
221	Le « gros » thymus	37
222	Stridor congénital	38
223	Bronchite ; bronchite asthmatiforme ; bronchiolite	38
224	Corps étranger respiratoire. Fausse route alimentaire. Mort subite du nourrisson	40
225	Laryngites aiguës	42
226	Infection pulmonaire	43
227	Les otites aiguës et subaiguës	44
228	Vous n'entendez plus guère parler de mastoïdite ...	47
229	Les spasmes du sanglot. Pleurs spasmodiques	47
230	Convulsions fébriles et non fébriles	50
231	Les retards de tonus	53
232	Chutes sur la tête ; fractures du crâne	55
233	Anémie	56

LES PRÉMATURÉS

234	Détermination de l'âge du prématuré et de l'âge du fœtus	59
235	Les prématurés	60
236	Les causes de la prématurité	61
237	Surveillance du prématuré en centre spécialisé	62
238	Retour à la maison ; surveillance ; problèmes d'avenir	64
239	Les nouveau-nés à terme de petit poids	65

PATHOLOGIE DU GRAND ENFANT

A/ GÉNÉRALITÉS
240 L'enfant malade ; ses parents ; son médecin 68
241 Données générales. (Antibiotiques. Alimentation. Interventions chirurgicales.) 70
242 Il ne faut pas avoir peur de l'hôpital 73

B/ MALADIES INFECTIEUSES
243 Quelques définitions utiles à connaître 75
244 Immunité ; gammaglobulines 77
245 La grippe et les syndromes grippaux 78
246 Rougeole 80
247 Varicelle 81
248 Scarlatine 83
249 Rubéole 85
250 Oreillons 87
251 Coqueluche 89
252 Mononucléose infectieuse ou angine à monocytes. Infection à cytomégalovirus 91
253 Diphtérie 93
254 Érythème noueux 94
255 Fièvre typhoïde ; salmonelloses 94
256 Pityriasis rosé 95

C/ O.R.L. ET MALADIES RESPIRATOIRES
257 L'enfant qui tousse 97
258 Sinusites 99
259 Angines aiguës 101
260 Amygdales ; amygdalectomie 102
261 Laryngites 103
262 Ganglions cervicaux (ganglions du cou) 104
263 Manifestations d'allergie respiratoire 105
264 La laryngite striduleuse 107
265 L'enfant asthmatique. La crise d'asthme 108
266 Explorations et traitements dans l'allergie respiratoire 110

D/ TROUBLES DIGESTIFS
267 L'enfant qui a mal au ventre 112
268 Appendicite aiguë ; appendicite chronique 114

269 Torsion du testicule ; hydrocèle ; varicocèle 116
270 Hémorragie rectale. Polypes ; hémorroïdes ; prolapsus.
Maladie de Crohn. Rectocolite hémorragique 118

E/ MALADIES DES OS. ORTHOPÉDIE
271 Il ne manque pas de calcium ! 120
272 « Il se tient mal ! » 121
273 Scoliose et attitudes scoliotiques 123
274 Problèmes de pied 125
275 Les douleurs de croissance 127
276 Genu valgum 128
277 Dos rond ; omoplates décollées ; cambrures 130
278 Les ostéochondrites ;
les troubles osseux de la croissance 132
279 Les épanchements de synovie 134
280 Les déformations du thorax 135
281 Ostéomyélite 136
282 Les crampes nocturnes 137

F/ DERMATOLOGIE
283 L'eczéma du grand enfant 138
284 L'impétigo 139
285 Le prurigo 140
286 Furoncles et furonculose 142
287 Verrues 143
288 Pelade 143
289 Acné 144
290 Pellicules et séborrhée du cuir chevelu 145
291 Urticaire : éruptions allergiques 145

G/ MALADIES PARASITAIRES
292 Parasites intestinaux 147
293 Toxoplasmose 150
294 Les poux de tête 151
295 La gale 152

H/ LE REIN
296 Colibacillose, cela ne veut rien dire 153
297 Infection urinaire ; cystites 154
298 Malformations des voies urinaires 156
299 Albuminurie 157

300 Néphrites aiguës 159
301 Néphrose lipoïdique 160
302 Hématuries. Coliques néphrétiques 162

I/ LE FOIE
303 La jaunisse : hépatite 163
304 La « crise d'acétone » est rarissime 166
305 Il n'a pas « mal au foie » 168
306 Calculs biliaires ;
malformations des voies biliaires 169

J/ LE SYSTÈME NERVEUX
307 L'enfant qui a mal à la tête 171
308 Convulsions ; épilepsie 173
309 Le handicap moteur. Hémiplégie cérébrale infantile.
Paraplégie 178
310 Les méningites aiguës 180
311 Poliomyélite 182
312 Hémorragie méningée 183
313 Maladies héréditaires du système nerveux 184
314 Les encéphalites 185

K/ TUBERCULOSE
315 Primo-infection 187
316 Autres manifestations 192

L/ TROUBLES ENDOCRINIENS
317 Les hypoglycémies 193
318 Spasmophilie 194
319 Ectopie testiculaire ; cryptorchidie 195
320 Insuffisance thyroïdienne ; myxœdème 197
321 Insuffisance surrénale 198

M/ RHUMATISMES
322 Douleurs articulaires 200
323 Rhumatisme articulaire aigu.
Maladie de Bouillaud 202
324 La chorée 205
325 Rhumatismes chroniques 206
326 La maladie périodique 207

N/ SANG ET CŒUR
327 Souffles cardiaques 208
328 Purpuras ; purpura rhumathoïde ;
purpura thrombopénique 209
329 Leucémie. Maladie de Hodgkin 212

O/ MALADIES DE LA BOUCHE ET DES DENTS
330 Les caries dentaires 214
331 Problèmes orthodontiques 217
332 Stomatites ; aphtes 219

P/ INTOXICATIONS. ACCIDENTS DIVERS
333 Intoxications et accidents 220
334 Intoxications par champignons et baies 223
335 Saignements de nez ou épistaxis 224
336 Plaies et bosses 225
337 Piqûres et morsures d'animaux venimeux 228

Q/ MALADIES CHRONIQUES
338 Enfant atteint de maladie chronique 230
339 L'enfant hémophile 231
340 La mucoviscidose ou fibrose kystique du pancréas .. 232
341 L'enfant diabétique 234
342 Myopathies 236

R/ MALFORMATIONS. LE CONSEIL GÉNÉTIQUE
343 Quelques mots sur l'hérédité 237
344 Les maladies héréditaires 240
345 Maladies malformatives : mongolisme
et syndrome de Turner 241
346 La consultation de génétique, la surveillance
de la grossesse : détection des anomalies 244
347 Perspectives d'avenir 247

QUELQUES PROBLÈMES PSYCHOLOGIQUES

348 L'enfant, organisme en évolution 249
349 Distinguons le normal de l'anormal 250
350 Le symptôme en psychologie infantile 251
351 L'enfant lui-même est un symptôme 253
352 Il est difficile de donner des conseils 254

353	Formation de la personnalité et de l'intelligence. L'inné et l'acquis	255
354	Qu'est-ce qu'un test ? Notion de Q.I. (Quotient intellectuel)	257
355	Les parents	260
356	L'enfant, individualité indépendante	262
357	Les deux investissements les plus rentables pour la société	263
358	Obéissance, autorité, libéralisme. Éduque-t-on ses enfants ?	264
359	L'attitude des parents	266
360	Ne faites pas sans cesse des remarques	267
361	Il ne faut pas se moquer	268
362	Il ne faut pas être dépréciateur	269
363	La manière de le dire	270
364	Il faut parler « avec » l'enfant	270
365	Il comprend plus de choses que vous ne le soupçonnez	271
366	Il suffit parfois de dénouer une situation	272
367	Les tics	273
368	L'onychophagie	274
369	Les troubles du sommeil	276
370	L'énurésie	278
371	L'encoprésie	281
372	L'enfant fatigué	282
373	L'enfant lent	285
374	L'enfant agité, hyperactif	287
375	L'enfant « difficile »	288
376	L'enfant timide	289
377	Vol et mensonge	290
378	Que faire lorsqu'il y a problème ?	291
379	Aînés, cadets : ils sont dissemblables	293
380	Relations frères-sœurs. La jalousie	296
381	Vacances, colonies, homes. Faut-il forcer à la séparation ?	299
382	L'argent de poche	300
383	La télévision	301
384	Les activités sportives	304
385	Les activités artistiques	305

386 Les animaux familiers 306

DÉFICITS INSTRUMENTAUX

387 Les troubles de la parole 308
388 L'enfant malhabile 312
389 La gaucherie 314
390 Le bégaiement 316
391 L'enfant sourd et demi-sourd 318
392 Le strabisme. Les troubles de la vue 319

QUELQUES PROBLÈMES SCOLAIRES

393 Les difficultés scolaires 323
394 Dyslexie et dysorthographie.
L'entrée au cours préparatoire 326
395 La « rééducation »
en matière de psychopédagogie 334
396 L'enfant « paresseux » 336
397 La mémoire 337
398 La difficulté à fixer son attention 338
399 Relation entre intelligence et efficacité scolaire 339
400 Le retard mental 340
401 L'acceptation du retard mental
selon les familles 343

QUELQUES PROBLÈMES DE PARENTS

402 Les parents d'enfant handicapé 345
403 L'enfant adopté 350
404 Séparation ou divorce 354
405 L'enfant de mère célibataire 356
406 Les jumeaux 358

CONCLUSION 361

INDEX 363

Pathologie du nourrisson (suite)

214

Les diarrhées chroniques.

Cyrille avait six ans lorsque, en 1963, j'ai fait sa connaissance en vacances. Il était maigre, avec un gros ventre, une mine de papier mâché. Il n'avait en général aucun appétit et parfois des fringales. Tous les dix à quinze jours, il présentait une crise de diarrhée avec vomissements, et ses selles étaient très rarement normales. Elles étaient presque toujours pâteuses, abondantes, huileuses.

Durant les deux premières années de sa vie, il avait crié très souvent la nuit, il était grincheux, parfois agité, parfois apathique et avait présenté à maintes reprises des crises de diarrhée au cours desquelles les divers examens de selles étaient restés négatifs.

On en était arrivé à considérer que l'angoisse de la mère déclenchée par ce mauvais état de santé était responsable de tous les troubles, et quelques médecins lui conseillaient une séparation d'avec son enfant, bien mauvaise manière d'envisager les problèmes psychologiques ; à l'envers en quelque sorte.

Or, Cyrille avait une intolérance aux farines de céréales, blé en particulier, c'est-à-dire chimiquement une *intolérance au gluten*, contenu dans ces farines, maladie que l'on a commencé à bien comprendre vers 1958. La suppression de toute farine a entraîné une transformation complète de ce garçon. Il a pris six centimètres et huit kilos en six mois, a été psychologiquement transformé, est devenu gai, joueur, sociable, normal en un mot.

Pathologie du nourrisson

Et après huit années de régime très strict, c'était un grand gaillard d'un mètre quatre-vingts qui mangeait de tout et jouait au rugby.

Le cas de Cyrille est exemplaire de cette curieuse maladie dénommée intolérance au gluten, qui n'a pas été diagnostiquée alors qu'il était nourrisson ; on connaissait peu et mal la maladie à cette époque alors qu'aujourd'hui les cas de *diarrhée chronique du petit enfant* sont mieux connus et plus facilement détectés.

Lorsqu'un petit nourrisson présente de fréquentes poussées de diarrhée, des selles souvent pâteuses, abondantes, parfois un peu grosses, on commence par pratiquer des analyses de selles pour rechercher une infection intestinale. Si l'on découvre un microbe pathogène, le traitement chimiothérapique ou antibiotique permet une amélioration passagère des troubles qui reprennent si on l'arrête, et on peut alors penser que ce microbe n'est pas réellement responsable de l'ensemble des troubles et qu'il existe une *anomalie de la digestion* à déterminer, une intolérance à quelque constituant de l'alimentation.

Deux intolérances sont fréquentes et si elles causent parfois des atteintes sévères de l'état général avec diarrhée, nécessitant une hospitalisation rapide pour bilan, elles sont souvent responsables d'atteintes mineures, non diagnostiquées pendant longtemps.

Un certain nombre de nourrissons présentent de la diarrhée dès les premiers jours de la vie. Elle s'améliore plus ou moins avec tel ou tel traitement, puis recommence, se tasse, réapparaît. Les examens bactériologiques de selles montrent ou ne montrent pas de germes pathogènes, on change de lait, ça recommence.

Il s'agissait souvent dans ces cas *d'une intolérance au saccharose,* c'est-à-dire au sucre normal (avec lequel les laits artificiels étaient sucrés en supplément – le sucre naturel du lait est le lactose). *Avec les laits modifiés actuels cette intolérance est devenue beaucoup moins fréquente.*

Un tel trouble était fréquent durant les premiers mois de la vie du fait de l'immaturité habituelle des systèmes enzymatiques du nouveau-né. Il peut apparaître à l'occasion de telle ou telle circonstance pathologique, en particulier à la suite de la diarrhée aiguë. Lorsqu'il est détecté, il faut évidemment proscrire toute préparation contenant du sucre normal et utiliser un produit faci-

Pathologie du nourrisson

lement trouvé en pharmacie, à base de dextrines, dont on se sert comme un sucre en poudre.

Dans nos pays, l'intolérance au gluten est devenue plus rare et ne se manifeste que vers la fin de la première année ou encore plus tardivement sous des formes relativement légères.

En effet l'habitude de ne donner, jusqu'à six mois, que de la farine sans gluten est tout à fait généralisée.

Le gluten va être introduit dans l'alimentation avec les farines deuxième âge à partir du 7e mois.

Toutes les céréales, à l'exclusion du riz et du manioc, contiennent un constituant essentiel, le *gluten*. Celui-ci est mal supporté par un certain nombre de nourrissons qui ne possèdent pas les moyens biologiques de le digérer, et cette carence conduit à toute une série de troubles intestinaux, le gluten se comportant alors plus ou moins comme un toxique pour la muqueuse intestinale.

En cas d'intolérance, le diagnostic est affirmé essentiellement par des examens chimiques du sang mettant en évidence l'intolérance à la gliadine (élément constitutif du gluten) et par biopsie de la muqueuse intestinale, techniquement facile à réaliser, et ne nécessitant qu'une manœuvre simple.

La suppression du gluten de l'alimentation doit être *alors* extrêmement stricte et si elle est facile à réaliser chez le nourrisson, elle devient plus délicate lorsque l'enfant grandit, réclame du pain, des biscuits, des gâteaux comme ses frères. Il faut supprimer tous les aliments à base de céréales (blé, orge, seigle, avoine), ou contenant même une quantité minime de farine d'une quelconque de ces céréales. Ce fut plus difficile à réaliser jadis que maintenant car tous les fabricants de produits alimentaires connaissent bien la question et l'on trouve même des pâtes sans gluten.

Le riz, les farines de riz vont constituer une des bases de l'alimentation. Le tapioca, tiré du manioc qui ne contient pas de gluten, le maïs peuvent être donnés.

En règle générale, le trouble cesse au bout de quelques années, plus ou moins tardivement selon que la maladie aura été plus ou moins sévère, et une alimentation normale pourra être reprise, progressivement et avec beaucoup de prudence au début.

Aussi est-il raisonnable de commencer les farines par une farine de riz ou par une *farine sans gluten* spécialement préparée par les grandes marques de produits alimentaires pour les bébés au-dessous de six mois et d'utiliser ensuite une farine normale.

La troisième affection, actuellement la plus fréquente dans le cadre des diarrhées chroniques, est l'*intolérance aux protéines du lait de vache*.

Certains bébés ne supportent pas de façon permanente le lait de vache car ils n'en tolèrent pas les protides, qualitativement différents (cf. vol. 1, chapitre 44) de ceux du lait de femme. Ce phénomène semble devenir si banal que, par exemple, sur toute la côte est des États-Unis (et cela représente des dizaines et des dizaines de millions d'habitants), tous les bébés non nourris par leur mère le sont non par un dérivé de lait de vache mais par du lait de soja. On apprécie actuellement la fréquence du trouble à environ 1 % des enfants pour les formes sévères et 5 à 7 % pour les formes bénignes.

Dans les formes importantes il existe une diarrhée d'emblée intense, parfois sanglante, associée à des phénomènes de type allergique : éruption urticarienne, état de choc, vomissements.

Dans les formes plus légères il existe des difficultés digestives (bébé se tortille après le biberon, régurgite beaucoup, semble aimer de moins en moins le lait qu'il boit sans appétit), accompagnées d'une diarrhée irrégulière, parfois liquide, parfois seulement molle, mais persistante. Il arrive souvent que l'on hésite entre un reflux (cf. chapitre 215) et une intolérance aux protéines du lait.

Enfin nous avons vu (cf. vol. 1, chapitre 202) le rôle éventuel du lait de vache dans l'eczéma constitutionnel. On impute à cette intolérance des phénomènes d'allergie cutanée, des troubles respiratoires, etc.

Les examens biologiques (tests sanguins confirmant l'intolérance) peuvent aider au diagnostic mais ne sont pas toujours totalement fiables. Le traitement d'épreuve (administration de lait à protéines modifiées ou de lait de soja) pourra apporter une confirmation définitive. La diarrhée s'améliore, les troubles gastriques s'atténuent, et surtout bébé boit de mieux en mieux, semble récupérer son appétit et le goût du lait.

On observe, à l'heure actuelle, pour une raison que l'on ignore, de nombreux cas d'enfants, dans l'ensemble bien portants, et présentant des selles molles de façon régulière. Il s'agit de *colites non spécifiques* réagissant bien à l'administration de pansements intestinaux administrés de façon régulière et prolongée. Tous les examens complémentaires pratiqués chez ces enfants sont négatifs, il ne s'agit pas d'intolérances au gluten, ni aux sucres ni aux protéines du lait de vache. Il est probable que l'on découvrira, dans l'avenir, d'autres mauvaises tolérances à des aliments particuliers.

Bien souvent ces bébés, lorsqu'ils ont quelques mois et une alimentation déjà diversifiée, supportent mal les légumes verts et l'ingestion d'aliments contenant beaucoup de fibres.

215

Vomissements. Reflux gastro-œsophagien.

Des vomissements chez le nourrisson, surtout s'ils s'accompagnent de fièvre, peuvent être symptomatiques de nombreuses affections. Je ne parle ici que des cas où les vomissements constituent l'essentiel de la maladie.

Nous avons parlé (cf. vol. 1, chapitre 25) des régurgitations. La régurgitation accompagne simplement le rot qui entraîne un peu de lait. Le vomissement est vraiment entraîné par une contraction de l'estomac qui chasse vers le haut, vers l'œsophage, une certaine quantité d'aliments.

Lorsqu'un nourrisson vomit pour la première fois alors qu'il ne l'a jamais fait, ce vomissement est le symptôme de quelque chose.

Ce peut être une simple indigestion ou un rot plus important qui a entraîné plus qu'une simple régurgitation. Parfois, il s'est mis les doigts dans la bouche. Cela arrive souvent et c'est une cause non négligeable de vomissements chez le tout petit nourrisson qui commence à sucer ses doigts et sa main.

Bébé vomit facilement et quelle qu'en soit la cause, le vomissement est un symptôme bénin et sans gravité. Mais *au cours de tout vomissement, bébé peut faire une fausse route alimentaire,* c'est-à-dire, au cours de ce vomissement, dans l'agitation et le malaise qui l'étreignent, respirer, faire passer dans ses voies respiratoires, larynx, trachée-artère, une partie du lait ou des aliments rejetés. Il n'aura peut-être pas une toux assez forte pour expulser cette quantité d'aliments, même minime, passée dans ses voies respiratoires, et il court alors un risque d'asphyxie (cf. chapitre 224).

C'est la raison pour laquelle *il est formellement recommandé de coucher les petits bébés sur le côté après le repas,* au moins tant qu'ils sont incapables de se retourner et de se mettre eux-mêmes sur le dos. En cas de vomissement, les aliments rejetés n'auront ainsi aucune tendance à passer dans les voies respiratoires et seront au contraire facilement éliminés vers l'extérieur.

Ce petit schéma va vous faire comprendre simplement ce qui se passe. Le cardia est le passage de l'œsophage vers l'estomac. À cet endroit, l'œsophage traverse le muscle diaphragme puis s'évase et se transforme en estomac. Les contractions de l'estomac chassent les aliments vers le pylore et, normalement, ils ne remontent pas dans l'œsophage au-delà du cardia qui est fermé par des muscles émanant du diaphragme et surtout par le gonflement de la grosse tubérosité. En effet, au cours de la digestion gastrique, l'estomac du bébé se dilate beaucoup, et cette grosse tubérosité appuie fortement sur le bas-œsophage pour l'oblitérer ; mais à condition que l'angle de His (cf. schéma) soit assez aigu ; l'état de l'angle de His explique une bonne partie de la pathologie de la région. Mais, à la naissance, il arrive souvent que la musculature du cardia ne soit ni très bien terminée ni bien solide et cela vous expliquera un certain nombre de vomissements.

Le pylore est un canal, le canal pylorique, faisant communiquer l'estomac avec la première portion du duodénum, début de l'intestin grêle ; il est entouré d'un muscle solide.

Nous pouvons maintenant comprendre le mécanisme des divers types de vomissements chez le nourrisson.

Toutes les mamans ont entendu parler de sténose du pylore, mais ce n'est pas, de loin et heureusement, la cause la plus fréquente des vomissements.

Ce que l'on appelait autrefois les *vomissements habituels* relève en général d'un *reflux gastro-œsophagien.* Ils surviennent sans cause apparente chez des bébés bien portants et qui

Pathologie du nourrisson

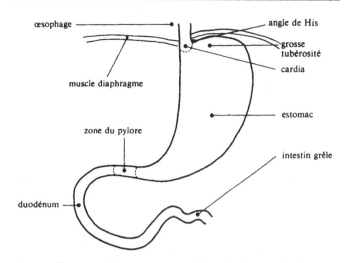

n'en souffrent manifestement pas. Mais bébé vomit facilement, à chaque tétée ou presque, une quantité plus ou moins importante de lait caillé, parfois très vite après son repas, parfois au bout d'une heure ou d'une heure et demie. Il reste gai, joyeux, un peu affamé car sa ration en est diminuée d'autant, pousse bien, et beaucoup de mères de nourrissons vomisseurs savent que les uns sont affamés et demandent que leur repas suivant soit rapproché, alors que d'autres prennent peu à peu l'habitude de rations moindres et deviennent des nourrissons à petit appétit.

La première chose que fera le médecin devant un tel nourrisson qui ne l'inquiète en rien sera d'administrer avant chaque repas une toute petite dose de calmant et d'antispasmodique, et d'épaissir les biberons à l'aide d'une petite dose de farine si bébé est à un allaitement artificiel. En cas d'allaitement maternel, on se contentera de la thérapeutique médicamenteuse.

Il arrive que tout rentre dans l'ordre et que l'on puisse supprimer cette thérapeutique au bout de trois à quatre semaines. Bébé restera peut-être capable de vomir facilement si on le force à terminer son biberon, s'il est agité, si l'on change ses habitudes, à la moindre rhino-pharyngite, bref dans toute une série de circonstances à peine pathologiques. Il est ainsi des enfants vomissant facilement alors que d'autres n'ont jamais vomi (il en va de même pour les adultes, d'ailleurs).

Si les vomissements se répètent, sont abondants, freinent un peu la prise de poids, obligent à alimenter très souvent l'enfant en dehors de ses repas normaux, alors il est indispensable de faire pratiquer des *radiographies de l'œsophage et de l'estomac*, d'une technique très facile entre les mains d'un radiologue entraîné.

La radiographie par transit baryté œsogastro-duodénal peut mettre clairement en évidence un *reflux gastro-œsophagien* mais n'est pas totalement fiable.

Trois examens sont de plus en plus pratiqués car les renseignements donnés sont irremplaçables. Bien que sans aucun risque, ils sont cependant un peu traumatisants pour le bébé.

La pHmétrie durant trois heures ou vingt-quatre heures mesure le reflux acide venant de l'estomac dans le bas-œsophage.

La manométrie mesure les pressions.

Enfin *la fibroscopie* de l'œsophage permet de voir la muqueuse lorsqu'on suspecte une œsophagite, c'est-à-dire une inflammation par le reflux acide.

Le reflux gastro-œsophagien tient actuellement une grande part dans la pathologie du petit bébé. Responsable le plus fréquent des vomissements, il peut aussi causer des toux nocturnes, des bronchites à répétition.

Le traitement associe un médicament antireflux, l'épaississement des repas, un protecteur de la muqueuse œsophagienne après le biberon, parfois un inhibiteur de la sécrétion acide de l'estomac. *Si le reflux est assez important, il faut coucher le bébé en position inclinée, de trente à soixante degrés selon les cas, et beaucoup de médecins considèrent qu'il s'agit là de l'essentiel du traitement.*

Celui-ci sera poursuivi assez longtemps et diminué très progressivement en fonction des résultats.

Lorsqu'il n'y a pas seulement reflux et si une petite portion de la muqueuse de l'estomac remonte par l'orifice du diaphragme dans le thorax, il s'agit de *hernie hiatale*.

Celle-ci bénéficie du même traitement que le reflux.

Seuls les cas importants et non régressifs relèveront de la chirurgie, au-delà de dix-huit à vingt mois, bénigne et très efficace entre des mains entraînées.

La sténose du pylore est tout autre chose. Il s'agit habituellement de garçons qui, à partir de trois ou quatre semaines, vomissent beaucoup, de plus en plus, et bientôt leurs biberons entiers. Il va sans dire qu'ils ne prennent plus de poids, en perdent parfois, mais ils restent bien vivaces et demeurent manifestement affamés. Une radiographie de l'estomac en fera rapidement le diagnostic et il est raisonnable d'opérer ce bébé car il s'agit d'un blocage du pylore par un muscle trop gros et très serré, qui n'aura aucune tendance à guérir seul.

L'intervention est simple et bénigne ; elle entraîne une guérison immédiate.

Enfin, une cause plus rare, décelable seulement par la radiographie, est la *plicature de l'estomac* qui est replié sur lui-même en deux poches, dont la première a tendance à s'évacuer vers le haut, ne pouvant le faire vers le pylore.

Lorsque bébé est couché sur le ventre, l'estomac retrouve une forme normale et cela constitue naturellement le traitement de ce curieux trouble, qui guérit spontanément vers quatre ou cinq mois.

216

L'aérophagie existe-t-elle ?

Avec la crise de foie, la crise d'acétone, le manque de calcium et l'allergie, c'est un des diagnostics les plus souvent posés à tort et à travers.

Aérophagie veut dire « manger de l'air ». Dans le volume 1, au chapitre 25, parlant du rot, j'ai dit que bébé peut déglutir de l'air au cours de son biberon, surtout s'il le boit vite, goulûment. *De plus, la digestion gastrique, c'est-à-dire au niveau de l'estomac, produit beaucoup plus de gaz chez le nourrisson que chez l'adulte.* C'est la raison essentielle des rots et c'est pourquoi, souvent après son repas, il a un si gros ventre, tendu, sonore ; il ressemble à une petite outre. Cette production de gaz, ce ballonnement sont normaux, physiologiques et dans le cours de la digestion vous observez que peu à peu le volume de l'abdomen diminue ; avant le repas suivant, bébé aura retrouvé son beau petit ventre plat.

Un certain nombre de nourrissons sont manifestement gênés. Ils se tortillent durant toute la digestion, grimacent, pleurent une heure, une heure et demie après leur repas, demandant ainsi à être pris pour faire quelques rots supplémentaires. Mais cela ne les ennuie pas plus, ce ne peut être un facteur de vomissements, de mauvaises digestions, et l'aérophagie ne peut constituer un diagnostic suffisant pour expliquer à elle seule des ennuis digestifs importants.

Lorsque bébé en est gêné, l'administration en petites quantités de poudres absorbantes suffit à faire cesser les troubles.

217

Hernies.

Tout le monde sait ce qu'est une hernie. Il existe entre les muscles de la paroi de l'abdomen un canal par où descend le testicule qui, chez l'embryon, s'est formé dans l'abdomen et ensuite descend se placer dans les bourses.

Une fois le testicule passé, ce canal se referme derrière lui. Mais il arrive qu'il s'oblitère mal, ne soit pas hermétique, et il peut s'ouvrir sous la poussée de l'intestin, qui est à l'intérieur de l'abdomen, laissant passer une portion d'intestin, plus ou moins importante, qui va descendre jusque dans les bourses. C'est cela une hernie. Il existe un orifice faisant communiquer, à travers la paroi de l'abdomen, l'intérieur de la cavité abdominale avec ce canal inguinal, se poursuivant jusque dans les bourses chez le garçon, dans les plis de l'aine jusqu'au pubis chez la fille.

Si l'orifice en question est large, distendu, la hernie a peu de chances de s'étrangler. Mais s'il est petit, serré, une anse intestinale peut s'y engager, gonfler, s'étrangler véritablement ou simplement ne pas pouvoir retourner dans l'abdomen. C'est *la hernie étranglée* ou, simplement, *engouée*.

Les hernies sont assez fréquentes chez le petit nourrisson, plus ou moins importantes, sortant lorsqu'il crie, s'agite, pleure pour réclamer son repas ; rentrant facilement dans l'abdomen quand il est au calme, bien détendu, dans son bain tiède.

Il arrive qu'elles guérissent spontanément, c'est-à-dire que le canal inguinal se ferme, que ses parois s'accolent et que la hernie ne puisse plus se manifester. C'est une tendance assez naturelle mais qui ne s'observera plus au-delà de huit ou dix mois, un an à la rigueur, et pour des hernies restant minimes.

Toute hernie persistant au-delà d'un an doit être opérée, elle ne guérira plus spontanément.

Lorsque la hernie est sortie, tendue, que le bébé pleure, semble avoir mal, à plus forte raison s'il vomit, votre médecin doit être appelé d'urgence. Il peut s'agir d'une hernie étranglée ou seulement engouée, *mais il ne faut absolument pas essayer de la rentrer.* Seul un médecin ou un chirurgien entraînés peuvent essayer de le faire en toute sécurité.

Toute hernie étranglée doit être opérée d'urgence. Toute hernie engouée doit être opérée rapidement.

Toute hernie du garçon, importante, sortant facilement, entraînant manifestement gêne et douleurs, doit être opérée également sans attendre une hypothétique guérison spontanée, souvent dès l'âge de quelques semaines.

Et cela d'autant plus que chaque crise de pleurs ou de cris, avec saillie de la hernie, angoisse les parents, leur faisant craindre un étranglement.

Chez la fille, il peut arriver que l'on sente, à un ou deux mois, une petite boule dans l'aine, isolée ou accompagnée d'autres signes de hernie. Il s'agit souvent d'une *hernie de l'ovaire*. Toute hernie de l'ovaire doit être opérée rapidement car celui-ci court un grand risque d'être sévèrement et définitivement abîmé.

Avec un chirurgien et un anesthésiste compétents en chirurgie du nourrisson, ces interventions sont simples, bénignes et sans danger, de toute façon nécessaires.

218

Invagination intestinale.

L'intestin grêle est un long canal qui s'abouche dans le gros intestin, au niveau d'une zone appelée cæcum, et qui est presque tout le temps, et surtout en période de digestion, parcouru par des ondes de contractions qui font avancer les aliments transformés par la digestion à l'intérieur. Les aliments le parcourent tout entier ; ils vont ensuite aller dans le gros intestin ou côlon, où ce qui reste de la digestion va être peu à peu transformé en selles, résidus destinés à être éliminés.

Il arrive, pour des raisons variables, du fait d'une petite anomalie de la paroi, de contractions trop violentes, qu'une portion de ce long tube pénètre à l'intérieur de la zone située en aval, ou du cæcum, comme deux portions d'une antenne ou d'une lunette glissent l'une dans l'autre.

C'est l'invagination intestinale, qui se voit surtout chez le garçon vigoureux autour du sixième mois. Elle est rare, et se traduit manifestement par une crise de douleurs intenses. Le bébé, normalement calme, se met à s'agiter violemment, pousse des cris, pleure, agite les jambes, se tord dans son lit. Vous le prenez, rien ne le calme. Il peut vomir.

La crise cesse. Bébé se calme, reste fatigué, un peu anéanti dans vos bras. Vous le recouchez en vous demandant ce qui s'est passé. Tout semble normal, et puis tout recommence.

La répétition de cette douleur paroxystique doit vous conduire à montrer rapidement bébé à votre médecin ou à l'emmener à une consultation hospitalière.

Une *échographie de l'abdomen* permet de mettre en évidence une image suspecte. C'est l'indication à une radiographie du gros intestin qui sera pratiquée rapidement. Parfois le lavement baryté suffit à guérir l'invagination qu'il réduit en repoussant la portion d'intestin qui était invaginée. Parfois la radiographie montre la lésion intestinale, et bébé sera alors opéré rapidement et guérira facilement en quelques jours.

Tout nourrisson qui semble souffrir de façon aiguë, par crises rapprochées, doit être rapidement montré à son médecin.

Pathologie du nourrisson

Schéma des voies respiratoires supérieures et inférieures.

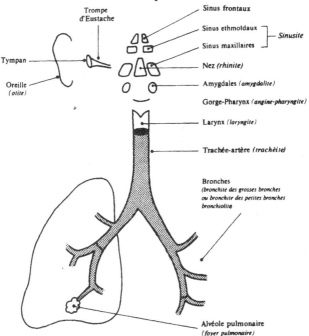

Quels diagnostics peuvent être envisagés au cours des infections qui les atteignent ?

Le nourrisson n'a pas encore de sinus frontaux, les sinus maxillaires sont très peu développés. Il est surtout atteint de rhinites, rhino-pharyngites, adénoïdites, otites, ethmoïdites.

L'enfant de trois, quatre ans n'a pas encore de sinus frontaux, mais ses sinus maxillaires sont développés. Outre toutes les atteintes du nourrisson, il peut présenter des sinusites maxillaires et des angines ou amygdalites, plus rares chez le nourrisson.

Pathologie du nourrisson

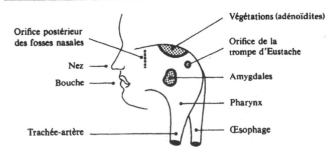

À cet âge, les végétations adénoïdes ont tendance à diminuer de volume, et il y a beaucoup moins de rhino-pharyngites.

Vers cinq, six ans, les sinus frontaux sont développés et il peut survenir aussi des sinusites frontales. C'est surtout l'âge du début de la grande fréquence des angines.

220

Rhino-pharyngites, adénoïdites. Adénoïdectomie.

La rhino-pharyngite est l'inflammation, entraînée par une infection, ou d'origine allergique, du nez ou du fond de la gorge ; ce problème est en grande partie commandé, chez le bébé, par celui de l'infection des végétations adénoïdes, appelées couramment végétations : *les adénoïdites*.

Les végétations sont une sorte d'amygdale située derrière le nez, sur la paroi supérieure du pharynx, tout près du petit orifice d'un canal, la trompe d'Eustache, faisant communiquer le pharynx avec les oreilles – en arrière du tympan –, et permettant aux deux faces de cette membrane qui joue un rôle si considérable dans l'audition d'être soumises, donc de vibrer, à la pression atmosphérique.

Vous concevez bien simplement en regardant le schéma tous les troubles que vont pouvoir entraîner l'augmentation de volume et l'inflammation de ces végétations.

Pathologie du nourrisson

L'orifice postérieur des fosses nasales est plus ou moins bouché : bébé a du mal à respirer par le nez, reste le plus souvent bouche ouverte, est très gêné en buvant, ronfle la nuit et dort la bouche ouverte.

L'inflammation et l'infection entraînent un écoulement nasal, il a toujours le nez sale, et comme il ne peut évidemment pas se moucher, vous avez beaucoup de mal à le soulager.

L'infection va se communiquer à l'oreille par la trompe d'Eustache et entraîner des otites.

À partir du pharynx, l'infection peut gagner le nez, donnant des rhinites, les sinus ethmoïdaux déjà formés chez le petit enfant, donnant *des ethmoïdites*, et les voies respiratoires entraînant toux répétées et bronchites fréquentes.

C'est là le tableau vraiment trop dramatique des ennuis entraînés par l'augmentation de volume, l'infection des végétations adénoïdes, mais il va sans dire que j'ai indiqué toutes les complications pouvant survenir dans les cas les plus graves. *Bien souvent, le bébé qui a « des végétations » est seulement souvent enrhumé, nez coulant, et toussote fréquemment.*

La rhino-pharyngite se traduit par les mêmes symptômes, avec la gorge et le pharynx rouges et enflammés, de la fièvre parfois très élevée pendant deux ou trois jours.

Même les bébés n'ayant pas de grosses végétations font des rhino-pharyngites causées en règle générale par des infections microbiennes ou virales, plus fréquentes à la mauvaise saison, survenant par petites épidémies à la crèche ou à l'école maternelle.

Les trois symptômes les plus courants sont la fièvre, l'écoulement et l'obstruction nasale, la rougeur et l'inflammation du fond de la gorge.

Le traitement n'est pas toujours très simple car il est difficile de lutter contre l'obstruction nasaux, le bébé ne sachant pas se moucher.

Il faut d'abord traiter la fièvre par aspirine ou produits antithermiques habituels.

L'utilisation d'antibiotiques peut ou non s'imposer. Il s'agit bien souvent d'infection virale sur laquelle les antibiotiques sont inactifs, mais la surinfection par les microbes est si rapide, si banale que leur utilisation abrège tout de même l'évolution et évite des complications, et on les utilise d'autant plus volontiers que le bébé est plus jeune.

Ce sera à votre médecin de juger de cela. Laissez-le décider en toute liberté.

Adénoïdectomie.

C'est l'ablation des végétations adénoïdes, intervention très courte, bénigne, facile, dont l'indication n'est pas toujours évidente.

C'est une toute petite opération qui présente justement un intérêt au cours des deux ou trois premières années, alors que les parents disent souvent : « Il est bien petit. »

Comme pour l'ablation des amygdales, il ne faut pas la pratiquer à tort et à travers, dès qu'un bébé a fait une rhino-pharyngite. Mais la répétition des infections, la fréquence des otites, les signes qui traduisent l'existence d'un gros paquet de végétations (ronflement nocturne, nez bouché, gêne respiratoire, en particulier au moment des repas, témoignant de la difficulté de la respiration nasale), la visibilité des végétations soit directement, soit sur de bonnes radiographies effectuées en position particulière, soit par fibroscopie doivent conduire à opérer.

L'inflammation permanente ou très fréquente du rhino-pharynx entraîne, par otite séreuse (cf. chapitre 227), une gêne à l'audition qui, même minime, peut retentir sur le comportement du bébé et le développement de la parole. Il faut donc être très attentif à ce problème.

Il faut savoir que l'on enlève trois fois plus souvent les végétations chez les bébés dont les parents fument. Le tabagisme passif joue un rôle important dans la répétition des rhino-pharyngites.

Le « gros » thymus.

Le thymus est une glande située dans le thorax, au-devant de la partie supérieure du cœur, grosse à la naissance puis allant en diminuant progressivement de volume jusqu'à s'atrophier complètement en quelques mois (c'est le « ris de veau »).

Elle joue, durant les premiers mois de la vie, un rôle important dans la formation de certaines catégories de globules blancs.

Il arrive que le thymus soit particulièrement important, très nettement visible à la radiographie du thorax ; étant situé juste au-devant de la trachée-artère, collé contre elle, il peut la comprimer un peu et entraîner certains troubles respiratoires, peu graves, disparaissant spontanément en deux ou trois mois. Vers deux mois, la maman remarque un peu de gêne respiratoire, un certain bruit à l'inspiration comme une sorte de gloussement, non permanent, apparaissant seulement à l'effort quand bébé est essoufflé au moment de la tétée, par exemple. Parfois, le premier rhume s'accompagne d'une gêne respiratoire trop marquée, et c'est votre médecin qui remarquera une respiration un peu rude et sifflante.

Les médecins ont beaucoup discuté pour savoir si un thymus très volumineux pouvait vraiment être responsable de troubles, car son tissu est extrêmement mou et l'on comprend mal qu'il puisse gêner la trachée, nettement plus solide que lui. Et il est de fait que la majorité des cas sont découverts au cours de radiographies du thorax.

Il s'agit, et c'est l'essentiel, d'un trouble bénin et passager, et l'on n'a plus tendance, actuellement, à imputer au gros thymus des troubles respiratoires, même minimes.

222

Stridor congénital.

Certains bébés, dès après la naissance, font, en respirant, un bruit particulier qui s'accompagne d'une petite gêne à l'inspiration. Le bruit est parfois important, impressionnant, et va aller en s'accentuant presque vers l'âge de trois mois pour s'atténuer et disparaître ensuite sans aucune séquelle ni aucune autre anomalie. Un examen par un oto-rhino-laryngologiste est indispensable pour bien confirmer la cause de ce bruit, appelé *stridor congénital*. Il est causé par une mollesse particulière du larynx, qui a tendance à se fermer un peu au moment de chaque inspiration, expliquant ainsi le bruit produit et la gêne respiratoire ressentie par le bébé.

La cause du trouble est purement locale et va s'atténuer, puis disparaître avec la croissance. Le stridor congénital cesse vers quelques mois. Peut-être favorise-t-il un peu la répétition d'infections broncho-pulmonaires.

Mais certains stridors sont dus à des anomalies plus sévères du larynx, et justifient un examen complet pratiqué par un oto-rhino-laryngologiste entraîné.

223

Bronchite ; bronchite asthmatiforme ; bronchiolite.

C'est, avec les otites, l'une des complications les plus courantes de l'infection saisonnière des voies respiratoires supérieures. Il y a de la fièvre, mais plus ou moins intense et souvent peu élevée. De la toux, répétée, plus ou moins grasse. Parfois un peu de gêne à respirer. L'enfant doit être examiné, ausculté, et de toute façon un traitement antibiotique, sulfamidé ou anti-infectieux efficace s'impose.

Pathologie du nourrisson

Je ne peux pas entrer dans les détails de ce que le médecin décèle à l'examen par l'auscultation en particulier, mais c'est à lui de déterminer si une radiographie des poumons et des sinus s'impose pour voir s'il existe une zone importante d'infection (végétations infectées, ethmoïdite) responsable.

Parmi les bronchites, une catégorie a mauvaise réputation : celle que les médecins appellent à tort « bronchite asthmatiforme ».

Voici ce que j'écrivais lors de la première édition de ce livre, il y a quinze ans : « On appelle maintenant les anciennes "bronchites asthmatiformes", "*bronchiolites*". Ce terme est unanimement utilisé par les médecins et l'on sait qu'elles sont dues, dans 80 % des cas au moins, à un virus appelé "*virus respiratoire syncitial*". Elles sont fréquentes puisque 10 % des nourrissons seront atteints au moins une fois, et la moitié d'entre eux plusieurs fois. »

Voilà de quoi il s'agit : les bronches d'un bébé sont fines, étroites et facilement encombrées ; au cours de toute bronchite il y a une inflammation, un œdème qui les encombre et gêne la circulation de l'air des poumons du fait de la striction des bronches dont la diminution de calibre bloque plus ou moins l'expiration, et ce fait entraîne la respiration sifflante caractéristique.

Cette atteinte virale des petites bronches abîme la muqueuse, et il y a rapidement des phénomènes de surinfection microbienne, d'où la nécessité d'un traitement antibiotique, malgré son inefficacité sur le virus lui-même.

La gêne respiratoire peut être intense, la respiration de bébé est sifflante, mais malgré cela, bien souvent, il est gai, joueur, rieur, a bon appétit, bien qu'il siffle et souffle comme une petite locomotive.

Cela signifie-t-il que bébé est asthmatique ou aura de l'asthme plus tard ? *Pas du tout,* mais s'il a présenté plusieurs bronchiolites au cours des deux premiers hivers de sa vie le risque sera certainement plus grand.

Car il est possible que ce trouble indique une certaine prédisposition à présenter facilement une allergie aux toxines des microbes infectants et donc une certaine prédisposition à présenter plus tard des manifestations allergiques. C'est surtout vrai lorsque les *bronchiolites* se répètent.

Toute bronchite de ce type doit être énergiquement traitée par antibiotiques, parfois par un dérivé de la cortisone pendant un temps très court, des calmants et des médicaments bronchodilatateurs. Mais le bébé ne sait pas cracher, son encombrement est l'essentiel de son trouble, la *kinésithérapie respiratoire* est devenue un élément fondamental du traitement. Et tout rentre dans l'ordre progressivement mais lentement, le bébé gardant pendant quelques jours de la toux, un certain degré de gêne respiratoire, une respiration un peu bruyante.

Si les bronchites asthmatiformes se répètent, surtout sans fièvre, alors peut se discuter l'existence d'un asthme authentique débutant dans la première enfance.

Tout ce que les médecins appelaient dans le temps « broncho-pneumonies » a disparu. Nous ne sommes pratiquement plus jamais conduits à poser ce diagnostic. C'est une victoire de plus à mettre à l'actif des antibiotiques.

On entend encore souvent parler de *bronchite dentaire.* Cela ne veut strictement rien dire. Le bébé est en poussée dentaire presque permanente de six mois à dix-huit mois. N'est-il pas ridicule de tout mettre sur le compte de la poussée dentaire à cet âge de sa vie ?

224

Corps étranger respiratoire. Fausse route alimentaire. Mort subite du nourrisson.

Vous savez que bébé, les premières semaines, tant qu'il n'est pas capable de se tourner et de se retourner tout seul, doit être couché sur le côté. S'il a un rot avec régurgitation, s'il vomit, il n'aura pas tendance ainsi à « respirer » sa régurgitation et à faire passer du lait dans le larynx et la trachée-artère, dans les voies respiratoires, ce qui constitue la fausse route alimentaire. Celle-

Pathologie du nourrisson

ci peut s'observer en cas de régurgitation, de vomissement et va entraîner une asphyxie par gêne respiratoire, brutale et rapide.

C'est le même ensemble de symptômes lorsque bébé, commençant à attraper les objets et à les mettre à la bouche, au lieu de déglutir un corps étranger, le fait passer par mégarde à la suite d'un rire, d'une peur, d'une surprise ou d'un éternuement dans les voies respiratoires.

Ce corps étranger peut se bloquer au niveau du larynx, bien plus souvent se coincer dans la bronche droite et il devra être obligatoirement retiré, le plus rapidement possible, par laryngoscopie ou bronchoscopie en milieu hospitalier.

En cas de fausse route alimentaire chez un bébé, il faut tout de suite le suspendre tête en bas, essayer de faire sortir ce liquide qui l'encombre, puis mettre en œuvre le plus vite possible une aspiration pour dégager les voies respiratoires. Celle-ci ne pourra être effectuée, comme le traitement nécessaire en cas de corps étranger, que dans un centre équipé. Mais il faut le faire rapidement.

Le syndrome de mort subite du nourrisson angoisse à juste titre les familles, car il atteint plusieurs centaines de nourrissons chaque année en France.

Il touche surtout des bébés de deux à quatre mois, ayant été prématurés, ayant fait un séjour en service de réanimation, mais parfois sans aucun antécédent notable et en pleine santé apparente. D'apparition brutale, il est en général imprévisible ; malgré toutes les recherches actuelles on n'en connaît pas la cause, qui est probablement complexe ; tout se passe comme si ces bébés avaient une immaturité du système de commande de la respiration.

Lorsqu'il y a eu un cas dans la famille ou si le bébé semble souffrir d'épisodes d'irrégularités respiratoires, on peut actuellement, en centre spécialisé, mettre en œuvre des études complexes débouchant parfois sur un traitement préventif.

Les principes élémentaires de la prévention consistent à respecter un rythme de vie régulier ; offrir un lit à matelas ferme, sans oreiller ni couette, en préférant un surpyjama ; ne rien mettre autour du cou, ni chaîne, ni tétine ; choisir une tempéra-

ture de chambre autour de 19-20°; *préférer le couchage sur le côté, plutôt que sur le ventre,* bien que rien de vraiment très sérieux ne puisse être reproché à cette position.

225

Laryngites aiguës.

La laryngite aiguë est l'inflammation du larynx, le plus souvent par infection virale saisonnière, en particulier par le *« virus para influenzæ».* La laryngite striduleuse est habituellement d'origine allergique et sera traitée au chapitre 264.

Le larynx d'un bébé est un petit tuyau étroit, qui va être très encombré dès que la muqueuse sera enflammée, gonflée par l'œdème. Cet encombrement explique la gêne respiratoire qui s'installe très vite chez le bébé en cas de laryngite.

Celle-ci survient soit à la suite d'une rhino-pharyngite, soit d'emblée, au cours d'une infection respiratoire saisonnière, et vous devez la reconnaître très vite par les modifications de la toux et de la voix. Elles deviennent *rauques,* la voix est couverte, « cassée », et bébé *tousse un peu en aboyant* comme un petit chien. Il a ou n'a pas de fièvre.

Les symptômes doivent attirer votre attention et vous devez alors demander l'avis de votre médecin, car, sans traitement, les choses peuvent rester en l'état et s'atténuer peu à peu : c'est la forme la plus fréquente et courante de laryngite banale ; mais *la toux peut devenir incessante, la voix de plus en plus couverte et bébé commence à être gêné pour respirer.* Il est gêné pour inspirer, car le larynx, rétréci, laisse mal passer l'air ; il fait un bruit rauque et sifflant, commence à être mal à l'aise, est agité, grognon, souffre en toussant et prend l'air inquiet, anxieux.

C'est là la seconde phase de la laryngite, au cours de laquelle il a vraiment, par instants, lorsqu'il tousse, s'agite, essaie de boire, une gêne respiratoire marquée.

En attendant le médecin, il faut *humidifier l'atmosphère, par une décoction d'eucalyptus, par exemple, calmer bébé, l'apaiser,* en le prenant, en le gardant contre vous. *Vous lui donnerez*

Pathologie du nourrisson

de l'aspirine et lui administrerez un calmant habituel en sirop ou en suppositoire s'il ne veut pas boire. *L'administration d'antibiotiques, de médicaments à base de cortisone,* guérit rapidement la phase aiguë des laryngites, mais bébé gardera plusieurs jours une toux et une voix un peu rauques.

Les laryngites surviennent ou s'accentuent souvent la nuit. Si vous êtes inquiète, si vous n'arrivez pas à joindre votre médecin et que bébé a une importante gêne respiratoire, n'hésitez pas et conduisez-le dans un service hospitalier où tous les traitements nécessaires seront mis en œuvre rapidement. Les laryngites étaient, avant l'ère des traitements modernes, des maladies graves du petit enfant. Elles sont devenues bénignes à condition que la thérapeutique soit mise en œuvre rapidement, dès que le diagnostic est évoqué par la raucité de la voix et de la toux.

226

Infection pulmonaire.

Il y a des années que je n'ai pas vu l'affection que nous appelions « broncho-pneumonie », un peu abusivement parfois, mais qui constituait une complication de rougeole, de grippe, ou d'infection respiratoire à virus chez des enfants fatigués, sans traitement anti-infectieux vraiment efficace. L'antibiothérapie précoce a fait disparaître les broncho-pneumonies.

De ces maladies broncho-pulmonaires sévères, persiste la « staphylococcie pleuro-pulmonaire ». Le staphylocoque reste un germe redoutable, car il défie les antibiotiques et devient facilement résistant aux plus modernes d'entre eux. Cette maladie, heureusement rare, peut survenir spontanément, ou compliquer une infection à staphylocoques importante, cutanée ou osseuse, chez des petits nourrissons de quelques mois. Réalisant une infection sévère pulmonaire et pleurale, elle nécessite un traitement très précis, très bien conduit, très énergiquement, en milieu hospitalier.

En fait, *le foyer pulmonaire* a remplacé la plus grande partie des infections pulmonaires d'autrefois. Accompagnant ou non une bronchite, qui gêne la circulation aérienne dans une partie du territoire du poumon, *c'est une atteinte infectieuse d'une zone pulmonaire avec ou sans inflammation de la plèvre en regard.* L'apparition de gêne respiratoire chez un enfant qui tousse depuis quelques jours, la persistance de la fièvre ou d'une toux rebelle malgré un traitement sérieux, avec plus ou moins de fatigue, doivent faire pratiquer une auscultation soigneuse et parfois systématiquement une radiographie pulmonaire car l'auscultation peut ne pas donner de renseignements.

C'est donc une zone d'inflammation pulmonaire, plus ou moins intense, très nettement visible à la radiographie, qui va très bien guérir complètement et sans aucune séquelle dans la plupart des cas par un traitement antibiotique, cortisonique associé si nécessaire. Mais le traitement devra être suffisamment long et énergique, l'enfant gardé au repos, et la guérison devra être vérifiée radiologiquement.

Les germes responsables de ces foyers sont divers : ce peut être des virus avec surinfection microbienne, un pneumocoque, ou le « mycoplasma pneumoniae », agent d'infection traînante, à début souvent progressif, plus tenace que la pneumonie classique, répondant à certains antibiotiques particuliers.

227

Les otites aiguës et subaiguës.

Elles sont un peu particulières car, si elles sont douloureuses, bébé ne sait pas dire où il a mal, et souvent elles sont assez latentes, découvertes par le médecin examinant un bébé dont le nez coule ou ayant une fièvre inexpliquée.

Les parents remarquent souvent que bébé porte la main à l'oreille et pensent alors qu'il a mal. C'est exceptionnellement le cas, le plus souvent il joue avec son oreille, se gratte et chez certains, cela peut constituer un petit rite pour s'endormir ou une habitude contractée dans la journée.

L'otite survient habituellement chez un bébé enrhumé, avec une infection rhino-pharyngée récente ou ancienne. Elle peut être unique et constituer un accident, ou répétée, fréquente, posant alors au médecin de difficiles problèmes de traitement.

Ce que l'on nomme couramment otite est pour les médecins une « otite moyenne », c'est-à-dire une inflammation de la partie de l'oreille située derrière le tympan, appelée caisse du tympan, où siègent les osselets dont le rôle est de transmettre les vibrations du tympan. Cette caisse du tympan communique avec le pharynx par un conduit appelé trompe d'Eustache, qui permet à la caisse du tympan de n'être pas une boîte fermée, et aux deux faces du tympan d'être à la même pression atmosphérique ; ainsi le tympan vibrera normalement sous les effets des bruits.

La trompe d'Eustache est courte, largement ouverte chez le nourrisson, et son orifice, situé tout près des végétations dans un pharynx de petite taille, va laisser pénétrer des microbes, des fragments de sécrétions purulentes, qui vont aller infecter la caisse du tympan et donner les plus courantes des otites aiguës.

La position couchée favorise cet encombrement de l'orifice de la trompe d'Eustache.

Les bébés présentant des otites fréquentes ont en général à la fois une infection rhino-pharyngée chronique et une disposition anatomique du pharynx permettant un ensemencement microbien répété de l'oreille. *D'où la nécessité, chez eux, de pratiquer parfois une ablation précoce des végétations pour faire disparaître une cause essentielle de la répétition des otites.*

Tout bébé enrhumé, au nez bouché, se mettant à pleurer la nuit car il a mal par crises, ou présentant une poussée de fièvre alors que jusque-là il était apyrétique, ou geignard, grognon, refusant de manger, parfois vomissant, peut avoir une otite, et ses oreilles doivent être examinées comme au cours de toute poussée de fièvre apparemment spontanée. L'otite succède à ou est contemporaine de l'infection rhino-pharyngée, en général grippale, et le médecin verra un ou deux tympans rouges ; bébé n'aimera pas du tout cet examen qui lui fait mal. C'est l'otite aiguë catarrhale ou l'otite congestive, qui évoluera vers la suppuration si un traitement suffisamment énergique n'est pas mis en œuvre.

Il faut faire rapidement un traitement antibiotique énergique, prolongé au moins huit ou dix jours, et *vérifier ensuite la normalité de l'état des tympans*. Des médicaments anti-inflammatoires peuvent être associés aux antibiotiques.

On procédera à une désinfection du nez, difficile chez le nourrisson qui ne sait pas se moucher. Les préparations les meilleures sont les plus simples, à base de sérum physiologique, et si l'on met des gouttes en quantité suffisante, cela nettoie l'arrière-nez et bébé se mouche en éternuant plusieurs fois. On peut aussi aspirer les mucosités contenues dans les narines à l'aide d'une petite poire.

Les oto-rhino-laryngologistes n'aiment pas beaucoup les gouttes pour les oreilles dont l'utilité est discutable, mais qui, mises tièdes, calment souvent les douleurs.

La paracentèse, c'est-à-dire le petit coup de bistouri donné dans le tympan pour permettre l'écoulement du pus situé derrière lui, ne se justifie que dans les *otites suppurées*, ou dans les *otites séreuses* qui doivent être examinées obligatoirement par un oto-rhino-laryngologiste.

Beaucoup de bébés présentant des otites à répétition *semblent avoir trop de paracentèses*. Il peut arriver qu'un écoulement purulent soit difficile à tarir et nécessite un traitement local particulier.

Mais il est rare que des otites répétées ne cèdent pas à :

– un traitement antibiotique *très prolongé*, des semaines, voire des mois, si cela est nécessaire, mais surveillé, mené en fonction de l'étude et de la résistance des germes trouvés dans l'oreille ;

– l'ablation des végétations ;

– un traitement général destiné à augmenter la résistance aux infections (gammaglobulines – vaccinothérapie) ;

– une désinfection régulière et soigneuse du nez.

La multiplication des paracentèses, comme on le voit parfois, est souvent plus néfaste qu'utile.

Généralement, l'otite aiguë du nourrisson est une maladie courante, bénigne, qui *doit guérir* facilement avec un traitement bien conduit.

Pathologie du nourrisson

On assiste, depuis quelques années, et dans tous les pays, à une augmentation considérable de fréquence des *otites séreuses* et des *otites à glu*. Celles-ci risquent de causer une perte auditive partielle mais définitive et doivent être traitées avec soin et énergie : d'abord désinfection par antibiotiques et anti-inflammatoires ; puis si celle-ci ne donne pas de résultats satisfaisants il convient d'envisager ponction et aspiration, ablation des végétations, et en dernier recours pose de drains à travers le tympan (aérateurs transtympaniques).

228

Vous n'entendez plus guère parler de mastoïdite.

Il fut un temps où le pédiatre y pensait devant tout nourrisson poussant mal, maigre, avec des troubles digestifs, fébrile sans motif, qu'il y ait eu ou non, auparavant, des otites répétées. Il y pense encore, mais n'en rencontre plus guère.

Les mastoïdites ne s'observent plus que chez des bébés ou de petits enfants ayant une suppuration d'oreille chronique que rien n'arrive à tarir, avec des modifications particulières du tympan. L'oto-rhino-laryngologiste doit, dans ces cas, avoir toujours présente à l'esprit l'hypothèse d'une mastoïdite qui guérira facilement par une intervention bénigne, mais techniquement délicate.

229

Les spasmes du sanglot. Pleurs spasmodiques.

Un certain nombre d'enfants présentent un symptôme qui revêt pour la mère une allure extrêmement dramatique et qui en réalité n'offre aucune gravité.

C'est le « spasme du sanglot ». Le bébé le présente surtout au début de la marche, mais parfois dès neuf ou dix mois. Il est toujours déclenché par deux circonstances. *La colère* lorsqu'on refuse quelque chose que bébé voulait prendre. Ou *la douleur,* mais en général une douleur légère qui va rapidement s'accompagner de colère : il a buté dans quelque chose, il est tombé et s'est fait un peu mal.

Il commence à pleurer. Les pleurs deviennent de plus en plus spasmodiques, rapprochés, répétés. Pleurant, hoquetant, il perd peu à peu la respiration, devient de plus en plus bleu, cyanosé et au bout de quelques instants perd complètement la respiration.

À ce moment-là, il se produit un défaut d'irrigation du cerveau qui dure quelques secondes et l'enfant a une perte de conscience très brève, qui est fort inquiétante pour la mère qui l'a vu hoqueter et qui maintenant le voit s'affaler plus ou moins et elle se précipite pour le prendre dans ses bras. Mais cette perte de conscience suffit à arrêter les spasmes respiratoires, les sanglots ; l'irrigation cérébrale va reprendre instantanément ; bébé devient pour quelques secondes pâle et mou, tout en restant un peu absent.

Et puis tout va rentrer dans l'ordre rapidement, mais bébé est, pendant de nombreuses minutes, un peu apathique, calme, peu actif, réfugié dans les bras où il attend de reprendre parfaitement ses esprits, avant de reprendre son activité normale.

Certains feront deux ou trois spasmes du sanglot en tout.

D'autres plus fréquemment, et la maman remarque alors que c'est vraiment pour obtenir quelque chose, pour faire céder l'entourage que le spasme semble se déclencher. C'est un merveilleux moyen de pression.

Mais le spasme du sanglot, malgré son allure aiguë et parfois dramatique, n'a en général rien à voir avec une crise convulsive, et l'évolution du spasme lui-même n'est jamais grave et n'entraîne jamais de conséquences.

Au moment de la crise, il faut prendre bébé, l'allonger à plat et lui tapoter les joues, les cuisses, de manière à faire repartir sa respiration, qui de toute façon va reprendre très vite.

Mais ensuite une consultation médicale s'impose, pour être sûr que le diagnostic de spasme du sanglot est le bon, faire les examens complémentaires pouvant être nécessaires et comprendre pourquoi bébé présente des spasmes du sanglot.

Car si les spasmes surviennent chez les bébés ayant une certaine excitation cérébrale, il est hors de doute que bien souvent des phénomènes psychologiques interviennent dans leur déclenchement. D'après mon expérience, il y a deux motifs essentiels : l'angoisse et le désir d'obtenir quelque chose, *et dans les deux cas, il s'agit d'un appel à la mère.*

Je connais deux petites sœurs, une aînée de six ans, une cadette d'un an. La maman a présenté des spasmes du sanglot dans sa jeunesse, l'aînée également, à deux ou trois reprises, qui ont cédé pour ne plus réapparaître devant une intervention un peu sévère du papa ; la deuxième fillette en a présenté à partir de sept mois, parfois lorsque la maman sortait de la pièce où elle se trouvait, et parfois lorsque la mère allait vers la fenêtre pour l'ouvrir, comme si cela traduisait l'angoisse de perdre sa mère.

C'est dire que nous trouvons ici ce que nous verrons à chaque problème psychologique de l'enfant. Il ne peut y avoir d'attitude univoque des parents. Leur rôle est d'abord de comprendre le pourquoi de la manifestation. Si l'angoisse est en cause, une attitude répressive ne pourra qu'aggraver les choses, alors qu'une attitude ferme mais compréhensive sera toujours bien comprise de l'enfant.

Un traitement médicamenteux à base de calmants légers est toujours utile et entraîne l'atténuation, puis la disparition des crises, à condition de le prolonger plusieurs semaines.

Certains de ces bébés ont présenté, plus jeunes, lors de crises de pleurs, une sorte d'état spasmodique, les faisant bleuir, perdre un peu leur respiration sans aller jusqu'à la perte de conscience ; ce sont les *pleurs spasmodiques* qui annoncent une certaine prédisposition aux spasmes du sanglot.

230

Convulsions fébriles et non fébriles.

C'est durant les deux premières années de la vie que les convulsions, banales en général dans l'enfance (cf. chapitre 308), sont les plus fréquentes. *La plupart sont causées par la fièvre* ; ce phénomène, bien que courant, banal, connu de tous, nécessite que les parents comprennent bien un certain nombre de données importantes.

La fièvre peut être en tant que telle responsable de convulsions jusqu'à dix-huit mois environ. Au-delà de cet âge, elle peut déclencher une convulsion chez un enfant ayant ou non présenté déjà auparavant une ou plusieurs convulsions fébriles, mais celle-ci n'aura plus alors exactement la même signification. Le terme de convulsion fébrile signifie que la fièvre seule est responsable de la convulsion, et que l'on ne peut incriminer une autre cause.

J'ai souvent examiné des nourrissons et des enfants pour lesquels le médecin a, par trop, banalisé une convulsion survenant au cours d'une poussée de fièvre, sans faire pratiquer les examens nécessaires. Cette pratique paraît préjudiciable, *et tout enfant ayant présenté un tel incident doit au moins subir un examen complet des yeux, une radiographie du crâne, un électro-encéphalogramme, même si le médecin est certain qu'il ne s'agit que d'une convulsion déclenchée par la fièvre* et qu'il n'y a pas lieu, en particulier, de faire pratiquer une ponction lombaire, examen simple, peu douloureux, très facile et sans conséquence chez le nourrisson. Car toute convulsion fébrile peut révéler une affection plus sérieuse, et en particulier une méningite.

La fréquence de cet incident explique essentiellement pourquoi (cf. vol. 1, chapitre 197) je vous ai demandé, avec tant d'insistance, de traiter toute fièvre, même la plus banale, chez le nourrisson. Les convulsions fébriles surviennent au cours des affections les plus courantes, rhino-pharyngites, grippes, infections respiratoires surtout. Et de façon tout à fait inopinée, car la température monte et descend très vite chez le bébé, et il

Pathologie du nourrisson

semble bien que les modifications brutales de température les déclenchent avec facilité.

Une convulsion est constituée de mouvements anormaux, incontrôlés, qui agitent les membres et le tronc en même temps qu'il existe une perte de conscience. Cela peut se voir chez le nourrisson.

Beaucoup de mères savent que la forme la plus banale est la *simple révulsion oculaire* : bébé semble perdre conscience, devient tout raide ou tout mou, ses yeux se révulsent, c'est-à-dire s'élèvent comme pour un regard tout en haut, puis il revient à lui, pâle et un peu hagard. Tout s'est passé en quelques secondes, mais affolantes et angoissantes, qui ont semblé une éternité à la maman qui tient son bébé dans les bras.

Parfois, cette révulsion oculaire et la raideur qui l'accompagne ne sont que le premier temps d'une véritable crise de convulsions qui peuvent durer, ou cesser en quelques instants, pour être suivies d'un lourd sommeil, ou s'atténuer et presque disparaître sans que bébé reprenne conscience, pour réapparaître ensuite.

Que faut-il faire en attendant le médecin ou avant de conduire le bébé à l'hôpital ?

– le coucher, tête en bas ;
– veiller à ce que sa respiration puisse se faire correctement ;
– le découvrir, faire baisser la température, le rafraîchir par des compresses froides sur le front, les cuisses ;
– mettre rapidement un suppositoire à base d'aspirine ou de calmant, et si la convulsion dure, administrer par voie rectale quelques milligrammes de diazépam (Valium). Il y a des préparations spéciales pour cela ;
– ne pas lui donner à boire tant qu'il n'a pas repris conscience.

Si cela vous arrivait, ne vous affolez pas ; l'affolement vous interdirait de faire le geste nécessaire.

Mais, je le répète, une attention bien en éveil dès que bébé vous semble fébrile, la connaissance et l'application des moyens de prévention de la poussée thermique devraient éviter la plupart des convulsions fébriles.

Pathologie du nourrisson

Il reste que tous les nourrissons n'y ont pas la même prédisposition. Certains supportent allégrement 39 °C ou 40 °C, alors que d'autres, dès que leur température atteint 39 °C, semblent un peu absents, ou deviennent hyper-excités, trémulants, prêts semble-t-il à convulser si l'on n'y prend garde. D'autres présentent tout simplement une révulsion oculaire qui a la même signification qu'une crise convulsive complète mais n'en a pas la même gravité.

Toute convulsion fébrile doit faire pratiquer plus ou moins rapidement les examens que j'ai énumérés plus haut. L'examen des yeux, la radiographie du crâne sont habituellement normaux, ainsi que l'électro-encéphalogramme, s'il est pratiqué quelques jours après la crise. Il y a d'ailleurs intérêt à pratiquer celui-ci plutôt quelques semaines après la crise, un enregistrement précoce ne présentant que peu d'intérêt en dehors de cas particuliers.

Mais, même dans ce cas, il peut être nécessaire, surtout si la crise a été longue et si l'électro-encéphalogramme reste perturbé, d'instituer pour quelques mois, deux, trois ans, un traitement en pratiquant à quelques reprises un électro-encéphalogramme, surtout si le premier a été perturbé.

Il est possible que le Gardénal, traitement traditionnel, même donné à doses modérées comme il est de règle dans ces cas-là, excite le bébé. Ce phénomène est fréquent.

Mais il est toujours possible de trouver une préparation *à base de Gardénal,* et qui n'ait pas ces mêmes effets ou *un médicament actif d'une autre nature chimique. Il en existe actuellement plusieurs, dont l'acide valproïque, très utilisé.*

Le traitement ne devra être interrompu que sur avis formel de votre médecin.

Il faut être particulièrement attentif aux poussées fébriles et, à la moindre infection, faire pendant quelques jours un traitement régulier à base d'aspirine, en ajoutant au besoin du diazépam (Valium, cf. vol. 1, chapitre 197).

Pour parler de convulsions fébriles, c'est-à-dire pour être absolument sûr que la fièvre a déclenché la convulsion et n'est pas réellement révélatrice d'une comitialité (cf. chapitre 308), il

Pathologie du nourrisson

faut que la première crise ait débuté avant un an ou dix-huit mois, et qu'il n'apparaisse pas de crise au-delà de deux ans. Dans les cas contraires, il est *absolument nécessaire* que le bébé soit très régulièrement surveillé et suive un traitement très strict.

Dans ces conditions de bonne surveillance et de sérieux, les convulsions fébriles n'ont pas de gravité et n'hypothèquent en rien l'avenir du bébé. Tout se passe comme si celui-ci avait une telle excitabilité cérébrale qu'un phénomène aussi banal que la fièvre était capable de déclencher une crise, mais cette possibilité diminue au fur et à mesure que l'enfant grandit.

Lorsque la fièvre n'est pas du tout en cause dans le déclenchement d'une convulsion, on se retrouve alors à peu près reporté au problème du grand enfant (cf. chapitre 308), mais avec, même pour les médecins, beaucoup d'inconnues dans le cas du nourrisson.

231
Les retards de tonus.

Dans le volume 1, aux chapitres 88 et 95, j'ai détaillé le développement neurologique de votre bébé avec ses diverses étapes, la tenue de la tête, le jeu des mains, la position assise, la marche.

Toute cette évolution qui conduit le petit bonhomme de la situation de nouveau-né endormi à celle de gaillard de deux ans, actif, infatigable, véritable tornade parfois, est commandée par une sorte de mûrissement progressif du système nerveux acquérant, vers l'âge de deux ans seulement, ses caractéristiques définitives de fonctionnement.

Les capacités motrices sont commandées par deux éléments essentiels : la normalité des muscles et de leur commande nerveuse permettant tous les mouvements possibles ; et ce qu'on appelle le tonus musculaire, subissant une évolution particulière et assez individuelle.

Pathologie du nourrisson

À trois mois, votre bébé ne tient pas assis et s'affaisse complètement lorsque vous le maintenez quelque temps dans cette position car le tonus de tous les muscles de la partie antérieure du corps est supérieur à celui des muscles postérieurs : la tête tombe en avant, les poings sont fermés.

Certains muscles sont *hypertoniques,* c'est pourquoi l'on ne peut facilement écarter les cuisses ou allonger les jambes d'un bébé ; d'autres sont *hypotoniques.*

L'évolution physiologique de ce tonus musculaire, combinée à l'acquisition de la précision et du contrôle des mouvements, va expliquer tout le développement moteur et, vers deux, trois ans, vous verrez que votre petit enfant a une souplesse extraordinaire, tombe sans se faire mal, se retrouve, en riant, dans les positions les plus extraordinaires, qui vous donneraient, à vous, des courbatures pour trois semaines. Il est à ce stade dans une phase d'hypotonie généralisée expliquant le genu valgum ou les pieds aplatis (cf. vol. 1, chapitre 208).

Il existe donc une évolution particulière du tonus musculaire de bébé, variable selon les groupes musculaires, expliquant ses progrès, et qui ne s'achève qu'à l'âge de cinq ou six ans.

Or, cette évolution n'est pas identique pour tous. Certains présentent ce que l'on appelle *un retard de tonus.* Ils tiennent leur tête avec un certain retard, vers quatre mois, ne tiennent assis qu'à dix, douze mois, ne se mettront debout qu'à deux ans ou deux ans et demi. Et pourtant, leur développement intellectuel, affectif, est normal, tous les examens complémentaires que l'on peut pratiquer chez eux sont normaux, et l'on peut être sûr que leurs acquisitions et leur développement physique seront intégralement normaux, se faisant simplement avec retard par rapport à la moyenne.

Un tel état suppose bien évidemment que votre médecin, votre pédiatre s'en préoccupent, fassent pratiquer les examens ou demandent les consultations donnant la certitude qu'il n'existe pas d'anomalie neurologique. Il pourrait s'agir de formes précoces, légères et régressives de maladie musculaire, de difficultés globales avec retard mental, de séquelles de traumatisme néo-natal (cf. vol. 1, chapitre 194), en particulier.

Mais *le retard simple de tonus*, qui doit donc être soigneusement différencié de quelques maladies pouvant se traduire par les mêmes symptômes, *n'a pas de gravité et n'affectera pas l'avenir de votre bébé.*

232
Chutes sur la tête ; fractures du crâne.

Il ne se passe pas de mois sans qu'un pédiatre voie un nourrisson ayant fait une chute, avec choc sur la tête, dont la cause essentielle est le manque d'attention, pendant une ou quelques secondes, de la maman ou de la personne qui s'en occupe.

Chute d'un lit, de la table à langer surtout, de tout endroit où l'on a pu poser bébé un instant, pour prendre une couche dans l'armoire ou quoi que ce soit, sans penser qu'il est capable à quatre, cinq, six mois de donner un coup de reins, de s'arc-bouter ou de se retourner à toute vitesse.

Lorsque la chute se produit d'une hauteur modérée, 70 cm, 80 cm, sur une moquette épaisse ou un oreiller, il ne se passe rien. Bébé a peur, pleure, plus choqué par l'émotion de la chute que par le coup perçu ; et vous le consolez, le calmez ; il pleure parfois très fort, à en perdre la respiration.

Toute chute, tout choc mérite cependant un examen médical.

Mais il arrive que la hauteur soit plus importante, le parquet ou le carrelage non protégés, et vous voyez apparaître rapidement une bosse importante sur le front ou la partie latérale de la tête.

Il peut arriver que vous ne puissiez déterminer sur quel point du corps s'est produit l'impact du choc. Bébé a pleuré un long moment, puis se calme et parfois s'endort sous l'effet de son émotion ; apparemment il n'a rien de cassé. La chute de sa hauteur ou de la hauteur d'une chaise basse, posée par terre comme cela se produit souvent, ne porte guère à conséquence.

Mais si vous avez le moindre doute, s'il existe une bosse qui prend rapidement de l'importance, si bébé est devenu tout à coup très pâle, a semblé perdre connaissance, il est impératif que votre médecin l'examine rapidement, ou si vous êtes dans une grande ville et que vous ne puissiez le joindre, que vous conduisiez bébé à une consultation hospitalière de pédiatrie.

Si la tête a reçu le choc, s'il se produit une bosse importante, en réalité un hématome, il est fréquent de détecter une fracture du crâne, long trait de fêlure affectant le plus souvent l'os formant le côté de la boîte osseuse, le pariétal.

Ces fractures sont fréquentes, et fort heureusement, dans l'immense majorité des cas, bénignes. La bosse va régresser au bout de quelques jours, et la consolidation osseuse se faire rapidement et sans aucune suite. La tolérance du nourrisson est extraordinaire à leur égard, sans aucun doute due à la légèreté du traumatisme susceptible d'entraîner une fracture sans aucune autre lésion, par opposition à ce qui se passe chez l'adulte.

Mais elles imposent évidemment une surveillance étroite pendant quelques jours, en hospitalisation pendant quarante-huit ou soixante-douze heures, en pratiquant des radiographies du crâne, un examen des yeux, un électro-encéphalogramme.

Toute chute sur la tête, même minime, commande pendant quelques jours de surveiller son éveil, son sommeil, l'apparition de vomissements, sa gaieté et son humeur.

Mais il vaut mieux ne jamais lâcher bébé sur une table ou sur un lit sans poser une main sur lui, lui tenir un pied ou un bras.

233

Anémie.

L'anémie est si banale dans le cours de la première année qu'elle est baptisée anémie physiologique, et son mécanisme est tout à fait bien compris.

Elle est due à un manque de fer, élément indispensable à la fabrication de l'hémoglobine grâce à laquelle les globules rouges jouent leur rôle fondamental du transport de l'oxygène jusqu'aux tissus les plus reculés de l'organisme. Un bébé a environ 4 500 000 globules rouges par millimètre cube de

Pathologie du nourrisson

sang, avec treize grammes d'hémoglobine pour 100 cm^3 de sang. Bien souvent, vers six ou sept mois, on trouve des chiffres inférieurs.

Jusqu'à trois mois, tant qu'il n'a qu'une alimentation lactée, bébé ne reçoit pratiquement aucune ration de fer et doit vivre, pour fabriquer l'hémoglobine nécessaire au renouvellement de ses globules rouges, sur les réserves de fer existant à la naissance. Bien que l'organisme soit parfaitement bien équipé pour conserver le fer sans l'éliminer, celles-ci s'épuisent tout de même un peu et entre trois et six mois, il en résultera un appauvrissement de la quantité de l'hémoglobine, responsable de *cette anémie, dite hypochrome.*

Sa plus ou moins grande importance dépend de la quantité de fer contenu dans l'organisme à la naissance, de l'existence ou non de petites infections, de la qualité de l'alimentation, de l'introduction rapide dans le régime des légumes, de la viande, du jaune d'œuf.

Et l'on voit de ces gros bébés, nourris de trop de farines et trop tard de légumes, avec des apparences de la bonne santé mais trop pâles. En fait, l'anémie entraîne peu de symptômes en dehors d'une pâleur qui ne se détecte pas sur l'aspect de la peau, contrairement à ce que croient beaucoup de mamans de bébés à la peau claire, mais sur la coloration des muqueuses : conjonctives, lèvres, muqueuses buccales. Mais elle fatigue, *favorise les infections,* et il n'y a aucune raison de la laisser persister, alors qu'il est facile de la détecter par une numération sanguine avec dosage de l'hémoglobine *du fer sérique et de la ferritine,* et de la traiter par une préparation contenant du fer en quantité suffisante, *en association parfois avec de la vitamine B9, acide folique.*

La plupart des bébés ont besoin de fer à un moment ou à un autre de leur première année, excepté s'ils en ont une grande réserve à la naissance et ont assez tôt un régime diversifié. Mais il n'y a aucune raison de mettre en œuvre ce régime avant deux mois et demi ou trois mois, sauf cas particuliers.

Les préparations à base de fer données par voie buccale rendent les selles noires, parfois molles, parfois dures et n'ont aucun autre inconvénient. Mais elles sont parfaitement tolérées, et ce traitement simple devrait être presque systématique pendant un ou deux mois, au cours de la première année.

Les laits modifiés actuellement utilisés sont enrichis en fer et facilitent la prévention de l'anémie hypochrome du nourrisson.

Les prématurés

234

Détermination de l'âge du prématuré et de l'âge du fœtus.

Je vous dis quelques mots de ce problème, bien qu'il soit très technique, car il est très important pour les médecins et en pratique obstétricale.

En effet, l'accoucheur doit parfois juger de la prolongation anormale d'une grossesse, ce qui, au-delà de huit ou dix jours, entraîne des risques importants de souffrance pour le fœtus. Il doit donc savoir si celui-ci a dépassé le terme pour déclencher l'accouchement.

Il arrive que l'on doive interrompre une grossesse avant le terme, et surtout lorsque la date exacte du début de celle-ci est difficile à fixer (ce qui se produit tout de même fréquemment), il ne faut pas faire naître un enfant trop prématuré.

Enfin, il est important de juger de l'âge exact d'un enfant né spontanément de façon prématurée. De cet âge dépend la plus ou moins grande maturité de tous ses tissus et en particulier de son système respiratoire et des poumons dont le bon fonctionnement commande en grande partie le pronostic chez les prématurés de plus petits poids.

En cours de grossesse, des renseignements très précis sont fournis par des examens radiologiques, l'appréciation des dimensions crâniennes et si nécessaire l'examen du liquide amniotique dans lequel des dosages de certaines graisses renseignent de façon parfaitement exacte sur la maturité pulmonaire du fœtus.

En réalité, *la pratique de l'échographie* a transformé la surveillance de la grossesse et permet d'obtenir des mensurations parfaitement chiffrées du fœtus.

Les prématurés

Au moment de la naissance, le poids, la taille, l'examen neurologique confrontés aux données de la grossesse permettent de fixer assez exactement l'âge du petit nouveau-né.

235

Les prématurés.

Il naît actuellement en France de 7 à 8 % d'enfants prématurés, ce qui représente environ 50 000 naissances par an dont les deux tiers pèsent entre 2 kg et 2,5 kg. *Le problème est d'importance.*

Tout enfant est prématuré s'il naît avant le terme normal de la grossesse, qui est de trente-huit semaines. En fait, un enfant né avec huit ou quinze jours d'avance ne se présente absolument pas comme un prématuré, et depuis longtemps on a fait intervenir la notion de poids dans la définition du prématuré en considérant plus ou moins que seuls les enfants pesant moins de 2,5 kg ont des caractéristiques de prématurés et doivent être traités comme tels. À condition que l'âge gestationnel soit inférieur à trente-huit semaines. Il s'agit autrement de « petits poids à terme » (cf. chapitre 239).

En réalité, seuls les enfants nés avant la trente-sixième ou la trente-cinquième semaine et pesant moins de 2,2 kg, 2 kg, posent vraiment des problèmes.

Un nouveau-né de 2,3 kg est indiscutablement plus fragile qu'un nouveau-né de 3,3 kg ; il doit être surveillé plus attentivement les premières semaines, doit être nourri au sein, recevoir davantage de vitamines, de fer, mais il soulève rarement les difficultés propres aux prématurés durant les premières semaines et rattrapera son retard en quelques mois.

Avec les progrès actuels de la néo-natologie, il existe une sorte de ligne de démarcation aux alentours du poids de naissance de 1,5 kg-1,8 kg au-dessus duquel, dans de bonnes conditions, le nouveau-né s'élève facilement et le pronostic est très favorable ; au-dessous de ce seuil, et surtout au-dessous de 1,5 kg, les soins doivent être parfaitement appropriés, ils sont délicats, et méritent d'être pratiqués dans un centre bien équipé, par une équipe entraînée. Beaucoup de nouveau-nés de 1,3 kg, 1,2 kg, à l'heure actuelle, vont, grâce à ces soins, passer le cap difficile de leurs premières semaines et ensuite se développer tout à fait normalement.

En pratique, tout enfant né en dessous de 2,2 kg, 2,3 kg, qui, né à ce poids, perdra 150 ou 200 g, descendra donc aux alentours de 2 kg, mérite d'être dirigé sur un centre de néo-natologie, un service hospitalier ayant un département de prématurés, pour y être surveillé quelque temps, même s'il n'est pas mis en couveuse.

Une fois le démarrage effectué, la courbe de poids ascendante, le bilan pratiqué normal, il pourra être pris par sa famille, le plus rapidement est le mieux, lorsqu'il pèse entre 2,3 kg et 2,5 kg, afin de bénéficier des soins de sa mère et de son environnement familial.

236

Les causes de la prématurité.

Elles sont nombreuses, et on insiste de plus en plus sur toutes celles qui dépendent du travail et des conditions de vie de la mère. Lors des journées de Monaco, en mai 1973, il avait déjà été bien montré que la prématurité pouvait être considérée comme un accident évitable dans beaucoup de cas.

La multiplicité des grossesses, la gémellité, les anomalies de la grossesse, l'infection utérine jouent indiscutablement un rôle déclenchant. Tout cela est difficilement évitable lorsqu'une grossesse est en cours.

Mais les conditions de vie de la mère, le repos qu'elle observe ou non, surtout dans les derniers mois, l'intensité des efforts physiques, les longs trajets par les transports en commun, un voyage trop long et fatigant dans les dernières semaines, une prise de poids excessive ou au contraire insuffisante, l'augmentation de la tension artérielle, la présence d'albuminurie, toutes

Les prématurés

ces causes jouent indiscutablement un rôle essentiel dans la prématurité.

Or, elles sont faciles à détecter par le médecin. Il est possible d'obtenir des repos supplémentaires dans les derniers mois. Encore faut-il que la grossesse soit bien surveillée, les examens prévus et d'autres, si nécessaire, effectués.

La prématurité n'est pas une fatalité. L'amélioration des conditions de vie, une meilleure surveillance de la grossesse, l'augmentation de la durée du repos prénatal peuvent en diminuer la fréquence.

237

Surveillance du prématuré en centre spécialisé.

Le prématuré est avant tout immature, et ce fait commande toute la surveillance.

Les premiers jours, il ne sait pas toujours téter et devra être nourri par sonde plus ou moins longtemps.

La régulation de la température de son corps se fait mal, il a tendance à être en dessous de 37 °C et l'incubateur servira, entre autres choses, à le maintenir, tout nu, dans une température ambiante convenable, parfaitement réglée, avec une oxygénation adéquate.

Le foie aussi est immature, et l'ictère des premiers jours sera intense et durable ; les médecins ont de nombreux moyens de lutte contre cette jaunisse trop prononcée.

Le système nerveux, très fragile, va suivre l'évolution normale qu'il aurait eue à l'intérieur de l'utérus, dans les dernières semaines de la grossesse.

Mais surtout, le prématuré se défend mal contre l'infection, et ses capacités respiratoires sont déficientes. D'où la nécessité impérative de précautions d'asepsie considérables, d'une surveillance attentive de la respiration, d'une oxygénation dans des conditions de température, d'humidification de l'air, de ventilation, que réalisent parfaitement les incubateurs mo-

Les prématurés

dernes. Les services de réanimation des tout-petits disposent à l'heure actuelle d'un équipement très perfectionné, avec des infirmières et des médecins entraînés et extrêmement compétents effectuant au mieux, vingt-quatre heures sur vingt-quatre, cette surveillance attentive. L'alimentation aussi et les besoins en eau doivent être réglés avec beaucoup de minutie.

Votre bébé, s'il est prématuré, a d'abord besoin de soins médicaux éclairés. Mais aussi, et l'on insiste de plus en plus sur cette idée, il va avoir besoin de sa mère.

De votre lait, si votre sécrétion lactée s'est déclenchée et a pu être entretenue par le tire-lait. Il est important de la maintenir ; à la sortie de l'hôpital, il trouvera votre sein avec délices, et votre lait sera l'aliment le plus convenable pour lui qui sera encore petit à 2,3 kg ou 2,4 kg.

Il a besoin de votre présence régulière pour vous entretenir avec les médecins, les infirmières, le voir, être tenue au courant de ses progrès.

Dans beaucoup de maternités bien équipées de centre de prématurés, dans beaucoup de centres, lorsque la place, les conditions de travail l'autorisent, on permet, on conseille de plus en plus à la mère de venir régulièrement participer à l'alimentation de son bébé, commencer à le prendre, le toucher, le caresser. Plus précocement vous nouerez avec lui cette relation fondamentale, plus son adaptation à la maison sera facilitée et son élevage normal et sans problèmes particuliers.

La qualité des soins médicaux est la donnée de base ; mais la constitution le plus rapide possible de ce lien d'amour avec votre petit bébé sera un élément fondamental de son développement psycho-affectif ultérieur.

238

Retour à la maison ; surveillance ; problèmes d'avenir.

Vous serez certainement émerveillée de la solidité, de la vigueur de votre bébé lorsqu'il rentre à la maison, pesant 2,4 kg, 2,5 kg. Aussi n'avez-vous guère de raisons d'être particulièrement anxieuse ni inquiète quant à ses réactions ou à son développement. Il pose un certain nombre de problèmes pratiques tant qu'il n'a pas atteint 3 kg ou 3,2 kg et son développement sera un peu intermédiaire entre l'enfant de même poids et celui de même âge réel. C'est-à-dire que l'enfant né à sept mois et demi ne sourira parfois qu'à deux mois (ce qui ne lui donnerait que quinze jours s'il était né à terme), ne tiendra la tête qu'à trois mois et demi (ce qui ferait deux mois). Mais il rattrapera le retard qu'il peut présenter (je vais revenir sur ce point) et qui est évidemment d'autant plus important qu'il est né plus loin du terme.

Il peut se réveiller régulièrement toutes les trois heures et avoir besoin de sept ou huit repas. Les rations seront calculées en fonction de ce nombre et des besoins, extrêmement importants. La courbe de poids mais aussi sa carnation, la bonne qualité de ses tissus vous guideront pour son état physique.

Attention à sa température. Il a facilement froid, elle descend volontiers au-dessous de 37 °C. La chambre doit être maintenue à 25-26 °C, avec une bonne humidification, et son habillement doit être bien étudié.

À partir de 3 kg, 3,2 kg, il pourra sortir et être baigné tout à fait normalement.

Ses besoins sont accrus en eau (donnez-lui à boire sans faute en cas de grande chaleur ambiante), en vitamines (particulièrement vitamine D dont il faudra lui donner 1 500 à 2 000 unités parfois, vitamine C et fer). Tous les prématurés présentent une anémie les premières semaines et ensuite vers le cinquième, sixième mois ; souvent, il aura reçu une ou plusieurs transfusions de sang pour lutter contre l'anémie précoce et lui fournir du fer de réserve pour prévenir l'anémie du sixième mois. Il

Les prématurés

aura néanmoins besoin de recevoir une préparation médicamenteuse à base de fer.

Et vous vous en occuperez comme de tout autre nouveau-né, en prenant un peu plus garde aux infections. Vous le verrez se développer, progresser, grossir à vue d'œil. Les petites jambes, toutes maigrichonnes, seront potelées en un mois, six semaines. Il aura parfois des problèmes de sommeil, de régurgitation qui se régleront comme pour tout bébé.

S'il est né à tout petit poids, sa croissance en taille et en poids mettra du temps à rattraper les données moyennes de son âge. Vers deux ans, il peut avoir encore un retard, en général comblé vers quatre ans. Ne vous étonnez pas de sa tête un peu particulière : front haut et arrondi, yeux un peu saillants. *Beaucoup de prématurés ont des traits de visage communs* qui s'estompent au cours de la croissance.

Le développement moteur, le développement psychologique doivent toujours être appréciés en fonction de la prématurité. S'il n'y a eu aucune complication dans les premiers jours de la vie, si vous avez pu assurer rapidement le contact avec votre bébé, ils seront tout à fait normaux, n'ayez aucune inquiétude à ce sujet. Ce que les médecins appelaient *le syndrome tardif des prématurés* fait de difficultés de comportement, d'hyperémotivité, a bien des chances de disparaître avec la participation précoce des mères aux soins de leur bébé prématuré, beaucoup d'études récentes tendant à le prouver.

239
Les nouveau-nés à terme de petit poids.

Le poids de naissance est, bien sûr, variable, tout le monde le sait, et 3,2 kg n'est qu'une moyenne. Les gros nouveau-nés ne pousseront pas mieux et ne seront pas nécessairement de gros enfants plus tard, comme beaucoup de mamans le croient. « Dire qu'il était si gros à la naissance », se lamentent-elles en se plaignant que leur bonhomme de quatre ans, vif comme un écureuil et agile comme un singe, sans un gramme de graisse superflue, ne mange rien.

Les petits poids prennent souvent leurs repas à toute allure, sont affamés en permanence, goulus, et ont tôt fait de rattraper les quelques centaines de grammes en moins du démarrage.

Tous les nouveau-nés n'ont pas la même taille de naissance, leur poids en dépendra, et il est normal que celui de 48 cm pèse moins que celui de 52 cm. La taille et le poids de la mère jouent un rôle également et souvent, mais non toujours, à petite femme, petit nouveau-né.

Mais au-dessous d'un certain poids, *fixé en règle générale à 2,5 kg,* un nouveau-né à terme, même s'il est de petite taille, ne présentera aucun symptôme de prématurité, aura un développement neurologique, un volume crânien, un tour de tête normaux, mais aura indiscutablement, pendant la grossesse, souffert d'une gêne à sa nutrition ayant dans une certaine mesure entravé sa croissance, sans freiner sa maturation.

Les accoucheurs sont heureusement revenus de l'idée qu'une grossesse était d'autant meilleure qu'elle entraînait une moindre prise de poids. Depuis longtemps, les pédiatres étaient gênés par les restrictions anormales imposées aux femmes enceintes et pensaient que l'enfant en souffrait. J'ai déjà parlé de cela dans le volume 1, au premier chapitre.

Ces enfants à petit poids ont vu leur croissance intra-utérine freinée par de mauvaises conditions nutritionnelles. Mais leur cerveau a été protégé. Aussi leur développement psychique et moteur seront-ils normaux quand leur naissance s'est effectuée autour du poids de 2,5 kg. Ce sont habituellement des enfants vifs, faisant des progrès moteurs rapides, marchant tôt, parlant précocement. Mais leur appétit est médiocre et leur croissance pondérale faible. La plupart des questions posées par les mamans de ces bébés tournent autour de cette prise de poids, à leur gré insuffisante. Ils restent souvent des bébés et des petits enfants maigres, mais qui m'ont toujours paru remarquablement résistants, peu sujets aux infections, jamais malades.

Cependant, si le poids de naissance est trop faible, le développement d'ensemble peut être handicapé, et l'on connaît à l'heure actuelle un facteur agissant notablement sur le poids de naissance : *le tabac ; si vous êtes fumeuse, si le goût du tabac ne disparaît pas avec la grossesse, faites un effort pour cesser de fumer tant que vous êtes enceinte, ce sera très bénéfique pour votre bébé*, et aussi pour vous-même et votre mari.

Ce n'est sans aucun doute pas le seul facteur. Tous ceux qui agissent sur le fonctionnement du placenta, sa bonne vascularisation, jouent un rôle dans la croissance du fœtus. C'est ainsi que l'hypertension, des troubles rénaux de la mère, tous les troubles de son état de santé peuvent intervenir sur l'état placentaire et le développement fœtal. Mais puisqu'il existe un facteur connu sur lequel vous pouvez agir, cessez de fumer pendant votre grossesse.

Pathologie du grand enfant

A) GÉNÉRALITÉS

240

L'enfant malade ; ses parents ; son médecin.

Du fait des immenses progrès de la médecine, de la pédiatrie en particulier, beaucoup de maladies sévères ont disparu ou ont diminué de fréquence dans des proportions considérables. Nous voyons de moins en moins de rhumatismes, de néphrites, de broncho-pneumonies qui représentaient des complications fréquentes d'infections que les médicaments anti-infectieux jugulent maintenant avec facilité.

Durant toute sa jeunesse, votre enfant n'aura que des maladies aiguës, toujours bénignes, infectieuses pour la plupart, mais qui nécessitent justement un certain nombre de précautions qui éviteront des complications.

L'enfant malade change de caractère. Il peut être excité par la fièvre ou au contraire un peu prostré, abattu. *Il n'a pas faim, ne le forcez jamais à manger, mais à boire si cela est nécessaire, car il aura toujours besoin d'eau.*

Il a besoin de votre présence à ses côtés, mais de votre présence rassurante, encourageante et non affolée ni angoissée.

Il a besoin qu'on lui explique sa maladie, qu'on lui fasse comprendre son évolution, combien de jours elle durera, quand il pourra retourner à l'école.

Généralités

Les enfants ont souvent peur de leur maladie, même s'ils n'en parlent pas, et se font toute une série d'idées fausses provenant des divers racontars auxquels ils ont été exposés.

C'est le rôle du médecin et des parents de faire accepter cette contrainte, en l'expliquant, ainsi que le traitement nécessaire.

Il est exceptionnel que les traitements soient pénibles. Il devient même exceptionnel qu'en pratique courante le médecin soit obligé de recourir à un traitement par injections. Dans les affections les plus communes, les traitements antibiotiques peuvent être administrés par voie buccale ; leur goût dans les préparations destinées aux enfants est acceptable, sinon agréable.

L'enfant qui fait beaucoup de difficultés pour prendre tel ou tel médicament en fait en général pour beaucoup d'autres choses : manger, aller au lit, toutes attitudes dépendant de ses relations avec ses parents. Mais il faut aussi le comprendre, et lui pincer le nez pour qu'il ouvre la bouche ne devrait plus être de mise. En expliquant la nécessité du traitement, en la justifiant, en étant ferme sur le besoin de prendre des médicaments, on obtient sans peine sa collaboration.

Tous n'arrivent pas à avaler facilement un comprimé ou une pilule, par le réflexe de nausée que cela entraîne.

Mais il y a toujours moyen de trouver la forme d'administration des médicaments efficaces nécessaires, pour que le traitement ne devienne pas un problème insoluble et ne crée pas des disputes trois ou quatre fois par jour.

On doit toujours s'efforcer d'obtenir la collaboration d'un enfant à son propre traitement, et pour cela il faut lui expliquer les choses et lui faire comprendre les données essentielles de sa maladie.

Généralités

241

Données générales.
(Antibiotiques. Alimentation.
Interventions chirurgicales.)

J'ai rencontré des dizaines et des dizaines de parents qui ont peur de la thérapeutique, des médicaments, des antibiotiques en particulier.

Une grande campagne, justifiée, se développe à l'heure actuelle pour une utilisation judicieuse des médicaments. Il est de fait que la puissance du médecin est actuellement considérable par les drogues qu'il manipule ; son métier est devenu extrêmement difficile par la masse de connaissances qu'il doit accumuler.

Mais ce n'est pas une raison pour que les parents aient peur de la thérapeutique. En pédiatrie surtout, où le malade lui-même ne réclame pas de médicaments, le risque d'intoxication, d'accoutumance est beaucoup moindre qu'en médecine d'adultes. Et par ailleurs, comme vous le remarquez, la série de médicaments utilisés est fort limitée par rapport à ce qu'elle est pour les adultes.

Je voudrais prendre l'exemple des antibiotiques, que l'on manipule le plus largement en matière de pharmacopée, et on entend souvent dire : « Je ne voudrais pas qu'il prenne encore des antibiotiques. »

Eh bien, s'il y a un risque général, il n'y a guère de risque individuel, et mis en parallèle avec les avantages, il est négligeable.

Je m'explique.

Il n'est pas indifférent de semer dans la nature chaque année des milliers de tonnes d'antibiotiques. Il est probable que cela va modifier les relations entre les microbes et les autres micro-organismes. On va assister à de plus en plus d'infections à champignons, à virus, par exemple. Mais c'est un risque global, pour l'ensemble d'une population.

Généralités

Pour un individu, les avantages sont *considérablement* supérieurs aux inconvénients. Il y a quarante ans, les nourrissons mouraient de toxicose, de septicémies, de méningites. On voyait un grand nombre de néphrites, de rhumatismes articulaires aigus, pour ne prendre que les affections les plus courantes et que tout le monde connaît.

Et cela du fait d'infections microbiennes.

Celles-ci sont maintenant largement jugulées.

Individuellement, quel est le risque des antibiotiques ?

Les parents disent : « L'organisme s'habitue. » Ce n'est pas vrai. Ce sont les microbes qui s'habituent. La large manipulation des antibiotiques entraîne l'apparition de races microbiennes résistantes, mais on découvre chaque jour de nouveaux antibiotiques efficaces. Les deux inconvénients essentiels sont les allergies et les infections à champignons, qui sont plus rares chez l'enfant que chez l'adulte, et très faciles à prévenir.

En revanche, il y a un risque certain dans la mauvaise manipulation, les traitements trop courts, insuffisants, faits à mauvais escient.

La fièvre n'est pas une indication du traitement antibiotique qui ne l'a jamais fait descendre comme le croient encore tant de parents.

Il n'y a aucune raison de donner des antibiotiques si *un diagnostic* n'est pas fait.

Je voudrais aussi combattre d'autres idées fausses.

La nourriture en cas de fièvre. Trop de parents croient encore qu'il ne faut pas donner à manger à un enfant fébrile.

C'est une erreur grave. Il faut de toute façon lui donner beaucoup à boire, et lui donner à manger, s'il a faim, ce qu'il veut, si sa maladie ne comporte pas de contre-indications à un régime normal.

À part les cas de gastro-entérites au cours desquelles il faut observer d'importantes précautions de régime et quelques cas particuliers de maladies à régime précis, l'enfant peut manger ce qu'il veut au cours de toutes les maladies aiguës et il doit boire beaucoup.

Généralités

La nécessité de maintenir au lit est rarement absolue en dehors de quelques maladies précises. L'enfant bien fatigué ne demandera pas à se lever mais il le fait quand il a le sentiment d'en être capable et, bien souvent, si la maison est normalement chauffée, il n'y a aucune raison de le priver du plaisir de jouer hors de son lit même s'il ne sort pas pendant quelques jours.

Il en va de même pour une intervention chirurgicale.

Un de mes amis chirurgiens m'a raconté une bien jolie histoire. Il opère un jour d'appendicite aiguë un petit garçon de sept ans qui avait été opéré trois semaines auparavant des amygdales.

Arrivant en salle d'opération, ce petit garçon lève vers lui des yeux tristes et lui dit : « Pourquoi on est sur terre, si c'est pour être opéré tous les mois ? »

Et il lui a expliqué la nécessité, l'urgence et la simplicité de l'intervention.

La chirurgie a fait d'énormes progrès. Les anesthésies sont devenues simples, parfaitement contrôlées, non désagréables et s'il est normal d'avoir une appréhension avant toute intervention, on s'aperçoit que les enfants n'ont souvent aucune crainte si on leur explique la nécessité et même un peu ce qu'on va leur faire.

On observe bien souvent la peur des parents qu'ils transmettent à leur enfant même s'ils s'en défendent, alors que lui sait très bien qu'il n'a aucune raison de craindre. Il apprécie en outre les quelques cadeaux bien mérités apportés par la convalescence.

Si votre enfant doit être opéré, aidez votre médecin, le chirurgien à lui faire comprendre et bien accepter l'intervention, et toutes les suites en seront facilitées.

Enfin il faut souligner les progrès de « l'imagerie médicale », issus de tous ces moyens de la radiologie, qui ont en grande partie transformé la pratique de la médecine, en permettant de visualiser l'intérieur du corps humain sans techniques ni examens agressifs.

Généralités

242

Il ne faut pas avoir peur de l'hôpital.

Il est des affections qu'il est difficile de soigner à la maison, au moins pendant les premiers temps du traitement, car elles nécessitent des examens compliqués, répétés, une surveillance régulière par un personnel compétent, qu'un médecin isolé ne peut pas exercer en ville, et parfois des traitements compliqués, par perfusions par exemple, impossibles à instituer à la maison. Par ailleurs, la médecine est devenue trop complexe pour qu'un médecin seul, si compétent soit-il, puisse en assumer toutes les responsabilités, qui sont prises plus facilement par une équipe.

Dans ces cas, l'enfant ne peut être valablement soigné qu'à l'hôpital car il n'existe qu'un nombre infime de cliniques médicales pour enfants.

Certes, la conception même de l'hôpital d'enfants doit beaucoup s'améliorer, en France en particulier, me semble-t-il, en demandant une collaboration plus importante aux parents et au médecin de famille.

Mais des progrès sont régulièrement faits en ce sens, freinés en grande partie par l'exiguïté des locaux et l'insuffisance des moyens.

Beaucoup de parents, tout en connaissant parfaitement bien l'excellente qualité des soins dispensés dans les services de pédiatrie, craignent beaucoup l'hôpital pour des raisons psychologiques, redoutant la séparation, que leur enfant s'ennuie et souffre de leur absence. Malgré les apparences, ce risque diminue d'autant plus que l'enfant est plus grand. *Et s'il est néfaste de séparer pour une période prolongée un bébé de sa mère,* l'enfant plus grand, même s'il manifeste beaucoup son inquiétude et sa crainte, ne souffrira pas vraiment d'une séparation imposée par la maladie.

D'autant moins que l'atmosphère des services de pédiatrie est souvent agréable pour les enfants : ils y retrouvent des camarades de leur âge, ils ont d'excellents contacts avec les infirmières et les médecins et, après deux ou trois jours d'accoutumance, ils y sont heureux et joyeux.

Cette apparence de tranquillité masque presque toujours une angoisse, bien légitime, chez les enfants petits, due à la séparation et à la crainte de l'inconnu. Mais on doit la combattre en abrégeant des séjours, et grâce à la qualité de l'ambiance des services hospitaliers. L'hôpital de jour, l'enfant retournant pour la nuit dans son foyer, commence à se généraliser dans les grands services.

L'hospitalisation de la mère, accompagnant son enfant, si elle est possible dans de nombreux services de province, est beaucoup plus difficile à Paris du fait de l'exiguïté plus fréquente des locaux. Mais l'habitude est déjà prise de laisser les parents rester avec l'enfant de nombreuses heures dans la journée et la soirée, et c'est une excellente chose.

B) MALADIES INFECTIEUSES

243

Quelques définitions utiles à connaître.

Chaque maladie a une histoire, en général courte, dans le temps, mais les maladies infectieuses ont un type d'évolution commun.

L'incubation est la période comprise entre le moment où le sujet a été contaminé et celui où vont apparaître les premiers symptômes de la maladie. Pour les maladies infectieuses les plus courantes, la durée de cette période est bien connue : par exemple, quatorze jours pour la rougeole ou la varicelle, vingt et un jours pour les oreillons.

En général, l'incubation est silencieuse, c'est-à-dire sans symptômes, mais ce n'est pas obligatoire et il peut arriver, pour la rougeole en particulier, qu'il existe quelques signes mais dont il est bien difficile de prévoir qu'ils sont prémonitoires d'une rougeole, sauf si on connaît un contage particulièrement précis.

L'invasion est la phase, courte en général, où existent les premiers symptômes mais qui ne sont pas forcément très caractéristiques de la maladie.

La phase d'état est la période au cours de laquelle les signes de la maladie ont leur plus grand développement et où tous les symptômes sont réunis pour permettre de faire un diagnostic.

La contagiosité des maladies infectieuses est grande et son mode dépend de la voie de pénétration dans l'organisme du virus ou du microbe responsable.

Il faut en général un contact direct avec le sujet atteint, surtout dans les maladies à virus dont le germe est transmis par projection de gouttelettes de salive.

Dans quelques maladies microbiennes (scarlatine, méningite), la contamination peut être le fait d'un sujet sain, porteur de germes, comme on dit.

Maladies infectieuses

Pour les maladies infectieuses les plus courantes de l'enfance, le sujet atteint est contagieux trois ou quatre jours avant le début, de trois à sept jours après ce début. C'est la période durant laquelle le malade devrait être isolé et cela explique l'extension des épidémies de rougeole ou de varicelle, par exemple dans une école ou une crèche, les sujets atteints n'étant pas connus avant le début de leur maladie.

Réactions sérologiques.

Il y a vingt ou trente ans, on connaissait comme maladies infectieuses courantes de l'enfance la rougeole, la rubéole, la varicelle, les oreillons, la scarlatine, la coqueluche. Elles gardent toujours leur prestige de maladies vedettes, les plus fréquentes, les plus connues.

Mais depuis cette date, la vaccination a rendu moins fréquents rougeole, coqueluche, rubéole, oreillons et la virologie en particulier a pris une extension considérable ; il devient parfois très difficile aux médecins de faire le diagnostic de rougeole, de rubéole en particulier, car on connaît de nombreuses infections dues à des virus proches ou différents, se traduisant par des éruptions d'allure voisine.

Souvent, par exemple, le diagnostic de rubéole mérite d'être bien précisé lorsque l'on craint la contamination d'une femme enceinte.

Pour le plus grand nombre de maladies infectieuses on a maintenant mis au point des réactions sérologiques, sanguines, permettant de définir avec précision la maladie en cause par la détection, dans le sang, d'anticorps spécifiques. De même ont été mises au point des recherches directes de virus, par prélèvement nasal ou pharyngé.

C'est pourquoi vous verrez parfois votre médecin s'aider de réactions sanguines demandées au laboratoire pour affirmer un diagnostic qu'il peut être difficile de faire par les seules données cliniques.

Dans nos régions, dans nos pays, les enfants, bien nourris, bien soignés, ont peu de maladies sévères. Mais ils ont souvent un petit quelque chose, et les maladies infectieuses présentent le plus gros contingent de ces atteintes.

Maladies infectieuses

244

Immunité ; gammaglobulines.

L'immunité représente l'ensemble des mécanismes par lesquels l'organisme se défend contre une agression infectieuse, et plus généralement contre tous les agents agresseurs qui ont pu le pénétrer. Celle-ci concerne essentiellement la lutte contre l'infection, donc contre les agents vivants susceptibles de l'attaquer, virus, microbes, parasites ; mais dans la lutte contre les intoxications, les corps étrangers, le cancer, des mécanismes immunitaires entrent en ligne de compte et la complexité de l'immunité paraît aussi considérable que la diversité des agents agresseurs.

Le mécanisme de l'immunité fait intervenir deux grands types de réactions : l'immunité dite tissulaire concerne la manière dont les divers tissus eux-mêmes se défendent. D'elle dépend au premier chef la lutte contre les virus.

L'immunité circulante concerne tous les processus de défense qui existent au niveau de la circulation sanguine. Le sang comprend des globules blancs dont le rôle essentiel est, pour les uns, de sécréter des anticorps (nous allons revenir sur cette fonction), pour les autres de détruire, en les ingurgitant pour les digérer ou les expulser, tous les corps étrangers qui peuvent se trouver dans le sang ou au niveau des tissus et en premier lieu les microbes, les parasites microscopiques, les virus.

Tout corps étranger pénétrant dans l'organisme déclenche des mécanismes de défense dont l'un des plus importants est la sécrétion d'anticorps qui vont jouer divers rôles, en particulier celui d'immobiliser, de bloquer, parfois de détruire le corps étranger agresseur, avant que celui-ci ne soit définitivement détruit par les globules blancs.

Les anticorps constituent une partie des globulines qui circulent dans le sang, en particulier les *gammaglobulines*.

Lorsqu'on injecte des gammaglobulines à un enfant, soit pour prévenir une maladie infectieuse (rougeole, par exemple), soit pour le traiter, on apporte une aide à son organisme en lui administrant des moyens de défense qui vont se répandre dans son organisme et l'aider dans une lutte anti-infectieuse. On dispose actuellement, pour la prévention de nombreuses affections, de gammaglobulines adaptées à chacune d'entre elles, dites « *immunoglobulines spécifiques* ». Les gammaglobulines préparées par la transfusion sanguine ne sont pas dangereuses et en aucun cas ne transmettent le virus du SIDA.

L'injection de sérum (antitétanique, antidiphtérique) joue exactement le même rôle.

Mais cette aide dans la lutte anti-infectieuse n'a qu'une faible durée, le temps que vivent dans l'organisme les gammaglobulines ou le sérum injecté, et ce temps n'excède en général pas trois semaines, au bout desquelles l'effet thérapeutique a perdu la plus grande part de son efficacité.

C'est ce qui différencie ce traitement de l'administration de vaccins qui permet à l'organisme d'élaborer lui-même ses propres défenses, dont la solidité sera plus grande et la durée beaucoup plus importante, de l'ordre de quelques années.

245

La grippe et les syndromes grippaux.

Ils surviennent volontiers l'hiver et l'automne. Habituellement, ces maladies donnent les signes respiratoires d'une laryngite ou d'une bronchite.

Mais je voudrais ici essayer de faire comprendre aux parents à qui le médecin dit si souvent « il a la grippe » de quoi il s'agit.

La grippe est une maladie bien définie, due à un ou plutôt à des virus particuliers, les virus grippaux. Et lorsque survient une épidémie grande ou petite, on parle du virus asiatique, anglais...

Depuis une vingtaine d'années, la connaissance des virus en général a fait des progrès considérables. On connaît maintenant de façon précise, pour beaucoup d'entre eux, leur structure, leur chimie, leur mécanisme d'action. Et chaque année voit la découverte de nombreux virus nouveaux. De ce fait, leur clas-

Maladies infectieuses

sification est en perpétuel remaniement. Ils peuvent entraîner des troubles très divers, portant sur chaque organe. *Et beaucoup de ces atteintes ressemblent à la grippe, la vraie grippe due au virus grippal, que l'on rencontre rarement en dehors de périodes épidémiques.*

La maladie se traduit par de la fièvre, une sensation de malaise général, des courbatures, des maux de tête, des frissons. Les parents sont souvent inquiets de cette association fièvre-maux de tête, qui évoque tout de suite la méningite, mais il est bien rare qu'une poussée brutale de fièvre, montant à 39 ou 40 °C, n'entraîne pas de maux de tête chez l'enfant.

La fièvre va durer entre trois et six jours, et il est courant qu'elle constitue une courbe en V, avec une première poussée, une baisse, puis une seconde poussée moins importante que la première.

Les antibiotiques n'ont aucun effet, et la base du traitement consiste à lutter contre la fièvre, à garder l'enfant au repos, au chaud, avec toutes les précautions nécessaires.

Des complications ou des manifestations diverses peuvent apparaître, d'emblée ou au bout de deux ou trois jours, qui, elles, justifient une thérapeutique adaptée, par des antibiotiques ou antiseptiques divers : angine, otite, bronchite avec toux importante, diarrhée sont les plus courantes.

Ainsi le médecin nomme couramment grippe une affection saisonnière, aiguë, fébrile, entraînant plus ou moins de malaise, de fatigue et, très habituellement, un rhume et des symptômes respiratoires. D'autres virus que le virus grippal proprement dit peuvent en être responsables, la vraie grippe entraînant souvent cinq ou six jours de fièvre, des courbatures intenses outre le rhume et la toux.

Rougeole.

C'était une maladie pratiquement obligatoire : exceptionnels étaient les enfants qui n'en étaient pas affectés. Maintenant, peu à peu, le vaccin fait disparaître la maladie, qui est devenue nettement plus rare.

L'incubation est de deux semaines.

La maladie débute comme une bronchite, avec de la fièvre, une toux de plus en plus importante, un rhume avec gros écoulement nasal, parfois des éternuements répétés. Les yeux sont rouges et l'enfant a un malaise plus ou moins important. Pendant cette première phase de la maladie, dite phase d'invasion, qui dure trois ou quatre jours avant que l'éruption n'apparaisse, on peut prévoir la maladie s'il existe une notion de contact avec un rougeoleux ou une notion d'épidémie dans la classe ou à l'école environ deux semaines auparavant. Il existe aussi parfois un aspect très rouge de la gorge, avec des points plus foncés sur le palais, et un signe important, que beaucoup connaissent, le fameux signe de Koplick. Ce sont de petites taches blanches, comme des grains de semoule, siégeant dans la bouche, sur la muqueuse de la joue, en regard des prémolaires supérieures.

Puis va apparaître l'éruption, d'abord derrière les oreilles, sur le visage ; en quatre ou cinq jours elle va s'étendre à tout le corps, en descendant, commençant à s'atténuer au visage alors qu'elle est à son maximum sur les cuisses et le bas-ventre.

L'enfant a « la tête du rougeoleux », avec les joues gonflées, les yeux rouges, une éruption faite de taches rouges, assez foncées, assez régulières, très rapprochées mais séparées tout de même par des intervalles où la peau est normale. Pendant la phase d'éruption, la fièvre va durer encore quatre ou cinq jours, très intense ou légère.

Il y a de fortes rougeoles : l'enfant est très abattu, fatigué ; et d'autres, plus légères, durant lesquelles vous ne pourrez l'empêcher de se lever et de courir dans la maison.

Il tousse encore pendant cette phase et va continuer à le faire quatre ou cinq jours après la fin de l'éruption. Souvent la toux a été particulière, aboyante, répétée, et c'est elle qui inquiète la mère, à tort, car elle n'est que la traduction de la même irritation des muqueuses respiratoires.

La rougeole est une maladie tout à fait bénigne sous nos climats. Le traitement est simple. Garder la chambre ou du moins rester à la maison. Désinfecter le nez, les oreilles. Donner des antithermiques, parmi lesquels peu d'aspirine car beaucoup de rougeoles ont une tendance à saigner, donner un sirop pectoral contre la toux.

Il a chaud, il transpire. Il faut peu le couvrir, lui donner beaucoup à boire, souvent par petites quantités s'il a tendance à vomir, comme parfois au début, tant pis s'il n'a pas faim, il mangera mieux après. Mais il peut manger tout ce dont il a envie, sans précaution particulière. Il peut retourner à l'école dix ou quinze jours après le début de la maladie.

247

Varicelle.

Cette maladie est encore très répandue car on ne dispose pas encore couramment de vaccination contre elle. Très contagieuse ; les épidémies d'école se répandent très vite.

L'incubation est de douze ou quinze jours, et très silencieuse. La maladie débute habituellement par les « boutons » caractéristiques, des vésicules ou bulles que les médecins décrivent « comme des gouttes de rosée, dont elles ont la dimension, posées sur la peau saine ». L'éruption débute au visage, près de la zone d'insertion des cheveux, et s'étend sur l'ensemble du corps en quatre, cinq jours et en deux ou trois poussées. Les vésicules, d'abord claires, dont le pourtour est un peu rouge, inflammatoire, voient leur contenu se troubler et une petite croûte apparaître à leur sommet. Cette croûte s'étend et au bout de trois, quatre jours on observe une lentille entourée d'une toute petite zone blanchâtre, siégeant sur une zone de peau enflammée. Cet aspect est aussi typique que la vésicule du début.

Maladies infectieuses

Il existe en général des lésions sur le cuir chevelu, très caractéristiques, les sourcils, parfois sur le bord des paupières, dans la bouche, sur le gland chez le garçon, la vulve chez la petite fille.

Il faut se méfier beaucoup des lésions siégeant sur la conjonctive oculaire.

Au bout de quelques jours, la croûte s'est étendue, les lésions sèchent et les croûtelles tombent au dixième ou douzième jour, laissant parfois une petite cicatrice en creux qui sera indélébile, définitive. On dit que celle-ci survient lorsque l'enfant s'est gratté et que la bulle s'est infectée. Ce n'est que relativement vrai, et il y a indubitablement des cicatrices après des lésions non grattées.

Mais la varicelle démange, et il faut éviter l'infection et les lésions de grattage.

Il peut apparaître une fièvre, modérée ou très élevée, et souvent seulement au deuxième, troisième jour de la sortie des lésions cutanées. La fièvre ne précède jamais la sortie des bulles et l'on fait toujours le diagnostic de varicelle en constatant l'éruption.

La varicelle est une maladie bénigne entraînant exceptionnellement des complications ; l'essentiel des précautions consiste en la désinfection des lésions cutanées à l'aide d'un colorant (éosine, mercurochrome). L'enfant peut être baigné, il n'y a aucune raison de le priver de cet agrément important lorsqu'il a chaud et transpire ; il doit être lavé alors avec un savon liquide désinfectant. Et il faut lui donner un médicament calmant les démangeaisons.

Vous n'avez aucune précaution de régime à prendre. Lorsqu'il existe des lésions sur le bord des paupières, il faut utiliser un collyre et une pommade ophtalmique antibiotique. S'il existe une bulle sur la conjonctive de l'œil il faut consulter un ophtalmologiste.

L'enfant pourra retourner à l'école lorsque toutes les lésions seront sèches, au dixième, douzième jour de la maladie.

On dispose déjà d'un vaccin réservé aux enfants (sous traitement continu par cortisone ou immunosuppresseur par

Maladies infectieuses

exemple), chez lesquels la varicelle peut être source de grand danger.

Il faut également savoir que la contamination par une varicelle peut entraîner un *zona* chez une personne âgée.

On dispose à l'heure actuelle d'immunoglobulines spécifiques administrables, pour prévenir la maladie, chez de tout petits bébés ou des femmes enceintes ne l'ayant pas eue dans l'enfance.

248

Scarlatine.

C'est encore une maladie infectieuse fréquente car nous ne possédons pas de vaccin contre le germe responsable.

Elle n'est plus du tout redoutable ni redoutée comme dans le passé où les sujets atteints étaient mis en quarantaine.

Par ailleurs, les formes graves, les formes avec éruptions très étendues sont plus rares qu'autrefois ; les formes frustes, avec éruption légère, sont toujours fréquentes, et il est important de ne pas les ignorer, *les complications survenant à la suite des scarlatines méconnues et non traitées.*

La maladie débute par une température importante, avec un grand malaise général, souvent des vomissements et des maux de gorge intenses. La gorge est très rouge, donne à l'enfant une sensation de brûlure et il se refuse à avaler, même à boire. La langue est blanche sur toute sa surface.

Rapidement survient une éruption qui siège sur tout le corps, assez uniformément rouge avec un granité un peu plus intense, donnant lorsqu'on y passe la main une sensation de peau grenue. Lorsque l'éruption est intense, l'enfant se plaint d'une sensation de chaleur et de démangeaisons. Elle est toujours un peu plus marquée aux plis de l'aine, de l'aisselle, du coude, et elle gonfle le visage dont le pourtour du nez et de la bouche reste blanc, pâle. Pendant deux ou trois jours, la langue va se transformer, devenir rouge peu à peu d'avant en arrière, lisse, comme passée au vernis, avec des papilles saillantes.

Maladies infectieuses

La fièvre dure trois ou quatre jours et la maladie guérirait spontanément si on n'appliquait aucune thérapeutique.

Mais la scarlatine est extrêmement sensible à la *pénicilline,* et à d'autres antibiotiques, qui, administrés par la bouche, ou en injections si le petit malade a du mal à avaler, vont faire tomber la fièvre en douze heures. Néanmoins, le traitement devra être poursuivi *pendant dix jours,* temps nécessaire pour être sûrement à l'abri de toute complication.

Au bout de quelques jours va se produire une desquamation, c'est-à-dire que la peau va se renouveler et partir en petits lambeaux, surtout aux mains et aux pieds, et il n'est pas rare que l'on fasse un diagnostic rétrospectif de la scarlatine devant ce symptôme.

Actuellement, si le traitement est institué précocement, cette desquamation ne s'observe plus guère. L'enfant peut retourner en classe après dix jours de traitement antibiotique.

La scarlatine est très contagieuse, justement par l'intermédiaire du germe responsable, transmis d'un sujet à l'autre par les gouttelettes de salive, et il existe, dans toutes les régions, des foyers *d'endémie*, et, souvent au printemps et à l'automne, de petites épidémies de garderies, d'écoles.

Lorsqu'il y a un cas à la maison, il est indispensable d'administrer aux frères et sœurs, même aux parents s'ils n'ont pas eu la maladie, une dose modérée de pénicilline, un million d'unités par jour, par exemple, pendant dix jours. Pourquoi toutes ces précautions ? La scarlatine est due au streptocoque hémolytique qui sécrète une toxine responsable de l'éruption. Mais l'important est justement ce germe causal pouvant être responsable de deux complications sévères, les néphrites, le rhumatisme articulaire aigu. Elles peuvent s'observer à la suite de toute angine à streptocoque hémolytique, que celle-ci s'accompagne ou non de l'éruption caractéristique de la scarlatine.

Voilà pourquoi les médecins font tant d'efforts pour dépister des scarlatines frustes, traduites simplement par un mal de gorge et une petite éruption siégeant aux aines, aux plis de l'aisselle ou du coude. Voilà pourquoi il est si important de détecter parmi les angines celles dont le streptocoque hémolytique peut être responsable et de les traiter énergiquement par la pénicil-

line ou un autre antibiotique actif, sans se contenter de thérapeutiques insuffisantes et néfastes car elles masquent les symptômes sans guérir la maladie et n'évitent pas les complications.

Il n'y a aucune précaution de régime à prendre. Le petit malade peut manger, boire comme il le désire, aussi salé qu'il en a envie. Avec la pénicilline il sera guéri en quatre ou cinq jours et même s'il ne peut encore aller à l'école, vous pouvez le sortir dès que l'éruption a disparu, qu'il n'a plus de fièvre ni de douleurs de gorge. *Certains enfants peuvent présenter plusieurs scarlatines* – deux, trois, voire quatre – à intervalles plus ou moins éloignés, sans que l'on mette en évidence de déficience de leur système immunitaire. Cela s'explique par les caractéristiques des streptocoques hémolytiques dont il existe plusieurs types.

249

Rubéole.

C'est la plus bénigne peut-être de toutes les maladies éruptives et pourtant les chercheurs se sont acharnés à mettre au point un vaccin, car tout le monde sait maintenant combien elle peut être grave lorsqu'elle atteint la femme enceinte dans le début de la grossesse. Et rares sont les familles où la question ne s'est pas posée au moins une fois, de savoir si un enfant avait la rubéole et donc était capable de contaminer sa mère ou une proche, enceinte ou susceptible de l'être, et ne sachant pas si elle avait eu ou non la rubéole enfant. Mais nous avons depuis quelques années beaucoup d'éléments pour résoudre ce problème.

La rubéole survient par épidémies au début du printemps, ou à l'automne, et l'on se trouve d'emblée devant l'éruption, car elle n'a pas du tout de phase d'invasion, comme la rougeole. Les deux ou trois premiers jours, la fièvre peut être élevée, modérée ou nulle et l'éruption est faite de petites taches roses, régulières, douces au toucher, sur tout le corps, mais bien visibles sur le thorax, les bras, les cuisses. Le deuxième signe est

Maladies infectieuses

une augmentation du volume des ganglions lymphatiques au niveau de la nuque où leur présence est très caractéristique.

Il n'y a pas d'angine, pas de toux, parfois une petite conjonctivite rendant les yeux rouges. C'est tout, la maladie va guérir toute seule en quatre ou cinq jours, sans autre traitement qu'une désinfection du nez et un peu d'aspirine en cas de fièvre. Dès que l'enfant n'a plus d'éruption, il peut sortir, retourner à l'école.

Mais beaucoup de problèmes se posent.

Le diagnostic peut être difficile, car on connaît maintenant beaucoup de maladies à virus capables d'entraîner des éruptions proches de celles de la rubéole. Il est possible de faire pratiquer *au laboratoire un sérodiagnostic* qui prouvera la maladie. De même, on peut savoir si la personne susceptible d'être contaminée a eu ou non la rubéole. Il est de règle de faire pratiquer cet examen au début de toute grossesse, en même temps que les réactions pour la syphilis et la toxoplasmose (cf. chapitre 293).

Lorsqu'une personne enceinte est susceptible d'être contaminée par la maladie, il faut, dans les plus brefs délais, lui faire pratiquer une injection intramusculaire de gammaglobulines à doses suffisantes, et éviter au maximum le contact avec le petit malade.

Mais le problème perd de son acuité avec la généralisation de la vaccination à tous les enfants, et à toutes les jeunes femmes en âge d'être enceintes, chez lesquelles elle doit être pratiquée au moins trois mois avant tout début de grossesse (cf. vol. 1, chapitre 181).

En quoi réside le danger? Lorsqu'une femme enceinte contracte la rubéole alors que son enfant est en phase de formation, phase embryonnaire, c'est-à-dire jusqu'à trois mois et demi de grossesse, la contamination de cet embryon par le virus est susceptible de provoquer chez lui un certain nombre de malformations (cerveau – œil – cœur surtout). Si, par contre, la phase embryonnaire est terminée, au-delà du cinquième mois de grossesse, le fœtus peut contracter la rubéole à l'intérieur de l'utérus, mais il n'y a plus aucun risque malformatif.

Maladies infectieuses

250

Oreillons.

Ils ont une très mauvaise réputation chez les pères qui n'ont pas eu, ou ne savent plus s'ils ont eu les oreillons dans leur enfance, car une des complications observées, mais *après la puberté seulement, est l'orchite, c'est-à-dire l'inflammation testiculaire* dont quelques cas peuvent conduire à la stérilité.

Mais que les pères se rassurent. L'orchite est rare, la stérilité secondaire encore plus et il n'y a pas, en tout cas, de diminution des fonctions sexuelles !

Cependant, malgré leur rareté, les complications de cette maladie justifient très amplement la pratique de la vaccination.

Malgré leur nom, les oreillons n'ont rien à voir avec les oreilles. Le gonflement très caractéristique qui déforme le visage et donne cette tête en poire est dû à l'inflammation par le virus responsable, le virus ourlien (d'où le vieux nom d'« Ourles » qui désignait la maladie), des glandes parotides, glandes salivaires *situées juste sous les oreilles,* en arrière et en dedans de la partie verticale de la mâchoire inférieure.

C'est pourquoi ce gonflement comble, déforme le creux situé dans cette région sous l'oreille, de part et d'autre du cou.

Les oreillons surviennent souvent par épidémies, dans les écoles surtout. L'incubation est d'environ vingt et un jours et il n'y a durant cette phase aucune thérapeutique préventive efficace.

Et c'est bien souvent le gonflement du cou d'un côté puis, deux ou trois jours après, de l'autre côté qui inaugure la maladie, la fièvre apparaissant en même temps, ou exceptionnellement avant. Le virus atteint surtout les glandes salivaires au nombre de trois de chaque côté tout autour de la bouche, parotides, glandes sous-maxillaires situées juste à l'angle des maxillaires, et sublinguales sous le menton. Leur gonflement donne parfois au visage une grande et importante déformation.

La fièvre est variable et la maladie est tantôt d'allure tout à fait bénigne, marquée seulement par le gonflement et les quelques douleurs qui l'accompagnent, tantôt d'allure sévère :

Maladies infectieuses

l'enfant est alors abattu, fatigué, et cet état dure quatre ou cinq jours, autant que la fièvre. Il n'y a aucune précaution de régime à prendre. L'aspirine donnée à doses suffisantes pour avoir un bon effet thérapeutique est un excellent traitement, calmant les douleurs et la fièvre, agissant sur l'inflammation.

Dès la guérison l'enfant peut sortir et retourner à l'école *car l'éviction scolaire n'excède pas la durée de la maladie.*

Mais quatre complications méritent une attention particulière et une surveillance durant le cours de la maladie ; elles peuvent survenir dès le début ou vers le quatrième, cinquième jour, marquées alors souvent par une reprise de la fièvre.

Les méningites sont fréquentes. Il s'agit de méningites lymphocytaires (cf. chapitre 310), *guérissant toujours seules,* sans traitement particulier, mais justifiant tout de même une hospitalisation pour la surveillance et pour pratiquer la ponction lombaire nécessaire.

L'atteinte par le virus du pancréas donne des *pancréatites* marquées par des maux de ventre, des nausées, des vomissements, parfois d'allure sévère, mais guérissant également seules et de façon régulière.

L'orchite ne s'observe qu'après la puberté. Elle justifie un repos prolongé, des thérapeutiques anti-inflammatoires efficaces ; elle peut être grave si elle touche les deux testicules, risquant alors d'entraîner une stérilité.

La complication la plus ennuyeuse, mais absolument exceptionnelle, est la *surdité* qui peut succéder à l'atteinte du ou des nerfs auditifs par le virus. Elle a très mauvais pronostic mais j'ai suivi un cas où la mise en œuvre d'un traitement immédiat a permis une récupération totale, alors que bien souvent cette surdité ne guérit pas.

Aussi devez-vous surveiller la fièvre, les maux de tête, les maux de ventre, l'apparition de douleurs du bas-ventre ou des testicules, et l'audition de votre enfant, avec beaucoup de soin, et si le moindre symptôme vous alarme, faites appel à votre médecin.

La généralisation de la vaccination (cf. vol. 1, chapitre 181) fera peu à peu disparaître la maladie.

Maladies infectieuses

251

Coqueluche.

C'est encore, malgré la vaccination, une maladie répandue, mais je dois d'emblée souligner deux choses.

C'est essentiellement en présence de quintes que le médecin fait ce diagnostic, mais il faut bien dire que beaucoup de bronchites à virus, particulièrement d'une catégorie dite adénovirus, entraînent une toux très quinteuse, et bien souvent le diagnostic de coqueluche est porté à tort.

Le vaccin anticoquelucheux n'est pas extrêmement efficace et l'immunité qu'il entraîne n'est pas de longue durée. Aussi, des sujets vaccinés peuvent-ils avoir une coqueluche dont les caractères ne sont pas très typiques, et le diagnostic de coqueluche peut être difficile.

C'est devenu une maladie un peu déroutante mais devant des quintes qui se répètent pendant plusieurs jours, il faut y penser.

L'incubation est d'environ sept jours et la contamination se fait par contact direct. *C'est surtout à la contamination des nourrissons qu'il faut veiller, car chez eux la coqueluche peut être grave, et c'est la raison de la vaccination précoce.*

Puis, alors que la toux diminue de fréquence, vont s'installer les vraies quintes de coqueluche, avec le fameux *chant du coq*, et une expectoration. L'enfant ne sait pas cracher et ne le fait qu'au cours de deux ou trois maladies pulmonaires, dont la coqueluche : expectoration de mucosités blanchâtres, filantes, comparables à du blanc d'œuf.

La quinte est très caractéristique. Ce sont des secousses de toux, de plus en plus rapprochées, faibles, au cours desquelles l'enfant devient bleu, cyanosé, puis reprend sa respiration par une longue inspiration bruyante, et recommence à tousser. *Cette longue inspiration, c'est le chant du coq,* très caractéristique de la coqueluche, car même dans les autres affections faisant tousser en quintes elle n'est jamais aussi nette.

À ce stade de la maladie, dans l'intervalle des quintes, l'enfant ne tousse pas, mais il a de six à huit ou trente à quarante quintes par jour. Elles sont souvent nocturnes et le réveillent. Elles font souvent vomir et les petits enfants doivent être réalimentés après les quintes.

Elles vont persister pendant trois ou quatre semaines puis s'atténuer et disparaître progressivement, mais il n'est pas rare que, dans le mois ou même les années qui suivent, l'enfant ayant eu une coqueluche tousse en quinte à l'occasion de la moindre grippe ou de bronchite.

Évidemment, cette maladie est fatigante à cause de la toux, à cause des vomissements et le « changement d'air » préconisé pour les enfants des villes pourra n'être pas inutile.

L'éviction scolaire est de trente jours après le début des quintes.

La coqueluche peut être grave chez le bébé car le microbe responsable, le bacille de Bordet et Gengou, cause une importante bronchite et sécrète des toxines entraînant des quintes dites « asphyxiantes » au cours desquelles bébé perd très facilement la respiration. Cela ne s'observe que dans les formes les plus graves, mais un bébé ayant une coqueluche à quintes asphyxiantes doit être traité à l'hôpital où la surveillance nécessaire pourra être exercée.

Au cours de la maladie, la radiographie du thorax montre d'importantes images de bronchite ; la formule sanguine est très particulière, avec un grand nombre de globules blancs dont de nombreux lymphocytes ; l'examen des crachats peut détecter le bacille de Bordet et Gengou, et les réactions sérologiques sont positives pour la coqueluche.

Un certain nombre d'antibiotiques sont actifs, mais à condition d'être utilisés dès le tout début de la maladie, condition difficilement réalisée car à ce stade le diagnostic n'est pas souvent porté. Associés aux calmants de la toux, parfois aux gammaglobulines, ils seront de toute façon utiles et éviteront des complications.

L'enfant qui a la coqueluche n'est plus fatigué après la phase de début, il peut sortir mais, évidemment, vous ne l'emmènerez pas dans des lieux publics et éviterez le contact avec d'autres enfants. La maladie survient souvent en été, et nombre de parents doivent chaque année quitter l'hôtel où leur enfant est malade.

Il n'y a guère d'autres précautions à prendre. Le régime sera normal et vous serez attentive aux repas car ils déclenchent souvent la toux.

Si, dans une famille, un enfant est atteint, il est bon de pratiquer un rappel de vaccination aux autres enfants. De même, lors d'une nouvelle naissance, un rappel sera pratiqué aux aînés (cf. vol. 1, chapitre 179). Des injections de gammaglobulines, l'administration précoce d'antibiotiques actifs ont indiscutablement un effet préventif important sur les sujets en contact avec un malade.

252

Mononucléose infectieuse ou angine à monocytes. Infection à cytomégalovirus.

C'est une maladie de moins en moins ignorée du grand public. On en fait fréquemment le diagnostic et elle est chaque jour mieux connue dans ses diverses manifestations.

Elle est causée par un virus, le virus d'Epstein-Barr, et si l'angine et les manifestations sanguines sont les deux troubles les plus fréquents, les lésions sont extrêmement diffuses dans l'organisme où le virus va persister longtemps. Cela explique la durée de la maladie, qui laisse longtemps fatigué, et la fréquence des rechutes. Celles-ci sont beaucoup plus habituelles chez l'adulte, et personnellement je n'en ai observé qu'exceptionnellement chez l'enfant.

La maladie se présente au début comme une angine sévère, souvent avec un important enduit blanchâtre sur les amygdales, un mal de gorge plus ou moins intense et des ganglions au niveau du cou souvent beaucoup plus gros et plus diffus que lors d'une angine à germes banals. L'examen retrouve parfois des ganglions augmentés de volume dans d'autres régions (ais-

Maladies infectieuses

selles, aines), une rate un peu grosse, et cette angine est tout à fait insensible aux antibiotiques.

La pratique d'une formule et d'une numération sanguines confirme le diagnostic en montrant, dans le sang, l'augmentation d'une certaine catégorie de globules blancs qui revêtent à l'examen microscopique des caractères particuliers sur lesquels un laboratoire entraîné doit faire absolument le diagnostic.

Par ailleurs, au bout de quelques jours, deux réactions sanguines, le M.N.I. test et la « réaction de Paul et Bunnel », confirmant définitivement la maladie, deviendront positives.

La mononucléose infectieuse va durer de huit à quinze jours, entraîner une grande fatigabilité. Chez l'adulte, l'arrêt de travail est de six semaines à deux mois. Chez l'enfant, l'arrêt scolaire sera en moyenne de deux à trois semaines, avec deux à trois semaines supplémentaires de précautions : repos, peu ou pas de sports, pas de bain en piscine.

La maladie est totalement inaccessible aux antibiotiques, mais réagit favorablement à la cortisone qui sera administrée systématiquement ou seulement dans les cas les plus sévères, selon les avis, pendant dix ou douze jours, « sous couvert », comme toujours, d'antibiotiques. L'administration systématique de cortisone permet d'éviter dans une grande mesure la longue période de convalescence.

Il n'y a aucune précaution de régime particulière. La maladie rechute peu chez l'enfant alors qu'elle le fait volontiers chez l'adulte.

Elle survient souvent par petites épidémies, et le seul mode de contamination connu est la transmission du virus par les gouttelettes de salive.

Aussi la mononucléose se transmet-elle à coup sûr, chez l'adulte ou l'adolescent, par le baiser sur la bouche.

L'infection à cytomégalovirus donne des symptômes proches de la mononucléose infectieuse. Elle est surtout dangereuse chez la femme enceinte. Des études sont en cours sur un vaccin éventuel.

Maladies infectieuses

Diphtérie.

Elle ne s'observe plus guère, heureusement, mais ce n'est pas une raison pour relâcher la pratique de la vaccination.

La diphtérie est une angine sévère, à *fausses membranes,* car les amygdales sont recouvertes d'une sorte d'enduit épais, constituant une véritable membrane qui a tendance à s'étendre, à envahir toute la gorge, tout le pharynx, accompagnée de gros ganglions au niveau du cou et de fièvre. Si un diagnostic est établi très tôt, sur l'aspect de la gorge, la recherche et la découverte par prélèvement de gorge du germe responsable, *le bacille de Klebs-Lœffer*; si un traitement antibiotique et de sérum antidiphtérique est institué très vite la maladie guérira en laissant derrière elle une longue période de fatigue.

L'éviction scolaire est de trente jours après la guérison ou abrégée si deux prélèvements de gorge sont négatifs.

Mais la sévérité de la maladie provient surtout de trois complications dues au fait que les fausses membranes de la gorge peuvent s'étendre et que le bacille de Klebs-Lœffler sécrète une toxine très virulente.

L'angine grave est une angine localement très importante, avec signes d'intoxication.

Le croup est l'extension de fausses membranes au larynx, laryngite diphtérique capable d'entraîner des phénomènes d'asphyxie.

Enfin la toxine est susceptible de causer plusieurs complications nerveuses.

Mais tout cela ne devrait plus se voir car le vaccin antidiphtérique est très actif (cf. vol. 1, chapitre 179). Même si la maladie peut survenir chez un sujet vacciné depuis assez longtemps, elle est alors bénigne.

Lorsqu'il y a un cas de diphtérie dans une communauté d'enfants, l'utilisation préventive de la pénicilline pendant dix ou douze jours a une très grande efficacité.

254

Érythème noueux.

C'est une maladie relevant de plusieurs causes, traduite par une éruption bien particulière faite de *nodules* occupant toute l'épaisseur de la peau, siégeant surtout sur le devant des jambes et le dos des avant-bras, accompagnée ou non de fièvre.

Ces nodules sont d'abord rouges, un peu douloureux, puis vont disparaître progressivement, plus ou moins vite selon la cause, en huit à vingt jours, devenant progressivement violacés puis bleutés et verdâtres, exactement les couleurs par lesquelles passe un hématome.

L'érythème noueux reconnaît quatre causes essentielles. Il peut survenir au cours d'une primo-infection tuberculeuse (cf. chapitre 315), contemporain du virage de la cuti-réaction, réclamant toutes les investigations nécessaires en un tel cas. Il peut être le témoin d'une infection à streptocoques, et justifier alors un traitement prolongé à la pénicilline. C'est assez souvent une manifestation d'allergie, particulièrement à l'aspirine, aux antibiotiques ou aux sulfamides. Enfin, il peut être la manifestation d'une infection à bacille particulier dit « de Malassez et Vignal ».

En soi l'érythème noueux est une maladie parfaitement bénigne, mais le rôle du médecin consiste surtout à en trouver la cause.

255

Fièvre typhoïde ; salmonelloses.

Elle existe encore en France, et s'observe chez l'enfant et le nourrisson sans que l'on trouve habituellement le mode de contagion. À son propos je ne voudrais que donner quelques indications. Elle est bénigne sous nos climats, très bénigne chez le nourrisson surtout s'il s'agit d'une paratyphoïde. Elle se traduit par une fièvre isolée, avec fatigue, souvent sans autres symptômes, même pas de troubles digestifs. Et l'on dispose d'antibiotiques parfaitement actifs contre son germe, le bacille d'Eberth.

Le germe est éliminé par les selles, et les risques de contamination sont tels qu'ils doivent faire préférer un traitement à l'hôpital ; durant ce traitement, de vingt à vingt-cinq jours, une surveillance attentive est indispensable, bien difficile à exercer à la maison.

La bénignité habituelle de la maladie sous nos climats, l'efficacité des traitements dont on dispose ont fait que l'on a pratiquement – peut-être à tort – abandonné la vaccination antityphoïdique qui n'est obligatoire que dans certaines circonstances. Mais cette vaccination n'est pas très efficace et elle a des inconvénients.

Le bacille d'Eberth fait partie du groupe des salmonelles, responsables des *salmonelloses. Ces maladies semblent en pleine expansion, et chacun a entendu parler des petites épidémies récentes (cantines, crèches, maisons de personnes âgées). Il existe des centaines de types de salmonelles donnant en général des affections d'intensité modérée et sensibles à divers types d'antibiotiques.*

256

Pityriasis rosé.

C'est une affection à virus, survenant au printemps et chez de grands enfants, extrêmement bénigne, ne s'accompagnant pas de signes généraux, parfois d'une simple sensation de malaise ou de fatigue ; elle est le plus souvent diagnostiquée en constatant l'éruption qu'elle entraîne.

C'est une éruption faite d'éléments de taille irrégulière, rosés, très plats, souvent à peine visibles, siégeant sur le thorax, le dos, l'abdomen, parfois les cuisses et le haut des bras. Ils sont irréguliers, roses, un peu jaunâtres, avec parfois une petite desquamation à leur pourtour, avec un ou deux éléments plus marqués et plus nettement visibles.

Parfois la maladie est découverte à cause de démangeaisons, de sensation de chaleur cutanée.

Elle va durer, quoi qu'on fasse, de quatre à six semaines, et il n'y a pas d'autre traitement que symptomatique pour diminuer les démangeaisons.

L'enfant peut poursuivre sa scolarité sans problème. Il n'y a aucune éviction. Il vaut mieux éviter la fréquentation de la piscine pendant la durée de la maladie.

C) O.R.L.
ET MALADIES RESPIRATOIRES

257

L'enfant qui tousse.

Les ennuis rhino-pharyngés et la toux constituent un motif de consultation et une préoccupation des parents très fréquents et très importants.

Le nombre d'enfants qui toussent souvent, sont souvent enrhumés ou ont des angines est considérable, surtout dans certaines régions de France, dans les villes et dans la région parisienne.

Deux mécanismes étroitement mêlés causent cet état de choses : l'infection et l'allergie. Il est hors de doute que la pollution atmosphérique en est en grande partie responsable. Et je connais nombre d'enfants toujours enrhumés et toujours toussant à Paris, qui, partant en vacances de Noël chez leurs grands-parents, par exemple dans un climat aussi rude que celui des Cévennes, s'arrêtent de tousser deux jours après leur arrivée bien que restant alors beaucoup dehors, même sous la pluie ou sous la neige.

Par contre, certains de ces enfants, qui se sont magnifiquement portés à la montagne, aux sports d'hiver, vont tomber malades trois ou quatre jours après leur retour, déclenchant les plaintes familiales sur la perte du bénéfice de la montagne, comme si le retour à une atmosphère polluée et à la promiscuité redéclenchait instantanément des troubles.

Chez le nourrisson, les infections rhino-pharyngées sont dominées par les adénoïdites, alors que chez le grand, il s'agit bien plus souvent d'infections diffuses des voies respiratoires supérieures et d'allergie.

O.R.L. et maladies respiratoires

Chez l'enfant l'allergie et l'infection sont étroitement imbriquées pour au moins deux raisons importantes : les muqueuses allergiques ou sensibles à une cause déclenchante quelconque, pollens, plumes, sont fragiles et s'infectent facilement mais surtout, l'infection est une cause importante d'allergie aux toxines microbiennes et c'est bien fréquemment que les troubles allergiques sont précédés par une infection passagère des voies respiratoires supérieures, comme si l'infection déclenchait les choses.

Voici pourquoi chez l'enfant ces deux causes essentielles de troubles sont étroitement liées.

De même il faut toujours rechercher où peuvent se trouver les signes d'infection (cf. chapitres 219, 220 et 226) et les traiter tous avec beaucoup de sérieux et systématiquement : sinusites, ethmoïdites, adénoïdites, amygdalites.

Parfois l'enfant tousse la nuit vers deux ou trois heures du matin. Il s'agit habituellement de ce que l'on appelle une « rhino-trachéo-bronchite descendante ».

À partir d'un foyer infectieux du nez, de la gorge, des sinus, une infection descendante, entraînant une bronchite, se produit. Durant la nuit, lorsque l'enfant est allongé, des mucosités s'accumulent dans les voies respiratoires et, au bout de quelques heures, doivent être expulsées par la toux.

Il faut bien comprendre que la toux, si elle témoigne d'une irritation des voies respiratoires, est aussi un moyen de défense permettant d'expulser des mucosités encombrantes. L'enfant ne sait pas cracher. La toux conduit dans le pharynx les mucosités qu'il déglutit ; mais la toux est le moyen le plus efficace de désencombrement, et vous avez tort de dire à votre enfant « arrête de tousser ». Lorsque celle-ci est « grasse » et productive, il faut au contraire lui demander de tousser jusqu'à ce qu'on le sente vraiment dégagé.

Tout enfant qui tousse de façon fréquente et répétée doit subir de bonnes radiographies des sinus et des poumons ainsi qu'un examen par un oto-rhino-laryngologiste pour détecter l'existence de végétations et juger si celles-ci et les amygdales sont infectées ; par les caractères de cette toux, les circonstances de survenue, les antécédents – une fois ce bilan effectué –, le médecin se rendra compte s'il s'agit d'une toux essentiellement allergique ou si l'infection joue un rôle important.

Mais, bien souvent, les conditions de vie, l'humidité, la pollution atmosphérique ont un rôle favorisant et même déclenchant contre lequel il est bien difficile de lutter.

Un élément joue souvent un rôle important dans le déclenchement de la toux nocturne, aussi bien chez l'enfant que chez l'adulte : *la sécheresse de l'air ambiant.*

L'hiver, dans les appartements chauffés par chauffage central, qu'il s'agisse de radiateurs ou de chauffage par le sol, le degré hygrométrique de l'air est beaucoup trop bas, très inférieur à ce qu'il doit être pour une ambiance confortable. Cette sécheresse de l'air assèche les muqueuses respiratoires, et c'est une des raisons de la soif nocturne chez certains enfants.

Cet assèchement des muqueuses, la mise en circulation de poussières, par insuffisance d'humidification, irritant les muqueuses ou entraînant des phénomènes allergiques, vont jouer un grand rôle dans la toux nocturne, qui cède parfois à la mise en service d'un petit humidificateur dans la chambre à coucher.

On vend de petits appareils très simples, thermomètre et hygromètre, qui permettent de vérifier température et humidité ambiantes. Utilisez cet appareil pour la chambre de votre enfant et veillez très soigneusement à l'humidification de l'air.

Le tabagisme des parents, le tabagisme passif de l'enfant jouent un rôle important dans la persistance d'une toux chronique.

258

Sinusites.

Elles sont très fréquentes chez l'enfant, beaucoup plus qu'on ne le pensait il y a quelques années. Les sinus sont des cavités pneumatiques, recouvertes d'une muqueuse de type respiratoire, emplies d'air, adjointes aux voies respiratoires supérieures. Les sinus maxillaires, qui sont les plus fréquemment atteints, sont situés de part et d'autre du nez ; les sinus frontaux ne commencent à se développer que vers quatre, cinq ans ; les sinus ethmoïdaux, dont l'atteinte, appelée ethmoïdite, peut être très aiguë chez le nourrisson, sont situés au-dessus du nez.

Nous avons vu au chapitre précédent qu'une sinusite doit être toujours suspectée chez l'enfant qui tousse, et qu'il faut faire une radiographie des poumons et des sinus.

Chacun connaît l'existence de sinusites, et beaucoup d'adultes gardent le souvenir de maux de tête intenses, associés à de la fièvre, une sensation d'avoir le cerveau embué et un écoulement nasal très purulent. Mais chez l'enfant le tableau est en général bien différent ; il est exceptionnel que la sinusite maxillaire entraîne des maux de tête. Les sinusites frontales peuvent le faire, mais elles sont beaucoup plus rares et surviennent chez le grand enfant dans un important tableau d'infections rhino-pharyngées.

Les sinusites maxillaires, bien plus fréquentes, sont latentes et on doit les suspecter chez tout enfant toussant ou fréquemment enrhumé.

La radiographie est un moyen fiable d'en faire le diagnostic ; comme l'examen O.R.L. et actuellement la fibroscopie. Le traitement doit en être énergique, à base d'antibiotiques, de dérivés cortisoniques s'il le faut, puis soufrés, pendant quelques semaines.

Il est des sinusites qu'il faut drainer par un petit tuyau facilement introduit par la narine à l'intérieur du sinus.

Il est des enfants qu'il faut envoyer en cure, dans des stations à eaux sulfureuses, cures qui donnent, si elles sont nécessaires, de bons résultats.

Mais il faut toujours s'efforcer de guérir des sinusites, facteur d'infections rhino-pharyngées, de bronchites, de toux chroniques répétitives.

O.R.L. et maladies respiratoires

259

Angines aiguës.

Rien de plus fréquent, souvent rien de plus mal traité ou posant autant de problèmes pratiques.

L'angine aiguë est une infection de la gorge, parfois centrée sur les amygdales (c'est alors l'amygdalite aiguë), souvent étendue à l'ensemble de tous les tissus qui entourent les amygdales.

Elle peut débuter très brutalement par une importante poussée de fièvre, et s'accompagne alors d'un grand sentiment de malaise, parfois de frissons, de douleurs souvent très intenses au niveau de la gorge. L'enfant a même du mal à avaler sa salive lorsque l'inflammation est sévère, et il vomit fréquemment. Le gonflement des amygdales entraîne très facilement un réflexe de nausée lors de l'irritation de la région par le passage de salive, d'aliments ou même spontanément.

Les ganglions du cou sont gonflés, parfois douloureux, et la gorge est enflammée, parfois très rouge (angine rouge), parfois avec des points blancs (angine pultacée), parfois même avec de véritables ulcérations sur les amygdales.

Si l'enfant est jeune, il peut arriver qu'il ne sache pas bien déterminer où il a mal et ne signale pas son mal de gorge. L'angine est parfois peu douloureuse, et toutes n'ont pas l'allure très aiguë que je viens de décrire.

Mais toute angine requiert l'intervention du médecin et un traitement énergique. Voici pourquoi :

L'angine est due à une infection à virus ou microbienne. Elle peut se compliquer de phlegmon de l'amygdale, d'infection des ganglions du cou. Mais surtout, parmi les angines microbiennes, l'infection à streptocoque hémolytique a mauvaise réputation. L'angine à streptocoque a certains caractères particuliers mais il faut un œil bien exercé pour la reconnaître ; la recherche du germe dans la gorge est aléatoire et ses résultats ne doivent pas être attendus pour commencer un traitement. Or, les angines à streptocoque peuvent être responsables de deux maladies sévères : néphrite et rhumatisme articulaire aigu.

L'utilisation large de la pénicilline pour le traitement des angines a fait diminuer de façon importante la fréquence de ces deux maladies que nous observons parfois après des angines méconnues ou mal traitées.

Aussi les angines ne doivent-elles pas être traitées par de quelconques suppositoires à base de bismuth ou simplement des pulvérisations locales mais par un traitement antibiotique, sérieux, curatif, qui empêchera des complications.

Après l'angine, au cours de laquelle *il n'y a aucune précaution de régime à prendre même si on observe dans les urines un peu d'albumine,* l'enfant pourra rester fatigué quelques jours.

On peut s'aider de calmants et de pulvérisations locales. Il y a bien longtemps qu'avec raison les médecins allemands permettent aux enfants ayant une angine de boire froid et de sucer des crèmes glacées, ce qui calme mieux l'inflammation que les boissons chaudes et le foulard autour du cou.

260

Amygdales ; amygdalectomie.

L'ablation des amygdales qui se pratiquait très largement il y a quelques années voit sa vogue s'atténuer auprès des familles car on a vu surgir dans la grande presse des articles soulignant leur rôle de barrière dans l'organisme et dans des mécanismes compliqués au cours des processus de défense contre des affections graves.

En réalité, il faut être raisonnable et, en l'état actuel des connaissances, s'il est vrai que les amygdales jouent un rôle dans les processus de défense de l'organisme, elles le jouent de la même manière que toutes les autres formations du tissu lymphoïde (cf. chapitre 262), et n'ont donc pas de rôle privilégié ; leur ablation peut être envisagée dans certaines circonstances qui se résument à trois : *angines répétées, fréquentes ; infections chroniques* (il s'agit de ce que l'on appelle des amygdales cryptiques dont la pression fait sourdre du pus. Cette infection chronique des amygdales est responsable de la répétition des angines aiguës et

O.R.L. et maladies respiratoires

parfois de complications chroniques) ; enfin *amygdales énormes, bouchant l'orifice de la gorge*, gênant la respiration, la déglutition, sans être vraiment infectées (on voit dans ces circonstances un certain nombre d'enfants se mieux porter après l'ablation des amygdales, même s'ils n'avaient pas vraiment d'infections aiguës et ne sentaient qu'une gêne diffuse de la gorge).

Voilà les trois circonstances dans lesquelles on peut raisonnablement envisager l'ablation des amygdales qui peut vous être proposée par votre médecin en accord avec l'oto-rhino-laryngologiste. Il est rare que l'on soit amené à la réaliser avant l'âge de quatre ans.

Entre des mains entraînées l'intervention est bénigne, mais elle nécessite une excellente surveillance (en clinique, le jour et la nuit suivant l'intervention), puis pendant sept ou huit jours à la maison. L'enfant aura mal à la gorge pendant deux ou trois jours, ne pourra que boire ou prendre une alimentation liquide ; il devra sucer de la glace puis reprendre progressivement une alimentation normale et revoir l'oto-rhino-laryngologiste au huitième jour.

261

Laryngites.

La laryngite est l'inflammation du larynx, canal semi-cartilagineux qui conduit du pharynx à la trachée-artère, et contenant les cordes vocales. Le larynx est essentiellement l'organe de la phonation et un conduit par lequel l'air passe obligatoirement pour aller aux poumons ; il permet la respiration et son encombrement entraîne une gêne majeure.

Le larynx est d'autant plus étroit que l'enfant est plus jeune ; il s'encombre très facilement, et ce fait explique la sévérité des laryngites chez le petit enfant.

Les laryngites du grand enfant ont la même évolution que celles du nourrisson (cf. chapitre 225) et leur allure est souvent beaucoup moins dramatique. Mais elles requièrent les mêmes soins, à mettre en œuvre le plus rapidement possible.

262

Ganglions cervicaux (ganglions du cou).

Il ne se passe pas de semaine ou de mois sans que le pédiatre soit consulté par une mère inquiète parce que son enfant a des ganglions dans le cou.

Ils peuvent être plus ou moins gros, un peu douloureux ou non, et habituellement, la mère dit *« il a toujours des ganglions »*.

Les ganglions, que beaucoup de gens appellent à tort glandes, sont des « ganglions lymphatiques », c'est-à-dire des relais situés sur l'ensemble du réseau des vaisseaux lymphatiques. La lymphe circule comme le sang à travers tout l'organisme, ayant pour fonction de rassembler, de faire circuler, puis de jeter dans la circulation sanguine le liquide qui passe en toutes petites quantités entre toutes les cellules de l'organisme, et toute une série d'éléments nutritifs, de graisses en particulier, provenant du tube digestif.

Les ganglions lymphatiques constituent des relais sur l'ensemble de la circulation lymphatique et de plus fabriquent des cellules sanguines, les lymphocytes, dont le rôle apparaît de plus en plus important dans les phénomènes d'immunité et de défense contre l'infection.

Les ganglions lymphatiques sont répartis dans tout l'organisme en des points assez précis, sur les trajets des vaisseaux lymphatiques qui suivent pour l'essentiel le trajet des vaisseaux sanguins.

Quand, en un point quelconque du corps, siège une infection, le système lymphatique de la région se met en hyper-fonctionnement et souvent les vaisseaux lymphatiques, drainant les microbes, s'enflamment. *C'est la lymphangite* que l'on voit souvent en été sur une cheville ou un avant-bras sous forme de traînées rouges, douloureuses, donnant une sensation de piqûre, de brûlure, à la suite d'une plaie d'un pied ou de la main.

Presque toujours les ganglions lymphatiques situés au-dessus, en amont d'une plaie, grossissent, deviennent sensibles,

O.R.L. et maladies respiratoires

douloureux ou parfois rouges et très enflammés, constituant alors *une adénite*.

Les ganglions lymphatiques ont en général un petit volume et ils augmentent de taille lorsqu'ils ont affaire à une infection dans le territoire qu'ils contrôlent.

C'est l'explication habituelle des *ganglions du cou.*

Lorsqu'ils apparaissent de façon rapide, deviennent très importants, ce peut être un symptôme d'une maladie aiguë locale (angine – infection des dents – infection rhino-pharyngée) ou d'une maladie générale.

Mais d'habitude, ce sont des ganglions un peu gros et permanents dans le cou qui inquiètent les mères. On entend encore parler de « lymphatisme », de « troubles de croissance » ou de « problème de l'état général », etc.

Tout cela ne veut rien dire. Les ganglions témoignent dans presque tous les cas d'une infection chronique du nez, des amygdales, du pharynx, de la gorge, ou des dents. Mais lorsque, comme c'est habituel, il y a des ganglions un peu augmentés de volume des deux côtés du cou, l'infection rhino-pharyngée est le plus souvent en cause.

Ce fait est beaucoup plus fréquent chez l'enfant que chez l'adulte et correspond peut-être à un fonctionnement différent chez lui du « tissu lymphoïde ».

Consultez votre médecin à ce propos, mais sachez bien que ce n'est pas grave et sans rapport avec son état général.

263

Manifestations d'allergie respiratoire.

L'allergologie est devenue une branche importante de la médecine et, en particulier, en médecine infantile, où l'allergie respiratoire est responsable de troubles nerveux et variés.

Ils peuvent atteindre toutes les muqueuses respiratoires, depuis la muqueuse nasale jusqu'aux bronches, s'accompagnant parfois de conjonctivites ou même d'otites.

O.R.L. et maladies respiratoires

Allergie signifie « manière différente de réagir ». Au contact d'un corps étranger, certains organismes réagissent d'une manière particulière et présentent des accidents allergiques. Les corps étrangers en question sont microscopiques : pollens, poussières, contenant divers produits organiques et en particulier des acariens, toxines microbiennes. Lorsqu'ils sont inhalés, les muqueuses respiratoires seront le lieu d'élection de la réaction particulière. Lorsqu'ils sont ingérés, absorbés par voie digestive, ils pourront entraîner des manifestations d'allergie digestive rares, ou générales (urticaire, par exemple), et favoriser éventuellement une allergie respiratoire, comme cela est probable pour les protéines du lait de vache.

Les corps étrangers sont présents partout, à l'extérieur, dans nos maisons, d'une manière diffuse extrêmement générale, d'autant plus que l'air est plus pollué. On respire davantage de poussière dans une grande ville qu'à la montagne. Mais tout le monde ne réagit pas de la même manière, et un certain nombre de sujets seulement répondront à cette agression par des manifestations allergiques, alors que beaucoup d'autres n'en ressentiront aucun trouble visible.

Il existe donc, indiscutablement, un terrain, une prédisposition particulière, souvent familiale, à présenter des manifestations allergiques : asthme, eczéma.

On ne sait pas encore ce qui constitue cette prédisposition particulière, quels en sont les éléments biochimiques et humoraux chez un individu donné. Mais on la constate, et les chercheurs se penchent de plus en plus sur ce problème.

Dans cette aptitude néfaste qu'ont certains à réagir à des agressions minimes par des manifestations allergiques, les conditions psychologiques ne sont pas sans jouer un rôle important, prédisposant et déclenchant. Tout le monde sait qu'une personne présentant une crise d'asthme lorsqu'elle respire une rose est parfois capable de faire une crise tout aussi authentique en voyant simplement l'image d'une rose sur un livre. Ce fait ne doit pas être négligé dans le cours d'un traitement.

Le produit responsable est appelé allergène. L'organisme sensible fabrique à l'encontre de celui-ci des anticorps (cf. cha-

O.R.L. et maladies respiratoires

pitre 244) ; la localisation au niveau de telle ou telle muqueuse du trouble entraîné par le conflit biologique entre l'allergène et l'anticorps déterminera le type de la manifestation allergique, son caractère local ou général selon que les anticorps siègent dans tel groupe de cellules ou circulent dans l'organisme entier.

Les manifestations de l'allergie respiratoire sont – avec l'allergie cutanée – les plus fréquentes chez l'enfant, de très loin. Mais la désensibilisation n'est pas une panacée chez tout enfant qui tousse un peu, comme certains allergologistes semblent le penser trop souvent.

Les troubles les plus couramment observés chez l'enfant sont le rhume des foins, les rhino-pharyngites, les laryngites striduleuses, la toux spasmodique et l'asthme. Ils peuvent se succéder, alterner, et ne répondent pas forcément aux mêmes sensibilisations. Car souvent un enfant sensible aux poussières le sera également aux pollens, aux poils de chien ou de chat, chaque contact avec le produit nocif pouvant se traduire par des manifestations variées (les otites à répétition également peuvent relever d'un processus allergique).

264
La laryngite striduleuse.

Elle se déroule toujours de la même manière, et les parents la connaissent très bien quand elle se renouvelle.

L'enfant est réveillé brutalement au milieu de la nuit, et il étouffe. Parfois, il était un peu enroué, enrhumé la veille au soir, et ces signes prémonitoires peuvent permettre d'éviter la crise par un traitement préventif. Mais, le plus souvent, sans avoir présenté aucun symptôme la veille, il est réveillé par une toux sèche, répétée, pénible, et d'emblée il est extrêmement gêné pour respirer. C'est le tableau brusquement installé d'une laryngite (cf. chapitre 225). Il s'assoit sur son lit, est anxieux, angoissé, inquiet, et vous devez avant tout le rassurer, le calmer. Cette crise va durer une heure, deux heures, trois heures, mais

O.R.L. et maladies respiratoires

elle guérira toujours et cédera parfois aussi rapidement qu'elle est apparue.

Le lendemain, il sera fatigué, un peu grognon, un peu gêné pour respirer, avec la voix rauque, mais en forme et joueur, et ce bon aspect du lendemain vous étonnera après le petit drame que vous aurez vécu la nuit.

La laryngite striduleuse se déroule toujours ainsi, dure peu de temps, s'oppose ainsi aux laryngites aiguës infectieuses.

Elle peut être d'origine infectieuse et il arrive de façon classique qu'elle marque le début d'une rougeole, survenant avant que l'éruption ne soit apparue. Elle a été alors précédée d'un rhume, d'une infection rhino-pharyngée.

En fait, elle est beaucoup plus souvent d'origine allergique et constitue une des manifestations de l'allergie respiratoire. Certains enfants en présenteront une ou deux.

D'autres en feront fréquemment, surtout au printemps, ou à l'occasion d'un contact sensibilisant. Bien qu'elle soit toujours bénigne et guérisse facilement, surtout avec les traitements dont nous disposons actuellement, elle inquiète les familles par l'aspect alarmant de l'enfant réveillé, un peu hagard, très gêné pour respirer, lui-même angoissé par sa difficulté respiratoire.

L'administration de calmants, de cortisone ou d'un dérivé, par la bouche ou, mieux, en injection, va très rapidement calmer la gêne respiratoire et en même temps l'anxiété, l'enfant va s'endormir pour se réveiller dispos le lendemain. Mais il faudra discuter avec le médecin des conditions de survenue de la crise et envisager ensuite un traitement préventif de fond si les crises ont tendance à se reproduire.

265

L'enfant asthmatique. La crise d'asthme.

La crise d'asthme est parfois un peu différente chez l'enfant et chez l'adulte ; plus il va grandir, plus elle aura tendance à devenir, comme chez l'adulte, une crise d'asthme pur, surve-

O.R.L. et maladies respiratoires

nant la nuit, ayant cédé complètement le lendemain, sans suite et sans signes préalables.

Chez le petit enfant, elle commence souvent par un écoulement nasal, un peu de toux, se déclenche au bout de deux ou trois jours, constituée par une franche gêne respiratoire, accompagnée de toux. La respiration est sifflante, l'enfant a du mal à expirer, il supporte mal la position allongée, passe une partie de la nuit sur son lit ; il a surtout une sensation d'inconfort, d'angoisse, comme en donne toute gêne respiratoire, se tourne, se retourne, demande à se lever, à se recoucher, et vous restez une partie de la nuit à son chevet.

Le lendemain et les jours suivants la gêne respiratoire se calme, la toux persiste, profonde, grave, très spasmodique, et tout va rentrer dans l'ordre.

Chez le grand enfant, sensible à un allergène précis, la crise se manifeste dès le contact, ou le soir d'une journée de printemps passée à la campagne, par exemple, si l'enfant est sensible aux pollens.

Elle peut débuter brutalement, la nuit, par une gêne de plus en plus intense. C'est la vraie crise d'asthme, avec la respiration sifflante et la toux si particulière, qui se calment au bout de quelques heures, laissant l'enfant fatigué, un peu pâle, mais avec une respiration facile.

La fréquence des crises est variable, importante chez les uns, beaucoup plus modérée chez d'autres, gênant la vie quotidienne de façon différente.

Beaucoup d'enfants asthmatiques sont plus essoufflés par l'effort que leurs camarades ; ils présentent des bronchites fréquentes et sont très sensibles aux infections saisonnières, grippales, à l'occasion desquelles leur respiration devient un peu sifflante et leur toux caractéristique, sans qu'il s'agisse pour autant de crises d'asthme. Les muqueuses respiratoires allergiques sont très sensibles à l'infection, et par ailleurs les manifestations d'allergie microbienne, par sensibilité aux germes ou aux toxines, sont fréquentes. Il est souvent difficile, en pratique, de démêler les parts respectives de l'allergie et de l'infection à traiter systématiquement.

Les phénomènes psychologiques, les émotions jouent un rôle certain dans le déclenchement des crises, mais ne constituent en règle générale qu'un des éléments du « terrain allergique », parfois très important, parfois plus accessoire.

L'aspirine, la théophylline et ses dérivés actuels, les calmants légers constituent la base du traitement des crises d'asthme. Il faut éviter dans toute la mesure du possible les dérivés de la cortisone et les médicaments vasoconstricteurs en pulvérisations nasales ou respiratoires.

L'arsenal thérapeutique s'est considérablement enrichi ces dernières années : médicaments entraînant une dilatation des bronches et donc facilitant la respiration, du type Salbutamol (Ventoline) ou du type Terbutaline (Bricanyl) ; médicaments contrariant les effets des antigènes au niveau des muqueuses, en particulier respiratoires, et qui, administrés de façon régulière, ont un rôle préventif considérable.

Les médecins disposent donc à l'heure actuelle de nombreuses possibilités, et l'asthme de l'enfant, dans la majorité des cas, a tendance à s'atténuer vers sept, huit ans ou au moment de la puberté.

266

Explorations et traitements dans l'allergie respiratoire.

Lorsqu'il est probable pour le médecin que l'allergie joue un rôle au cours de manifestations respiratoires répétées chez un enfant, il faut d'abord apprécier la gêne entraînée par les troubles, le traitement ne devant pas être plus astreignant que la maladie elle-même.

Les foyers d'infection, sinusites, végétations infectées, amygdalites chroniques doivent être traités avec beaucoup d'énergie, de façon suffisamment prolongée et parfois préventivement, pour éliminer autant que possible les manifestations d'allergie microbienne.

O.R.L. et maladies respiratoires

Des tests cutanés précis permettent de tester la sensibilité à une grande quantité d'allergènes les plus couramment responsables : microbes, levures, poussières, pollens, plumes, poils d'animaux divers. Ils ne donnent de renseignements solides qu'au-delà de deux ans et demi ou trois ans et ne méritent donc pas d'être pratiqués avant cet âge.

Par contre les tests sanguins actuels, dosant une certaine classe d'immunoglobulines, les IgE, peuvent donner des résultats plus précoces : dosage des IgE totales, recherche d'IgE spécifiques vis-à-vis de nombreux allergènes (RAST).

Lorsqu'un enfant présente des troubles respiratoires à répétition manifestement allergiques, gênant sa vie courante, handicapants sur le plan fonctionnel, il est raisonnable de tenter une « désensibilisation » à l'aide des allergènes auxquels il est sensible. Dans les grandes villes, la région parisienne en particulier, les poussières, qui sont en réalité un mélange extrêmement complexe de nombreux allergènes, jouent un rôle important.

Les cures thermales dans des stations spécialisées donnent souvent d'excellents résultats.

Les médecins disposent maintenant de médicaments qui, administrés préventivement, bloquent la réaction chimique responsable du trouble, et permettent d'éviter les crises d'asthme, les laryngites striduleuses ; combinés à des produits proches des vaccins, appelés *immunomodulateurs,* ils permettent dans de nombreux cas d'éviter, ou du moins de diminuer, la fréquence de ces infections respiratoires si banales et si handicapantes jusqu'à l'âge de six ou sept ans.

Les thérapeutiques inhalées, à base de bronchodilatateurs et de dérivés cortisoniques, sont de plus en plus utilisées à partir d'un certain âge.

Des explorations fonctionnelles, une gymnastique adaptée sont parfois nécessaires si l'asthme entraîne des difficultés respiratoires permanentes ou à l'effort.

Il est très rare, avec tous les moyens actuels, de ne pas venir à bout, plus ou moins facilement, des manifestations d'une allergie respiratoire, mais cela peut demander du temps et des efforts régulièrement poursuivis.

D) TROUBLES DIGESTIFS

267

L'enfant qui a mal au ventre.

Je ne parle pas ici de l'enfant qui a mal au ventre au cours d'une indigestion, d'une infection intestinale, d'une diarrhée aiguë, mais de celui qui a mal au ventre souvent, un peu ou beaucoup, par petites crises, celles-ci constituant vraiment un motif de consultation. Et c'en est un très fréquent.

Il se plaint parfois du milieu du ventre, autour du nombril. Ce peut être le matin, avant d'aller à l'école, ou dans la journée, au cours des jeux. L'enfant s'arrête alors, dit qu'il a mal sans bien savoir préciser si la douleur ressemble à une crampe, une colique. Parfois la maman remarque qu'il pâlit, le nez se pince et le visage se creuse. Cela dure quelques minutes et tout rentre dans l'ordre.

Et ces douleurs se reproduisent plusieurs fois par semaine, plus ou moins régulières.

Autant les douleurs autour du nombril sont banales, et nous allons y revenir, sans cause bien précise souvent, autant il faut être attentif au lieu de la douleur si celle-ci siège en un autre point du ventre, en haut vers l'estomac, à droite vers l'appendice, à gauche vers le gros côlon.

Un auteur américain a écrit il y a quelques années un livre intitulé *L'enfant qui a mal au ventre.* Étudiant complètement, par le maximum d'examens possibles, plusieurs douzaines d'enfants se plaignant du ventre de cette manière, il n'a trouvé que quelques cas où l'on pouvait déceler une cause précise. Et l'expérience des pédiatres retrouve ces données. Lorsqu'un enfant se plaint du ventre, il y a quelques causes banales que le médecin éliminera : *une appendicite* à laquelle les parents, les médecins pensent toujours et qui est parfois en cause. Mais j'ai vu des dizaines d'enfants, ayant subi l'ablation de l'appendice

Troubles digestifs

pour des douleurs abdominales et qui consultaient au bout de quelques semaines ou mois pour les mêmes douleurs qu'avant l'opération ; *une parasitose* intestinale, surtout lorsqu'il se plaint en haut du ventre dans la région de l'estomac. L'infection à « lamblias » est de plus en plus fréquente.

Lorsqu'on a éliminé ces causes par l'examen clinique et les examens de laboratoire, le problème n'est pas plus simple.

Certains enfants ne supportent pas le sacro-saint café au lait ou chocolat au lait du matin ; je l'ai vu des dizaines de fois. En fait, ils ne supportent pas, comme beaucoup de colitiques, le lait frais. Si on le leur supprime, ou si on remplace le lait frais par un lait concentré évaporé que sa longue cuisson a rendu plus digeste, les douleurs de ventre, souvent associées à un petit état nauséeux, disparaissent. Une bonne précaution diététique consiste à supprimer pendant quelque temps le café au lait.

La constipation est une cause fréquente, surtout chez la petite fille qui est « constipée comme sa mère ». Elle est parfois responsable de douleurs très vives et intenses. Je me souviens d'avoir été appelé une fois à minuit – il y a de bien nombreuses années – par des parents très inquiets craignant que leur petite fille n'ait une crise d'appendicite. J'ai trouvé une enfant en excellent état, sans aucun symptôme d'appendicite, constipée depuis deux jours. Un suppositoire de glycérine a guéri la fillette et ses parents.

Mais surtout, beaucoup de ces douleurs abdominales sont, comme les maux de tête, en relation avec des problèmes psychologiques. Tout le monde sait qu'une émotion, la crainte d'une composition, la conscience d'un devoir mal fait peuvent déclencher des maux de ventre, avec parfois de la diarrhée.

Les problèmes scolaires ne sont pas seuls en cause. Une réprimande, la crainte surtout d'avouer une mauvaise note, avoir cassé un vase ou perdu sa trousse peuvent être responsables des troubles. Les repas déclenchent souvent de telles crises, surtout chez les enfants que l'on oblige à manger. Le mal de ventre avant le repas, au milieu du repas quand survient un plat qui ne vous plaît pas sont des manifestations bien fréquentes, et *non simulées* : l'enfant a réellement mal au ventre ; la douleur déclenchée par le conflit, réel ou prévu, est une manifestation de l'inquiétude et de l'anxiété de l'enfant. Car il est de fait que cette petite manifestation psychosomatique survient plus volontiers chez les petits anxieux que chez les enfants agressifs et extravertis.

Mais même dans ces cas il n'est pas inutile de prendre un certain nombre de précautions de régime, car ces enfants sont volontiers ce que l'on appelle *colitiques,* état pathologique plus fréquent et mieux connu chez l'adulte. L'on obtient fréquemment la disparition de ces troubles en comprenant quelles peuvent être les causes de ces petits conflits, en évitant le café au lait, en diminuant les légumes verts, les féculents, et en donnant des médicaments à base de poudre d'origine tellurique, contenant en particulier des sels d'alumine, réalisant des pansements intestinaux, et des antispasmodiques comme l'atropine ou beaucoup de produits de synthèse utilisés actuellement.

Les colites, dues à une irritation du gros côlon, peuvent entraîner, outre des douleurs de ventre, des alternances de période de constipation et de diarrhée. Il faut toujours que le médecin essaie de découvrir et de traiter une cause précise (parasites, infections intestinales), mais les traitements que j'ai indiqués plus haut en viennent en général facilement à bout, d'autant plus qu'il s'agit souvent de phénomènes passagers.

268

Appendicite aiguë ; appendicite chronique.

C'est à juste titre que l'appendicite aiguë fait peur aux familles ; en même temps, l'intervention curative est si simple que « pas plus difficile qu'une appendicite » est devenu l'expression consacrée pour qualifier une opération facile.

L'appendicite aiguë se traduit par des douleurs de ventre, débutant en général brutalement, siégeant en bas et à droite du nombril, accompagnées de fièvre et de nausées ou de vomissements. Les douleurs peuvent être violentes ou sourdes, peu intenses, mais elles s'accompagnent toujours d'un malaise général, et surtout d'une sensation désagréable de nausée que l'enfant sait mal exprimer mais repérable à son air malheureux ; la mauvaise mine s'installe très vite. Les douleurs siègent presque toujours dans la zone où est situé anatomiquement l'appendice, mais comme celui-ci peut être très long, placé dans l'abdomen dans des positions diverses, ces douleurs peuvent être diffuses à tout le ventre.

La fièvre est rarement très élevée, atteignant seulement 38 °C ou 38,5 °C.

Il est exceptionnel qu'une diarrhée accompagne la crise ; l'enfant est beaucoup plus souvent constipé.

Telle se présente en général une crise d'appendicite aiguë ; lorsque vous la craignez chez votre enfant, il faut le montrer le *plus rapidement* possible à votre médecin. S'il établit le diagnostic en mettant en évidence par le palper du ventre la douleur très aiguë dans la région de l'appendice, un chirurgien doit être consulté rapidement qui décidera *s'il intervient tout de suite,* comme c'est habituellement le cas, ou s'il peut attendre le lendemain matin par exemple.

De toute façon, l'enfant doit être placé en milieu chirurgical, hôpital ou clinique, où la surveillance nécessaire sera exercée en attendant l'heure de l'intervention. Celle-ci est vraiment très bénigne, les enfants se lèvent très tôt, peuvent rapidement marcher, et retournent à l'école au bout de quinze à vingt jours. Il est bon d'éviter le sport, la gymnastique pendant six semaines et à partir de ce moment le petit opéré pourra reprendre une vie tout à fait normale.

Les chirurgiens aiment garder cependant l'enfant une semaine en clinique, une surveillance attentive devant être exercée pendant ces sept jours du fait de la survenue possible d'abcès après l'intervention, plus fréquente chez l'enfant que chez l'adulte.

Si l'appendicite aiguë n'offre guère de difficultés de diagnostic, ce que l'on nomme l'appendicite chronique a donné lieu à beaucoup plus de discussions entre médecins. Qu'est-ce que l'appendice ? C'est une portion d'intestin, atrophiée, petite (six à huit centimètres), appendue au gros intestin avec lequel elle communique par un petit pertuis, et bourrée de tissu lymphoïde (cf. chapitres 220, 262). C'est un organe inutile, qui s'infecte facilement, causant alors soit une crise aiguë, soit des douleurs sourdes de temps à autre, avec parfois un état nauséeux.

Il y a dix ou vingt ans, les appendices étaient enlevés à tour de bras par les chirurgiens dès que les enfants avaient mal au ventre. Mais on s'est vite aperçu que l'intervention pour le diagnostic d'appendicite chronique conduisait à enlever un appendice malade dans un cas sur deux seulement. *De plus la cicatrice interne d'appendicectomie peut être responsable d'occlusions intestinales dont l'urgence est absolue.*

Il vaut mieux ne pas faire d'interventions inutiles, d'autant plus que fréquemment l'ablation de l'appendice chez un enfant qui a mal au ventre de façon fréquente et répétée ne le guérira pas ; il recommencera à souffrir quelques jours ou quelques semaines après l'intervention.

Le diagnostic d'appendicite chronique est souvent difficile à établir, et l'intervention est un peu un pari.

Si votre enfant est petit, toujours sous votre surveillance, que ce diagnostic est hésitant, on peut attendre pour intervenir, tenter un traitement de colite, par exemple, pour juger s'il fait disparaître les douleurs.

Si votre enfant est grand, amené à se séparer de vous, veut partir en colonie, à l'étranger, il peut être raisonnable de le faire opérer, vous présente, par le chirurgien qui a votre confiance, si le diagnostic paraît plausible.

269

Torsion du testicule ; hydrocèle ; varicocèle.

Bien en place dans les bourses, le testicule est suspendu à ce que l'on appelle *le cordon*, formé de l'artère et des veines du testicule et du canal spermatique par lequel les spermatozoïdes, formés dans le testicule, vont remonter pour se placer dans de petits réservoirs annexés à la prostate.

Troubles digestifs

Il est de plus surmonté de deux petits organes, bien plus petits que lui, qui sont des restes embryonnaires, c'est-à-dire existant chez l'embryon et le fœtus, mais n'ayant eu naturellement aucune tendance à se développer.

Lorsqu'un enfant se plaint brutalement d'une douleur au niveau des bourses, même si celle-ci n'est pas très aiguë, que l'on remarque une rougeur, que la bourse est douloureuse au palper, une consultation chirurgicale doit être rapidement demandée, car le cordon lui-même ou un des deux petits organes annexes peuvent se tordre.

En cas de torsion du cordon, appelée couramment *torsion du testicule,* celui-ci court un grand risque de destruction car l'irrigation sanguine s'arrête.

Il faut donc faire *rapidement* une intervention très facile, consistant à détordre le cordon et à fixer le testicule par un petit point au fond des bourses.

L'hydrocèle vaginale peut se produire chez le grand enfant comme chez le nourrisson. Elle se traduit par un gonflement de la bourse, qui se remplit d'un liquide très clair, équivalent du sérum sanguin, autour du testicule. Elle nécessite une consultation médicale, car elle peut parfois révéler une inflammation ou une lésion quelconque du testicule ou du cordon. Sinon elle ne nécessite pas toujours une intervention, et peut se résorber avec ou sans ponctions.

Le varicocèle s'observe chez l'enfant, mais bien plus rarement que chez l'adulte. Il s'agit d'une augmentation de volume, de varices comme le nom l'indique, des veines qui partent du testicule et remontent dans le cordon pour se jeter dans des veines de l'abdomen.

L'enfant signale que sa bourse est un peu gênante, un peu lourde, plus grosse que l'autre, et le médecin repère ces veines grosses, importantes. Là aussi une consultation est nécessaire, surtout pour faire pratiquer une radiographie des reins, le varicocèle pouvant révéler une lésion rénale. Mais cela est très rare, et habituellement il ne s'agit que de varices localisées qui ne justifient pas toujours une intervention chirurgicale. Celle-ci ne sera pratiquée que si le varicocèle augmente de volume de façon importante et devient gênant.

270

Hémorragie rectale.
Polypes ; hémorroïdes ; prolapsus.
Maladie de Crohn. Rectocolite hémorragique.

L'émission d'un peu de sang rouge par l'anus, à l'occasion ou en dehors d'une selle, n'est pas exceptionnelle chez l'enfant mais alarme sa famille. Il s'agit pourtant, le plus souvent, d'un incident bénin.

Au cours de toute gastro-entérite sévère, un peu de sang peut accompagner une selle diarrhéique ; il s'agit alors soit d'une glaire sanguinolente, soit de quelques filets détectés dans la couche chez le petit, remarqués par le plus grand à l'occasion de la selle. C'est un symptôme banal.

La constipation, avec émission de selles volumineuses et denses, efforts d'expulsion importants, cause parfois un petit saignement de la muqueuse du rectum, entourant la selle. Une petite hémorroïde, non exceptionnelle chez l'enfant, peut être responsable d'un suintement sanglant, jamais abondant.

Le prolapsus rectal est une extériorisation, au moment d'une selle souvent constipée, d'un bourrelet de la muqueuse rectale ; il est parfois important et nécessite alors un traitement, très simple, par quelques injections sclérosantes qui vont fixer la muqueuse.

Lorsqu'un enfant émet, en dehors d'une selle, avant ou après celle-ci, un peu de sang rouge, en quantité plus abondante que dans les cas précédents, coulant goutte à goutte, il faut alors pratiquer un examen complet, radiologique, du côlon et rectoscopique, à la recherche de la cause la plus banale : *un petit polype du rectum ou du côlon* dont l'ablation chirurgicale peut être nécessaire.

Maladie de Crohn, rectocolite hémorragique sont deux affections proches dont on ignore tout des origines. La maladie de Crohn peut survenir chez l'enfant à partir de six ou sept ans, se traduit par des troubles digestifs chroniques, une atteinte de l'état général, des lésions tout à fait spécifiques à l'endoscopie du côlon.

La rectocolite hémorragique donne des poussées de diarrhée sanglante.

Toutes deux peuvent se compliquer de rhumatismes, de troubles oculaires et réagissent en général très bien à des traitements cortisoniques ou à base de dérivés de l'aspirine.

E) MALADIES DES OS, ORTHOPÉDIE

271

Il ne manque pas de calcium !

Cent fois des mères sont venues me trouver parce que leur enfant « manquait de calcium ». Cela voulait dire qu'elles le trouvaient fatigué, fatigable, surtout en période de croissance, parfois avec des caries dentaires, et manquant un peu de « volonté ». Ces idées qui courent, à ce propos, dans le public, sont toutes fausses.

Il est exceptionnel qu'un enfant manque de calcium dans nos pays où l'alimentation couvre assez largement les besoins, grâce au lait, aux produits laitiers, beurre, fromage et aux légumes verts.

Nous avons déjà parlé de ce problème (cf. vol. 1, chapitre 78) et des rapports entre le calcium et la vitamine D. Certes, en période de croissance importante, durant les deux premières années et à la puberté, les besoins sont plus grands. Mais l'apport par le lait est suffisant chez le bébé, et à la puberté il est exceptionnel que les goûts alimentaires ne permettent pas l'apport du calcium nécessaire. Beaucoup de jeunes adolescents, n'aimant pas le lait, apprécient les laitages, le fromage, et ces aliments constituent en général un apport suffisant.

J'ai des dizaines de fois entendu exprimer une de ces idées fausses si répandues : « Les yaourts décalcifient. » Souvent, dans les idées couramment émises, il y a une part de vérité. Mais, avec des amis biologistes, nous avons réfléchi à celle-ci sans comprendre ce qu'elle pouvait contenir de vrai. Les enfants, les adultes peuvent manger autant de yaourts qu'ils en ont envie. C'est un excellent aliment, et il est bien connu que les populations d'Europe de l'Est et d'Asie centrale attribuent, à tort ou à raison, leur longévité à sa grande consommation.

Maladies des os, orthopédie

Autre idée fausse courante, la relation entre une quelconque décalcification et les caries dentaires. Nous verrons ce qu'il faut penser actuellement du problème des caries dentaires au chapitre 330, mais il n'y a aucun rapport avec le calcium, du moins chez un enfant normalement nourri.

Il existe des maladies authentiques par défaut d'utilisation du calcium dans l'organisme. Nous parlerons d'une de celles-ci, complexe, et de mécanisme encore bien mal précisé, « la spasmophilie » (cf. chapitre 318).

Il est d'autre part des thérapeutiques au long cours qui entraînent des pertes de calcium et nécessitent un apport supplémentaire de calcium : les thérapeutiques par la cortisone ou ses dérivés.

Au cours d'une immobilisation importante, pour fracture par exemple, il se produit une décalcification des zones immobilisées, et obligatoirement du fait du mécanisme du métabolisme du calcium, une décalcification généralisée qui peut rendre nécessaire un apport supplémentaire.

Mais comme vous le voyez, en dehors de cas bien précis, il est bien rare qu'un enfant « manque de calcium ».

272

« Il se tient mal ! »

Évitez de dire à votre enfant : «Tiens-toi bien, tiens-toi droit, redresse-toi... », toutes litanies que les parents répètent sans se rendre compte d'une chose très importante. Lorsqu'on dit « il se tient mal » intervient la notion du désir, d'une intention de l'enfant de « se » tenir de telle ou telle manière. Or, ce sont sa morphologie, sa musculature et sa psychologie qui conditionnent la manière dont il « se tient ». Il « se tient » comme il peut, en fonction de la manière dont il est fait, et il n'en est pas responsable.

Alors cessez de dire «Tiens-toi droit » et envisagez ce qu'il convient de faire pour qu'il se tienne mieux et ait un beau port de tête.

Maladies des os, orthopédie

Deux éléments entrent en ligne de compte. Le dos, la manière dont il est fait ; et nous allons y revenir tout de suite. Et la manière dont l'enfant tient sa tête. Beaucoup d'entre eux, vers neuf, dix ans ou treize, quatorze ans, se présentent volontiers la tête penchée en avant, regardent rarement bien en face, la tête bien droite.

Cela dépend plus souvent de la timidité, du refus de regarder bien droit, de la peur de s'affirmer face aux adultes que de toute autre chose.

Tout le monde sait bien que l'homme ou la femme ayant la tête bien droite, se tenant droit, n'ont pas le même abord, la même manière d'être que ceux qui, ayant la tête toujours penchée, regardent plus souvent le sol que l'interlocuteur.

Et que de drames à table ! « Tiens-toi droit », « Ne mets pas les coudes sur la table », « As-tu fini de t'affaler comme ça ? »

Vous connaissez bien autour de vous une fillette qui pratique la danse assez intensément ou un garçon qui suit un entraînement de natation sportive pour la compétition. Avez-vous remarqué leur dos, leur port de tête, la manière dont ils se tiennent ? Parfaitement droit, la tête levée, et leurs parents n'ont jamais besoin de leur faire la moindre remarque à ce sujet, car leur bonne musculature maintient leur dos et leur cou dans une position esthétique, normale.

Avez-vous remarqué quelque garçon plus petit que la moyenne de son âge ? Il se redresse de toute sa taille, n'en perd pas un centimètre et ressemble toujours à un petit coq bien droit.

L'attitude physique des gens timides et effacés n'est pas la même que celle de ceux qui sont sûrs d'eux. Et la timidité est normale pour l'enfant dans ce monde d'adultes toujours prêts à le juger, à le critiquer, à lui faire des remarques.

Alors l'enfant ne se tient pas droit. D'autre part, surtout durant les grandes périodes de croissance, particulièrement avant la puberté, il est fatigable, peu musclé, avec des muscles hypotoniques. Il a tendance à s'affaler.

Si vous trouvez que votre enfant ne « se tient pas bien », parlez-en avec lui et faites-le examiner. Le médecin détectera une insuffisance musculaire, une attitude scoliotique, un dos rond et fera pratiquer la gymnastique ou les sports appropriés.

273

Scoliose et attitudes scoliotiques.

On appelle scoliose ou attitude scoliotique (nous allons envisager tout de suite la différence) une mauvaise position de la colonne vertébrale qui est inclinée d'un côté ou de l'autre, imparfaitement rectiligne et verticale, mais comporte une ou deux déviations par rapport à une ligne verticale lorsque le sujet est en position debout.

Il existe une très sérieuse différence entre une scoliose vraie et une attitude scoliotique. Celle-ci consiste simplement en une mauvaise position qui se redresse lorsque l'on demande à l'enfant de se pencher en avant en faisant le gros dos. Il n'existe aucune anomalie des vertèbres et celles-ci sont bien en place les unes au-dessus des autres, sans aucune mauvaise position. Il est bien banal de ne trouver aucune raison à cette attitude scoliotique dont on peut se demander souvent si elle n'est pas provoquée par une difficulté psychologique, l'enfant alors se tenant « vraiment mal ». C'est, me semble-t-il, souvent le cas des jeunes adolescents timides, inhibés, ayant peur de s'affirmer.

Mais il faut dans tous les cas que le garçon ou la fille soient bien examinés, nus, jambes jointes et placées en position bien symétrique. On découvre alors parfois un phénomène bien banal au cours de la croissance : *l'inégalité de longueur des membres inférieurs.* Celle-ci peut être due à une dissymétrie de position des jambes, avec un pied plus aplati que l'autre. Tout compte dans la longueur des membres inférieurs : leur rectitude, l'angle du col du fémur, la forme du genou et du pied.

Lorsque l'on découvre cette inégalité de longueur qui, en général, se rattrape au cours de la croissance et ne porte à conséquence que dans les cas vraiment importants, il convient souvent de faire porter une talonnette, destinée elle-même à compenser le déséquilibre du bassin responsable de l'attitude scoliotique.

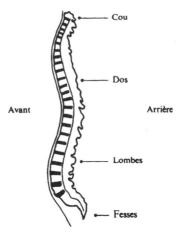

Colonne vertébrale normale de profil

Les attitudes scoliotiques n'ont aucune gravité et doivent se réparer par une gymnastique appropriée, méritant d'être effectuée avec persévérance. La pratique de certains sports faisant travailler de façon symétrique les deux bras (aviron chez les garçons, nage sur le dos pour garçons et filles) est tout aussi efficace que la gymnastique et souvent bien plus facilement acceptée. Par contre, il vaut mieux éviter les sports dissymétriques, comme l'escrime ou le tennis.

La scoliose vraie mérite une surveillance bien plus sérieuse, qui sera utilement effectuée par un chirurgien orthopédique. Lorsqu'elle n'est pas causée par une anomalie des vertèbres ou un trouble musculaire bien précis, on n'en découvre pas la cause, mais il y a sans aucun doute une prédisposition familiale. Dans ce cas, il existe une angulation entre les parties supérieure et inférieure de la colonne vertébrale. Les corps vertébraux sont tournés les uns sur les autres, et lorsque l'on fait pencher l'enfant en avant dans la position du gros dos, la colonne vertébrale ne reprend pas une position rectiligne et la scoliose persiste.

Elle débute souvent dans la période précédant l'installation de la puberté et peut avoir, dans les cas les plus sévères, une tendance à s'aggraver. La surveillance radiographique doit être vigilante et la gymnastique nécessaire effectuée avec beaucoup de sérieux et de rigueur. Elle suffit parfois. Il est nécessaire que l'enfant dorme sur un plan assez dur, la technique la plus courante consistant à placer une planche sous le matelas.

C'est dans les cas sévères, avec une tendance évolutive marquée, que le chirurgien prescrira une coquille pour la nuit, le port permanent d'un plâtre maintenant la colonne en prenant appui sur le bassin ; on envisagera une intervention destinée à fixer entre eux les corps des vertèbres touchées. Mais les cas où l'on est conduit à intervenir chirurgicalement sont rares.

Toutes les cures climatiques qui furent beaucoup pratiquées à une certaine époque sont dénuées d'intérêt ; par contre, la pratique du sport est fort utile, et plus l'enfant sera musclé, moins la scoliose aura tendance à s'aggraver.

Toute scoliose sévère, ayant tendance à s'aggraver, mérite actuellement des explorations neuroradiologiques complètes pour éliminer à coup sûr une cause neurologique.

274

Problèmes de pied.

Je peux affirmer, sans grand risque d'erreurs, que parmi tous les enfants portant des semelles orthopédiques, des voûtes plantaires, celles-ci sont inutiles voire néfastes dans un très grand pourcentage de cas.

Le « pied plat » est un motif fréquent de consultation en orthopédie infantile. Or, il est exceptionnel qu'il s'agisse de vrais pieds plats, mais beaucoup, beaucoup plus souvent de *pieds aplatis* parce que mous. Le pied a une architecture osseuse en forme de demi-assiette creuse, qui serait posée sur le sol sur son bord. Cette voûte plantaire est soutenue par des muscles et des tendons, dont certains viennent de la jambe et d'autres sont propres au pied. Une bonne statique du pied dépend évidemment du squelette, mais surtout de la qualité, du tonus des muscles et des tendons qui le soutiennent.

Et, c'est une évidence bête mais l'on n'y pense pas toujours : les pieds soutiennent tout le poids du corps. S'ils n'ont pas une bonne position, si la distribution de tout ce poids ne se fait pas correctement, tout l'ensemble des articulations peut en souffrir : chevilles, genoux, jambes, colonne vertébrale. Il est donc fondamental pour l'ensemble de la statique du corps que les pieds soient solides, de bonne qualité, correctement posés sur le sol.

Or, *il est normal* que les pieds des enfants jusqu'à quatre ou cinq ans soient un peu aplatis du fait de l'insuffisance physiologique du tonus musculaire à cet âge. Rares sont les enfants, surtout les garçons, chez lesquels la voûte plantaire est solide, lorsqu'ils sont en position debout.

La plupart des enfants dont les parents disent « il a les pieds plats » ont en réalité des pieds « valgus hypotoniques », c'est-à-dire mous, s'aplatissant en dedans, s'écrasant à leur partie interne qui repose trop sur le sol. Mais lorsqu'on examine l'enfant couché, on voit bien que la voûte plantaire existe, qu'elle est bien formée.

Ou l'enfant se plaint en marchant, refuse de marcher beaucoup, demande à être encore porté à trois ans ; ou il ne se plaint de rien et n'a jamais mal aux pieds.

Dans le premier cas seulement, qui concerne les formes les plus sévères, il peut être utile de faire porter des semelles orthopédiques qui replacent le pied en bonne position, suppriment les douleurs et permettent aux jambes de fonctionner en position normale. *Mais les semelles orthopédiques n'ont jamais rien guéri* et j'ai vu quantité d'enfants ayant porté des semelles à partir de l'âge de deux ou trois ans avoir toujours, vers leur dixième année, des pieds aussi aplatis.

On a cru que cela suffisait, on s'est contenté de ce prétendu traitement et les choses alors sont devenues beaucoup plus difficiles à réparer.

Maladies des os, orthopédie

De plus, lorsqu'il existe, comme c'est souvent le cas, un genu valgum (cf. chapitre 276), le port des semelles peut être néfaste car, soulevant le pied à l'intérieur, celles-ci ont tendance à entraîner une incurvation de la jambe dans sa partie inférieure, et il n'est pas exceptionnel qu'elles soient responsables de jambes arquées.

Lorsqu'un enfant a donc simplement des pieds aplatis parce que mous, il faut :

1° ne pas faire porter de semelles ;

2° veiller à son poids. L'excès de poids est un facteur aggravant ;

3° en dehors de la période des vacances d'été, lui faire porter toujours de bonnes chaussures, maintenant bien le pied en position physiologique ;

4° veiller à le muscler, si nécessaire par une gymnastique appropriée des jambes et des pieds, très simple, et que, après quelques séances de conseils avec un kinésithérapeute, vous pouvez faire exécuter quelques minutes chaque jour à la maison.

Cette gymnastique devra être poursuivie très longtemps, des mois, des années au besoin, mais cela en vaut la peine car vous éviterez pour son âge mûr beaucoup d'arthroses du genou, de la hanche et du dos.

L'authentique pied plat existe, mais il s'agit alors d'une infirmité non négligeable justifiant les soins d'un chirurgien orthopédique qualifié.

275

Les douleurs de croissance.

Beaucoup d'enfants ont mal aux jambes dans la journée, douleurs qui sont différentes des crampes nocturnes dont nous parlons au chapitre 282. Et c'est une idée couramment répandue qu'elles correspondent à des « douleurs de croissance ». Existent-elles d'abord, et pourquoi la croissance ferait-elle mal ?

Maladies des os, orthopédie

Les médecins ont beaucoup discuté sur ce point, et il est de fait que beaucoup d'enfants ont mal aux jambes sans qu'on y trouve de raison, et que ces douleurs surviennent à des moments de croissance importante.

Lorsqu'un enfant a mal aux jambes, au niveau des genoux surtout et des chevilles, il faut être sûr par un examen clinique et radiologique qu'il n'existe aucune anomalie, particulièrement des hanches.

Mais il est probable que beaucoup de douleurs correspondent à des problèmes statiques ; au cours des efforts musculaires en particulier, lorsque les jambes et les pieds ne travaillent pas dans une situation parfaite, les ligaments et les muscles tirent sur leurs attaches osseuses. Ces tractions, exercées parfois en position anormale, expliquent en grande partie des douleurs dites « de croissance » !

Je crois donc qu'elles méritent un bon examen par votre médecin, au besoin par un orthopédiste, s'il le juge utile.

J'ai souvent examiné des enfants se plaignant de telles douleurs et qui étaient considérés comme atteints de rhumatisme articulaire aigu ou comme « rhumatisants ».

Or, il est tout à fait exceptionnel que le rhumatisme articulaire aigu se traduise par des symptômes aussi frustes, sans gonflement des articulations, sans fièvre ; et les « rhumatismes chroniques », au sens où on l'entend chez l'adulte ou la personne âgée, l'arthrose, qui est une maladie du vieillissement des articulations, n'existent pas chez l'enfant, et pour cause.

276

Genu valgum.

Quoi de plus banal que le genu valgum, qui consiste en une absence de rectitude des jambes lorsque l'enfant est en position debout ? Lorsque les genoux sont serrés l'un contre l'autre, les pieds sont écartés d'une distance qui peut être importante, de 5 ou 6 jusqu'à 13 ou 14 centimètres.

Maladies des os, orthopédie

Il faut mesurer aussi l'écart entre les talons lorsque l'enfant est allongé bien à plat, et savoir si ce genu valgum est réductible, c'est-à-dire si, en position allongée, on peut mettre les deux pieds en contact. On obtient ainsi trois mensurations qui donnent l'importance du genu valgum et indiquent s'il est réductible.

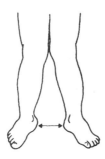

Le genu valgum débute vers deux, trois ans, et il tient à deux causes essentielles : la mollesse des muscles et des ligaments, hypotonie bien habituelle à cet âge, et l'exagération du poids qui l'accentue. Il donne une démarche un peu dandinante, disgracieuse, et lorsque les enfants sont petits ils tombent facilement dans la course, les genoux butant l'un contre l'autre. Il tient aussi à la forme des genoux des petits enfants, différents de ceux de l'adulte par l'exagération du volume de leur partie interne.

Le genu valgum demande comme traitement une surveillance, de la gymnastique, et si l'enfant est trop gros, un petit régime destiné à stabiliser son poids. Et c'est tout dans l'immense majorité des cas.

Il a tendance à guérir tout seul en deux ou trois ans, et ne justifie aucune inquiétude.

Il faut absolument éviter de rencontrer le chirurgien qui fera des plâtres, ou des attelles pour la nuit, affreuses à supporter, traumatisant bien inutilement l'enfant.

Ces pratiques sont encore assez répandues et presque toujours inutiles.

Maladies des os, orthopédie

Il peut arriver cependant que le genu valgum ne s'arrange pas avec les simples précautions que j'ai dites et qu'il ait tendance à s'accentuer encore à six ou sept ans. Personnellement, je n'ai jamais observé de genu valgum pour lequel j'aie prescrit une consultation orthopédique. Mais il en existe ayant tendance à s'accentuer et à entraîner, chez la fille surtout, une attitude fort inesthétique des jambes.

Il faut savoir qu'il existe des interventions orthopédiques, simples, susceptibles de remédier à cette situation, mais d'indications exceptionnelles car le genu valgum du petit enfant, qui inquiète si fort les mamans, vers trois ans, guérit en général bien facilement, sans aucune manipulation orthopédique.

277

Dos rond ; omoplates décollées ; cambrures.

Comme pour la scoliose, il existe des dos ronds dus à des troubles des vertèbres (cf. chapitre 278) et d'autres simplement provoqués par une mauvaise attitude. *Ce sont les cyphoses.* Normalement, la colonne vertébrale n'est pas parfaitement rectiligne, mais comporte certaines courbures physiologiques. La position un peu avancée du cou, avec léger arrondi du dos et cambrure au niveau des reins, constitue la forme normale, permettant un fonctionnement et une souplesse parfaits de la colonne.

Pour peu que les courbures soient exagérées, les omoplates paraissent décollées, le dos est un peu plus rond que normalement, et la courbure des reins s'accentue. Mais il ne s'agit pas de pathologie. Par contre, le dos parfaitement plat, sans aucune cambrure, prédisposerait plus tard aux douleurs lombaires et à l'arthrose.

Un certain nombre d'enfants ont un dos d'aspect inesthétique sans que les diverses radiographies de la colonne vertébrale montrent d'anomalie. Comme pour l'attitude scoliotique, cette tendance à baisser la tête relève souvent d'une attitude

Maladies des os, orthopédie

psychologique, d'un défaut d'affirmation de soi. *Il faut veiller à ce que les conditions du travail scolaire, d'éclairage lorsque l'enfant fait ses devoirs soient satisfaisantes, que le siège et la table où il travaille soient bien adaptés à sa taille et à sa morphologie.*

Si la table est trop basse, si la lumière arrive du mauvais côté, s'il a un petit trouble de la vue qui n'a pas été détecté, il aura tendance à se placer dans une position défectueuse, aggravant les choses.

Et il est indispensable de lui faire pratiquer la gymnastique nécessaire.

Souvent cette cyphose est favorisée par l'insuffisance des muscles du ventre. Regardez votre enfant de profil, faites-lui lever les bras et rentrer le ventre, et vous verrez que le dos se redresse et prend une position tout à fait normale. La musculation du dos et de l'abdomen corrigera ce trouble et permettra à votre enfant de « se tenir droit ».

Beaucoup de mères trouvent que les omoplates de leur enfant sont décollées ; or, vers six ou sept ans, surtout pour un garçon, cet aspect est tout à fait normal et ne doit inspirer aucune inquiétude. Mais si les épaules sont trop en avant, le dos un peu trop rond, alors il faut consulter votre médecin qui prescrira la gymnastique nécessaire.

De même beaucoup d'entre vous se plaignent de la cambrure des reins de leur fille. C'est une position très féminine, rarement inesthétique, et qui dépend vraiment de la forme de la colonne vertébrale. Il est exceptionnel que cette cambrure soit exagérée, auquel cas votre médecin fera pratiquer les radiographies du bassin et des hanches nécessaires pour savoir s'il existe une anomalie osseuse, soit au niveau de la colonne lombaire, soit dans l'angulation des cols des fémurs.

Maladies des os, orthopédie

Les ostéochondrites ; les troubles osseux de la croissance.

Chaque os, au cours de la croissance, se forme de façon complexe à partir de ce que l'on appelle des « points d'ossification », qui vont grandir, se coller progressivement les uns aux autres pour donner au squelette sa conformation définitive de l'âge adulte. Au niveau des vertèbres, au niveau de chaque extrémité des os longs des membres, il y a pour chaque os plusieurs points d'ossification.

Il peut survenir des troubles du développement de ces points d'ossification qui, dans certaines zones du corps, n'entraînent guère de conséquence fâcheuse (coude, pied), mais qui constituent des maladies sévères au niveau de la hanche et du genou et, plus accessoirement, des vertèbres.

Si les médecins ont quelques idées sur le mécanisme de ces troubles appelés *ostéochondrites,* ils n'en connaissent pas le pourquoi, ni la raison de leur survenue à un moment donné.

Au niveau du dos, bien plus souvent chez le garçon que chez la fille, cette ostéochondrite entraîne ce que l'on appelle *la cyphose douloureuse des adolescents,* ou *maladie de Scheuermann.* Débutant peu avant la puberté, elle provoque des douleurs et une cyphose qui a tendance à s'accentuer. Les radiographies vont montrer des lésions vertébrales tout à fait caractéristiques. Ce trouble n'est pas grave et n'a aucune conséquence pour l'avenir, mais si l'on n'y prend garde, si les précautions pour le coucher (lit dur) ne sont pas prises, si la gymnastique nécessaire n'est pas sérieusement faite, le garçon aura un dos rond qu'il gardera toute sa vie. L'ostéochondrite guérit tout à fait spontanément à l'âge de la soudure définitive, mais la gymnastique empêche, dans une grande mesure, les conséquences et évite que la cyphose ne soit trop accentuée.

C'est au niveau de la hanche que l'ostéochondrite est la plus sévère car elle est capable de détruire complètement la tête du fémur. *Tout enfant entre quatre et quinze ans, qui se plaint de la hanche ou du genou,* qui semble boiter, même par intermit-

Maladies des os, orthopédie

tence, doit être conduit chez le médecin, et de bonnes radiographies du bassin et des hanches doivent être pratiquées.

Si le médecin détecte un début d'ostéochondrite, celle-ci peut revêtir deux formes différentes atteignant toutes deux la tête du fémur. Dans la première, appelée *coxa plana,* plus précoce, beaucoup plus fréquente chez le garçon, la tête du fémur a tendance à s'écraser, à se fragmenter et à disparaître ; dans la seconde, plus tardive, cette tête a tendance à s'écraser, à s'aplatir, puis à glisser complètement vers le bas.

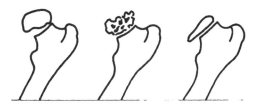

Il s'agit d'une maladie sérieuse, qui justifiera une immobilisation prolongée avec souvent une intervention chirurgicale au cours de cette immobilisation. Mais il convient d'obtenir une guérison aussi parfaite que possible pour éviter, plus tard, des ennuis permanents au niveau de la hanche.

Il est donc impératif que le diagnostic en soit porté le plus vite possible, et tout enfant qui se plaint de la hanche ou du genou, qui boitille, doit être examiné et passer de bonnes radiographies.

Au genou, cette ostéochondrite peut siéger au niveau de l'extrémité inférieure du fémur et nécessiter également un traitement orthopédique sérieux et attentif.

Partout ailleurs, les ostéochondrites sont plus bénignes et ont peu de conséquences statiques. C'est le cas des enfants qui se plaignent du talon, chez lesquels on observe un gonflement tout à fait en arrière du pied, là où s'insère le tendon d'Achille. C'est l'ostéochondrite du calcanéum qui entraîne parfois une gêne à la marche, surtout quelques douleurs, mais guérira toute seule après quelques mois. Pendant cette période, il peut arriver que l'on soit conduit à supprimer le sport et la course.

Des garçons surtout se plaignent du genou, et l'on remarque un gonflement à la face antérieure de celui-ci, sous la rotule. C'est *l'ostéochondrite de la tubérosité antérieure du tibia* qui ne prête guère à conséquence mais peut être gênante. Une diminution des efforts physiques, quelques pommades calmantes en viendront à bout. Chez l'enfant de trois à cinq ans, on en observe au *niveau du pied*.

Au cours de tous ces troubles osseux de la croissance, la guérison s'obtient spontanément au bout de quelques mois ou années, mais toute atteinte des articulations supportant le poids du corps peut être, comme vous l'avez vu, très sévère.

Au niveau de la hanche en particulier, les nouvelles techniques de l'imagerie médicale, et surtout la scintigraphie, apportent les meilleurs éléments de diagnostic précoce et de pronostic.

279

Les épanchements de synovie.

Ce bien mauvais terme représente en général un épanchement du genou, pouvant récidiver durant quelques années puis ne plus réapparaître, fréquent chez la fille ; il survient chez de jeunes adolescents, entre dix et quinze ans, parfois à la suite d'un petit traumatisme que l'on rend responsable mais qui n'est en fait que révélateur. Il s'accompagne de quelques douleurs, d'une gêne à la marche, cède au repos, réapparaît à la fatigue et va durer plusieurs semaines puis disparaître.

Lors du premier épisode il est impératif d'éliminer un traumatisme important et surtout un rhumatisme *articulaire aigu* ou la première poussée d'un *rhumatisme chronique*. Mais il n'existe pas de fièvre, tous les examens biologiques sont normaux et le restent. L'épanchement est plus ou moins important et parfois son abondance même est gênante.

Cet épanchement de synovie est exceptionnel dans d'autres articulations que le genou ; il faut étudier le fonctionnement de celui-ci, vérifier son intégrité anatomique par des radiographies parfaites. Le port d'une genouillère, la suppression quelque temps des activités sportives, l'administration d'aspirine en cas de douleurs permettent à l'épanchement de s'atténuer puis de disparaître. Sa vraie cause restera mystérieuse lorsqu'il s'agit de ce tableau clinique, mais tous les examens biologiques et radiologiques nécessaires doivent être pratiqués à plusieurs reprises.

280

Les déformations du thorax.

Elles sont assez banales chez l'enfant, peuvent débuter chez le nourrisson mais bien plus souvent s'amorcer vers quatre ou cinq ans pour s'accentuer au moment de la phase prépubertaire. *Elles ne sont pas une manifestation de rachitisme.*

Le thorax en carène est marqué par une avancée du sternum un peu trop saillant.

Le thorax en entonnoir résulte au contraire d'un creusement au niveau du sternum, trop vertical, dont la pointe, l'appendice xyphoïde, est dirigée vers l'arrière.

Beaucoup d'enfants, vers quatre, cinq ans, ont encore un gros ventre avec une saillie en avant et de la partie inférieure des côtes : c'est *le thorax en crinoline,* moins choquant que les deux formes précédentes, dépendant de l'hypotonie musculaire, et très curable par une bonne musculation abdominale et thoracique.

Les déformations du thorax peuvent être minimes ou très accentuées, entraînant alors un préjudice esthétique, parfois même une diminution de la capacité respiratoire pour le thorax en entonnoir.

Dès qu'elles commencent d'apparaître et sont détectées, il est impérieux de faire pratiquer à l'enfant le maximum de gymnastique et de sport. La musculation du thorax, l'acquisition d'une musculature importante, l'augmentation de la capacité thoracique entraîneront une diminution de la déformation, freineront sa progression et la rendront, dans la mesure du possible, peu apparente.

Seuls des cas *très exceptionnels* pourront faire envisager une solution opératoire.

281

Ostéomyélite.

L'ostéomyélite est une infection de l'os par un germe microbien, staphylocoque le plus souvent chez le grand enfant, streptocoque chez le nourrisson, autre germe dans quelques cas rares.

C'était avant l'ère des antibiotiques une maladie très fréquente et grave par sa durée et les destructions osseuses dont elle était responsable. Elle reste courante et sévère, nécessitant la mise en train, en hospitalisation, d'un traitement intensif, bien réglé, faisant appel à une collaboration médico-chirurgicale instituée le plus précocement possible.

L'infection atteint d'emblée une région osseuse par où s'effectue la croissance maximale, près d'une extrémité.

Elle débute brutalement par une grande poussée fébrile et une douleur extrêmement intense dans une zone osseuse, en général au niveau du genou, de l'épaule ou du poignet. Le médecin doit faire le diagnostic sur ces deux symptômes : l'existence d'une douleur très vive et très localisée au niveau de l'os, et les examens de laboratoire montrant une infection mais mettant difficilement en évidence le germe en cause. Au début, les radiographies peuvent ne déceler aucune anomalie.

Le traitement commande une immobilisation stricte et l'administration d'antibiotiques à très fortes doses. Si le traitement est précoce, suffisant, l'antibiothérapie bien adaptée, l'évolution peut être simple mais nécessite au moins deux mois de traitement. Un abcès osseux peut apparaître, minime, à peine visible sur les radiographies, ou important et nécessitant le drainage.

Une évolution simple et favorable est actuellement la règle. Mais la présence d'un germe particulièrement résistant au traitement, de multiples atteintes osseuses, le retard apporté à la thérapeutique peuvent constituer des facteurs de gravité et sont responsables parfois d'une évolution prolongée.

282

Les crampes nocturnes.

Quelques enfants, vers cinq, six ans, parfois plus précocement, se plaignent de douleurs nocturnes, de crampes qui souvent les réveillent. Ils demandent à leur maman de masser la jambe et cette crampe va céder en quelques minutes, mais elle est facteur de réveils répétés, de difficultés pour se rendormir.

Malgré tout ce qu'on a pu en dire, on ne connaît ni les causes ni le mécanisme de ces crampes, et les traitements en restent empiriques. Deux catégories de médicaments peuvent avoir de l'efficacité : des préparations à base de magnésium, des préparations vitaminiques à base de vitamine B6, sans que l'on sache très précisément pourquoi.

F) DERMATOLOGIE

283

L'eczéma du grand enfant.

Nous avons parlé (cf. vol. 1, chapitre 202) de l'eczéma du nourrisson et expliqué ce qu'il fallait entendre par eczéma de sensibilisation et eczéma constitutionnel.

Chez le grand enfant, on voit bien plus souvent que chez le nourrisson des *eczémas de sensibilisation*, c'est-à-dire déclenchés par le contact de la peau avec un corps chimique quelconque. Ce peut être des produits de nettoyage, les tissus synthétiques, des sous-vêtements, surtout lorsqu'ils sont teints (un certain nombre de colorants donnent des allergies cutanées avec une grande fréquence). J'ai souvent observé des eczémas aux chaussettes ou aux collants, surtout rouges ou noirs.

Les démangeaisons en sont le premier symptôme et il vaut mieux changer les sous-vêtements de ces enfants et n'utiliser que le lin, le coton ou la laine de couleurs claires.

L'eczéma constitutionnel peut s'observer chez le grand enfant, qu'il ait été ou non un nourrisson eczémateux, et il débute après deux ans dans environ 20 % des cas. Des lésions siégeant dans les plis sont très caractéristiques : cou, plis du coude, du genou, sous l'oreille. Il survient par petites poussées au cours desquelles l'enfant est un peu pâle, fatigué, irritable à cause des démangeaisons. Parfois ces poussées alternent avec un rhume des foins, de l'asthme, et il faut éviter à tout prix que ces manifestations gênantes mais sans gravité ne conduisent à un absentéisme scolaire important.

L'eczéma du grand enfant n'est vraiment intense et très gênant que lorsqu'il succède à un eczéma sévère du nourrisson, et il a tout à fait tendance à s'atténuer et à disparaître à la puberté. De plus les poussées sont souvent très espacées,

Dermatologie

déclenchées on ne sait comment, les émotions, les petits conflits psychologiques jouant peut-être un rôle dans leur survenue.

Il n'y a donc aucune matière à inquiétude, même quand persistent en permanence quelques lésions plus ou moins sèches et croûteuses aux plis du coude et du genou, à la base du pouce.

L'utilisation maintenant très courante de *pommades contenant de la cortisone ou des dérivés* à très faible concentration donne d'excellents résultats sans aucun risque et permet très souvent la disparition des démangeaisons et des lésions ; mais il convient toujours que les lésions soient bien désinfectées et que *ces applications soient faites durant une période minimale et sur des surfaces de peau très limitées, avec des dérivés cortisoniques bien choisis et adaptés.*

Les sujets présentant un eczéma constitutionnel se sensibilisent plus facilement que les autres à des contacts allergisants.

284

L'impétigo.

Bien qu'il ne soit pas grave, il a fort mauvaise réputation et justifie d'ailleurs une éviction scolaire jusqu'à guérison car il est d'une grande contagiosité d'un enfant à l'autre.

Toutes les mamans savent qu'il a tendance à s'étendre vite, et qu'il faut le traiter rapidement et avec une grande énergie pour éviter justement cette extension et l'atteinte de tous les enfants de la famille.

L'impétigo apparaît en général sur une petite lésion cutanée, de n'importe quelle origine, que l'enfant a grattée avec des doigts sales. Il se fait alors une infection par un staphylocoque ou surtout un streptocoque très proche parent du streptocoque responsable de la scarlatine et de l'érésipèle. C'est une des raisons pour lesquelles *l'impétigo justifie un traitement énergique et une guérison rapide* ; ce streptocoque peut en effet être res-

Dermatologie

ponsable de néphrite ou de rhumatismes qui compliquent, rarement mais parfois tout de même, un impétigo étendu et négligé.

Il s'agit de croûtes jaunâtres, sur une zone de peau enflammée, d'où sort un petit suintement : l'aspect du suintement de ces croûtes les fait qualifier de mélicériques, c'est-à-dire ressemblant à de la cire d'abeille. L'impétigo siège volontiers au visage, autour des yeux, de la bouche, aux jambes, aux avant-bras, toutes zones du corps découvertes et que l'enfant peut gratter facilement.

Le traitement consiste en des soins d'hygiène générale énergiques : couper et brosser les ongles, laver souvent les mains pour éviter que l'enfant ne transporte le germe en d'autres points de son corps et ne contamine ses petits amis.

Il est parfois nécessaire d'administrer une forme quelconque de pénicilline, à laquelle le germe est très sensible, pendant six ou sept jours, lorsque les lésions ont tendance à s'étendre.

L'enfant doit être lavé au moins deux fois par jour avec un savon antiseptique, et les croûtes ramollies par des compresses imbibées d'eau de Dalibour par exemple et enlevées. Les microbes siègent en dessous de ces croûtes et tant qu'elles ne sont pas tombées, il est difficile de faire un traitement local efficace. Une fois les croûtes enlevées, il faut tamponner les lésions d'une solution alcoolique de colorant, éosine par exemple, et appliquer une pommade antibiotique. Il vaut beaucoup mieux que les lésions restent à l'air et ne soient pas sous pansements.

Avec un traitement de ce type, sérieusement effectué, l'impétigo guérit en quelques jours, sans problème et sans complications ; mais le traitement doit être poursuivi jusqu'à guérison tout à fait complète.

285

Le prurigo.

Il est extrêmement fréquent chez l'enfant de tout âge mais surtout entre trois et six ans. L'attention des parents est attirée par des démangeaisons et une *éruption* minime ou intense, faite

Dermatologie

de quelques ou de très nombreux éléments qui ressemblent volontiers à ceux de la varicelle.

Il s'agit en effet le plus souvent de petites bulles, translucides mais dures, autour desquelles la peau est plus ou moins rouge et gonflée, comme au cours de l'urticaire.

L'éruption démange beaucoup, l'enfant se gratte, déchire les bulles dont l'infection peut entraîner des lésions d'*impétigo* (cf. chapitre 284). Il n'y a aucune lésion dans le cuir chevelu, comme au cours de la varicelle, mais il en existe souvent sur la paume des mains et la plante des pieds.

Contrairement à ce que croient encore beaucoup de médecins, le prurigo n'est jamais causé par une quelconque allergie ou intolérance alimentaire, ni par une atteinte du foie, et ne relève jamais d'une cause générale. Il n'y a jamais de fièvre, et l'enfant conserve toujours sa bonne humeur et son appétit, mais les démangeaisons peuvent le gêner beaucoup.

Il paraît de plus en plus certain que tous les prurigos sont causés par des parasites, visibles (punaises, moustiques, puces et parfois une ou deux piqûres de puce peuvent entraîner, par réaction allergique, un prurigo généralisé) ou surtout invisibles, appartenant à la famille du parasite de la gale. C'est pourquoi les parents remarquent si souvent l'apparition de lésions semblables lors d'un voyage, de vacances (arrivée à la campagne chez les grands-parents par exemple, ou sur une plage). Ni l'air ni le régime alimentaire n'ont rien à voir avec ce fait, mais bien plutôt le contact avec un animal domestique ou avec le sable, qui peuvent héberger divers petits parasites microscopiques.

Il est donc totalement inutile d'envisager des tas de régimes, de médicaments « dépuratifs ».

Par contre, il faut laver l'enfant avec le plus grand soin, lui donner un sirop calmant les démangeaisons, de type antihistaminique, appliquer des préparations calmantes (l'eau vinaigrée est toujours très utile), et éviter à tout prix que ces petites lésions ne s'infectent à l'aide de savons antiseptiques et de solutions désinfectantes.

Il faut pulvériser le parquet et la literie de poudres de type D.D.T. ou hexachlorocyclohexane, aérer largement la pièce et

Dermatologie

passer l'aspirateur sur le parquet et la literie deux ou trois heures avant le coucher.

Le prurigo n'est pas contagieux et ne commande aucune éviction scolaire.

286

Furoncles et furonculose.

Le furoncle est une infection à staphylocoque de la racine d'un poil. Il commence comme une petite élevure rouge, douloureuse, va croître, devenir important, avec une tête blanche. La rougeur s'étend largement, la tuméfaction est dure, parfois très sensible. Il peut y avoir un peu de fièvre. Le furoncle mûrira en quelques jours et ne guérira complètement que par l'élimination de son centre nécrosé, le bourbillon.

Les localisations au visage, au pourtour de la bouche et du nez, doivent être particulièrement surveillées et énergiquement traitées.

Les enfants présentent parfois des furoncles, nombreux, à répétition, souvent placés aux fesses où ils entraînent douleur, gêne à la station assise ; il n'est pas facile de venir à bout de ces *furonculoses*, car le staphylocoque est un germe particulièrement tenace, résistant à divers antibiotiques, s'adaptant facilement et végétant dans l'organisme en des foyers résistants et difficiles à éliminer.

On peut stopper ces évolutions par des traitements antibiotiques efficaces et prolongés, associés à des vaccinothérapies, et à la recherche et à l'élimination des foyers staphylococciques existants.

Dermatologie

287

Verrues.

Elles sont extrêmement banales chez l'enfant. Certains en ont beaucoup sur les doigts, au niveau de la plante des pieds (verrues plantaires) ; d'autres n'en auront jamais.

C'est une maladie à virus dont l'évolution mystérieuse peut être déroutante car elles vont parfois, après avoir duré des semaines ou des mois, disparaître toutes seules et rapidement. Leur persistance, la gêne inesthétique qu'elles entraînent, la gêne fonctionnelle lorsqu'elles siègent à la plante du pied conduisent à les traiter, soit par application de neige carbonique ou d'azote liquide, soit par brûlage électrique, soit par ablation chirurgicale pour les verrues plantaires volumineuses.

Les soins de propreté jouent un rôle très important dans leur prévention ; et il n'y a pas de doute que les enfants sont parfois contaminés par les bains de piscine.

288

Pelade.

C'est une affection du cuir chevelu marquée par une plaque arrondie, plus ou moins grande, au niveau de laquelle les cheveux tombent.

Il en persiste quelques-uns, courts, renflés : les cheveux peladiques.

La plaque apparaît rapidement ou brutalement ; on la découvre un beau jour.

Elle peut succéder à une affection du visage ou de la bouche : infection dentaire, sinusienne, mais le plus souvent elle survient chez des enfants anxieux, émotifs, à la suite d'une contrariété ou d'un choc affectif.

La cause la plus fréquemment retrouvée est d'ordre psychologique, mais sans que l'on comprenne le mécanisme du trouble et sans certitude absolue de la corrélation entre les phénomènes.

L'application de pommade à base de cortisone permet parfois de stopper la chute des cheveux et favorise une repousse lente et progressive.

289

Acné.

L'acné, qui débute avec la puberté, désole souvent filles et garçons mais reste modérée chez la plupart.

Si les lésions sont importantes, nombreuses, atteignant aussi bien le dos que le visage, le front, le pourtour du nez (région où la peau est le plus séborrhéique), le traitement doit être pris en charge par un dermatologue. Il pourra prescrire les soins locaux indispensables, juger de la nécessité de l'administration prolongée d'antibiotiques, apprécier l'évolution tout au long du déroulement de la puberté.

Si les lésions sont minimes, de petits soins, faciles à exécuter, peuvent en venir à bout et en éviter l'extension.

Les adolescents comprennent très bien la nécessité de ne pas appuyer dix fois par jour, avec des mains plus ou moins sales, sur leurs « petits boutons ».

Vous pouvez les aider, une ou deux fois par semaine, à extraire les comédons (petits « vers de peau » constitués de matière sébacée) et à nettoyer les éléments infectés dans de bonnes conditions d'hygiène, c'est-à-dire avec des mains très propres, en passant un peu d'alcool avant et en tamponnant avec de l'alcool à 90° jusqu'à ressentir la petite brûlure locale de l'alcool.

Cela fait, la peau doit être lavée avec un savon ou une solution désinfectante et très bien rincée. Ce savon, ayant parfois l'inconvénient de dessécher un peu les téguments, pourra être utilisé pour la toilette tous les jours pendant une certaine période ou trois ou quatre fois par semaine.

Dermatologie

Il existe des lotions désinfectantes à utiliser après la toilette, rinçage et séchage soigneux.

De bonnes précautions d'hygiène, ces soins simples suffiront dans la plupart des cas, et les lésions d'acné disparaissent peu à peu avec la croissance de l'adolescent.

Dans les acnés importantes des traitements particuliers longtemps prolongés, associant antibiotiques et dérivés de la vitamine A, peuvent être utilisés, sous bonne surveillance.

290
Pellicules et séborrhée du cuir chevelu.

Beaucoup de grands enfants, surtout dans la période pubertaire, ont des pellicules en rapport avec de petites infections du cuir chevelu. Celles-ci sont favorisées par la séborrhée, s'exagérant à cet âge, et déclenchées par des infections microbiennes ou à levures au niveau de l'implantation des cheveux.

Toutes les lésions importantes doivent être montrées à un dermatologue qui fera un diagnostic précis et prescrira le traitement approprié.

Les infections, minimes, cèdent souvent à quelques shampooings désinfectants, effectués après badigeonnage du cuir chevelu par une lotion ou une pommade contenant l'antibiotique ou l'antiseptique adapté.

291
Urticaire ; éruptions allergiques.

Tout le monde connaît l'urticaire, éruption apparaissant brutalement, accompagnée de démangeaisons intenses. La peau semble boursouflée par endroits, blanchâtre au centre, rouge à la périphérie, le type de l'éruption urticarienne étant représenté par l'irritation par les orties. Le nom même d'urticaire provient de la dénomination d'ortie en latin.

Dermatologie

Les éléments urticariens sont très abondants, diffus sur tout le corps ou limités, et lorsque l'éruption est intense elle peut être associée à un œdème du visage, des paupières, impressionnant lorsqu'on le voit gonfler de minute en minute, gagner la bouche, s'accompagner d'une voix rauque de laryngite : *c'est alors l'œdème de Quincke.*

L'urticaire est souvent la conséquence d'une allergie à un aliment : mais la multiplication des drogues a entraîné une augmentation considérable de la fréquence des *éruptions allergiques médicamenteuses*. Celles-ci peuvent ressembler à de l'urticaire ou prendre des allures très diverses, rendant leur diagnostic parfois difficile. Il est rare qu'elles n'entraînent pas des démangeaisons intenses. Tout médicament est susceptible, chez un individu donné, d'entraîner des phénomènes allergiques cutanés.

Le traitement fait appel à des produits dits « antihistaminiques », à des préparations locales adoucissantes et, dans les cas intenses, aux dérivés de la cortisone. L'eau vinaigrée calme très bien les démangeaisons de l'urticaire.

Il n'est en général pas facile de découvrir la cause d'une urticaire d'apparition apparemment spontanée ; elle peut durer, récidiver et les nouvelles recherches sérologiques, les recherches d'IgE spécifiques (cf. chapitre 266) ne donnent pas toujours des résultats probants. On connaît de plus en plus d'allergies déclenchées par des aliments jusque-là insoupçonnés (noisettes par exemple, noix, bananes).

G) MALADIES PARASITAIRES

292

Parasites intestinaux.

Ils sont d'une assez grande fréquence chez l'enfant, même dans nos contrées, car les enfants s'infectent facilement en jouant dans la terre et en portant à la bouche divers objets souillés.

Mais ce n'est pas une raison pour leur imputer les maux les plus divers, donner un vermifuge à chaque pleine lune, et mettre sur leur compte toutes les douleurs de ventre que peut avoir l'enfant.

Les oxyures sont les plus connus et les plus courants, car ils sont extrêmement répandus ; les sujets prédisposés sont soumis à une infestation permanente qui rend le traitement souvent décevant et fait toute la difficulté à se débarrasser de ces vers.

Ce sont de petits vers ronds, très fins, très blancs, d'un centimètre de long et d'un demi-millimètre de large environ pour la femelle. Le mâle est plus petit, et il ressemble à un cheveu blanc un peu épais que l'on voit répandu sur les selles ou sur le bord de l'anus.

Ils vivent à la jonction de l'intestin grêle et du gros intestin et les femelles viennent pondre la nuit à l'anus des centaines d'œufs qui se disséminent facilement sur le corps et les vêtements.

D'où l'existence de démangeaisons anales nocturnes, et l'intérêt de donner un traitement également en suppositoires.

L'enfant se contamine par les mains souillées ou indirectement par des vêtements, des aliments contaminés.

En fait, les œufs d'oxyure sont très répandus, on en trouve dans la poussière des maisons, dans la terre.

Lorsqu'ils sont peu nombreux les oxyures entraînent surtout des démangeaisons de l'anus, parfois chez la petite fille des pertes vaginales, la vulve étant infestée.

En grandes quantités, ils sont capables de donner des maux de ventre, mais je ne pense vraiment pas qu'ils puissent être responsables des modifications du caractère ou des troubles nerveux dont on les a rendus responsables.

On peut en faire le diagnostic en constatant leur présence sur les selles ou sur le bord de l'anus, ou en recherchant les œufs au microscope sur les selles, soit sur un scotch appliqué le matin au réveil sur la marge de l'anus.

Certains médicaments sont efficaces contre les oxyures, principalement des dérivés de la pipérazine, mais il faut souvent faire des cures répétées chaque mois et traiter toute la famille en même temps.

De plus, il faut prendre de sérieux soins d'hygiène, couper ras et brosser les ongles, faire porter un pyjama fermé, époussiérer très soigneusement à l'aspirateur.

Les ascaris qui sévissent beaucoup dans les pays chauds sont également fort répandus en France et peuvent causer plus d'ennuis que les oxyures. C'est aussi un ver rond, effilé aux deux extrémités, blanc rosé, pouvant mesurer jusqu'à quinze ou vingt centimètres de longueur sur quatre ou cinq millimètres de diamètre.

L'infestation se fait par ingestion d'œufs déjà développés en petits embryons, contaminant des fruits ou des légumes.

Dans l'organisme, cet embryon va subir un développement très complexe qui le conduira dans l'intestin grêle. Au bout de deux mois environ, le ver est adulte et émet des œufs que l'on peut retrouver dans les selles par examen microscopique.

Souvent l'ascaridiose est méconnue et ne se révèle que par un rejet spontané de vers par vomissements ou dans les selles, ou à l'occasion d'un examen parasitologique de selles.

Mais lorsque l'embryon se développe dans l'organisme, il est capable d'entraîner des troubles respiratoires, toux, petits nuages pulmonaires à la radiographie ; lorsque le ver est adulte et abondant il peut causer des troubles digestifs, des douleurs

Maladies parasitaires

abdominales, parfois une fatigue, un amaigrissement important par manque d'appétit.

Les ascaris doivent être traités, mais on s'en débarrasse plus facilement que des oxyures car la réinfection est moins banale et moins facile.

Le tænia est un ver plat ressemblant à une nouille, très long, mesurant parfois plusieurs mètres, dont la tête est accrochée par des ventouses à la paroi de l'intestin grêle, et le corps formé d'anneaux qui vont s'éliminer par l'anus et que l'on découvre à l'occasion d'une selle, dans la culotte ou les draps.

L'infestation se fait par ingestion de viande crue ou insuffisamment cuite, essentiellement de bœuf en France (99 % des cas), alors que le tænia du porc est beaucoup plus rare ; la viande contient l'embryon du ver. Celui-ci se développe en deux, trois mois et après ce délai apparaissent des anneaux.

Ce n'est pas une raison pour ne pas manger ou donner à votre enfant de la viande rouge cuite à votre convenance, car la surveillance des viandes est très stricte et l'élimination des animaux infectés très sévère.

Bien souvent le tænia n'engendre aucun trouble et n'est diagnostiqué que par l'apparition d'anneaux dans les selles et, après coup, on se rend compte que l'enfant était fatigué, nerveux, maigrissait même en mangeant beaucoup, avait parfois de l'urticaire, des maux de ventre.

On dispose à l'heure actuelle de médicaments extrêmement actifs dont une seule prise suffit, dans l'immense majorité des cas, à tuer et à éliminer définitivement le ver.

Il existe également de nombreux parasites microscopiques ; le plus banal est le *« giardia »*, qui vit dans la muqueuse du duodénum, donne volontiers maux de ventre et diarrhée, plus ou moins chronique, contre lequel on dispose maintenant de médicaments très actifs.

Examens de sang dans les parasitoses.

Parmi les globules blancs, il en existe une catégorie appelée « éosinophiles ». Leur nombre est habituellement augmenté dans les manifestations parasitaires, en proportion variable, parfois très importante. Mais cette augmentation du taux des éosinophiles est souvent difficile à interpréter, et il faut laisser votre médecin juger de l'opportunité de pratiquer des examens de selles, une surveillance de la formule sanguine, les réactions sérologiques, de plus en plus nombreuses, permettant actuellement des diagnostics précis et spécifiques.

293

Toxoplasmose.

Le parasite responsable de cette maladie est identifié depuis le début du siècle, mais c'est seulement depuis vingt-cinq ans que l'on connaît les troubles qu'il entraîne et surtout les lésions dont il peut être responsable sur le bébé dans l'utérus maternel.

La gravité de la maladie vient de ce que l'on appelle la *toxoplasmose congénitale*, atteinte du fœtus durant les quatre ou cinq derniers mois de la grossesse, si la mère contracte la maladie en cours de grossesse. Sa sévérité justifierait la détection systématique de la toxoplasmose au début de toute grossesse.

En effet, la maladie est extrêmement répandue, et dans l'immense majorité des cas elle n'entraîne aucun trouble ou des symptômes mineurs passant inaperçus. Elle laisse après elle des réactions sanguines spécifiques grâce auxquelles on peut savoir si une jeune femme a déjà eu la maladie. Dans ce cas, elle est immunisée et ses grossesses seront strictement sans aucun risque en ce qui concerne la toxoplasmose.

En cas de négativité, il y a intérêt à répéter les réactions vers le cinquième mois de la grossesse *car il existe des traitements efficaces, actifs, capables de protéger le fœtus s'ils sont mis en œuvre très tôt après la contamination de la femme enceinte.*

Il s'agit d'un parasite microscopique ; la contamination se fait par ingestion de viande insuffisamment cuite, surtout du mouton, ou par l'intermédiaire d'animaux domestiques, essentiellement le chat, dont les déjections peuvent être infectées et infectantes.

On admet que, dans la région parisienne, environ 80 % de la population a contracté la maladie avant vingt ans, ce qui montre bien le caractère relativement minime du risque de

Maladies parasitaires

contamination fœtale puisque la plupart des jeunes femmes susceptibles d'être enceintes ont déjà eu la maladie.

La contamination se fait donc habituellement durant l'enfance et se traduit par une période passagère de fatigue, avec gonflement des ganglions du cou, manifestations passant très souvent inaperçues.

Mais il arrive tout de même que les symptômes cliniques soient bien plus nets : fièvre peu élevée, fatigue, pâleur et augmentation de volume importante des ganglions du cou. Devant un tel tableau il faut systématiquement rechercher la toxoplasmose par les réactions sanguines spécifiques, et faire pratiquer un examen oculaire, la maladie donnant parfois des lésions du fond de l'œil. En cas de forme bénigne, le traitement est inutile, mais si les signes sont nets et le sujet fatigué, il existe au moins un antibiotique très efficace et actif contre le parasite.

294

Les poux de tête.

Ils s'observent de plus en plus dans les grandes villes, en milieu scolaire. Les circonstances sont toujours semblables. Une mère téléphone, affolée et mortifiée, en annonçant que son enfant a des poux, ou elle amène en consultation un enfant qui depuis quelques jours ou quelques semaines a des démangeaisons de la tête, parfois des lésions de grattage sur la nuque, se gratte quoi qu'on lui dise, et malgré trois ou quatre shampooings bien appliqués. On découvre des lentes, accrochées aux cheveux, parfois un ou deux poux habiles à se cacher.

Le traitement est simple mais minutieux. Après shampooing soigneux, passage des cheveux au peigne fin, on fait un casque de produit antiparasitaire qu'on laisse toute la nuit.

Les lentes doivent être soigneusement décrochées au peigne fin et une seconde opération effectuée à quarante-huit heures d'intervalle.

Au moindre doute, tous les enfants de la famille doivent être traités en même temps.

La gale.

C'est une maladie contagieuse produite par un petit parasite cutané, *le sarcopte*. Elle est en recrudescence et peut s'observer dans des écoles surchargées dont certains enfants vivent dans de mauvaises conditions d'hygiène et de logement. Sa méconnaissance chez un enfant, pendant des semaines, peut entraîner la diffusion de la maladie dans une classe ou une école.

Le parasite vit et se développe à l'intérieur même de la peau du sujet atteint, la femelle creusant un petit sillon pour y déposer ses œufs. En une douzaine de jours, le parasite devient adulte et recommence son cycle, d'où le caractère tout à fait chronique et durable de l'affection si on n'y a pas remédié par des mesures énergiques.

Ce sont essentiellement les démangeaisons qui doivent alors attirer l'attention, intenses, s'exagérant la nuit, entraînant rapidement des lésions de grattage qui vont résister aux traitements habituels.

La localisation des démangeaisons et des lésions de grattage (entre les doigts, sur et autour des bourses, à la taille, aux aisselles, entre les fesses), leur persistance et leur durée font penser à la gale et chercher le signe de certitude : l'existence de sillons creusés dans la peau par le parasite, de 5 mm à 10 mm de long, sinueux, grisâtres.

La contagion peut se faire par le linge ou par contact entre sujets, aussi faut-il traiter toute la famille simultanément par bains, savonnages et badigeonnages avec une solution spéciale antiparasitaire, deux fois, à quarante-huit heures d'intervalle.

Les vêtements doivent être lessivés et laissés quarante-huit heures au contact de D.D.T.

H) LE REIN

296

Colibacillose, cela ne veut rien dire.

Il arrive encore souvent que des parents parlent de colibacillose parce que leur médecin leur en a parlé, ou qu'une analyse d'urine a mis en évidence quelques germes.

Il est vrai qu'en cas d'infection urinaire le germe le plus couramment rencontré est le colibacille, et le terme de colibacillose est devenu, dans le langage courant, synonyme d'infection urinaire, encore faut-il le savoir et le comprendre.

De plus, la présence de microbes dans un examen d'urines alarme souvent les familles mais ne signifie pas qu'il y a infection urinaire. Pour qu'un recueil d'urines ait une valeur, il doit être fait dans de bonnes conditions car les germes rencontrés proviennent souvent de la vulve chez la petite fille, du prépuce chez le garçon.

La fillette peut être facilement sondée, le garçon non, mais même chez la petite fille le sondage n'est pas toujours nécessaire. On dispose maintenant en pharmacie de petits sacs en plastique permettant un recueil facile d'urines dont l'examen sera satisfaisant et interprétable si une bonne toilette locale est pratiquée auparavant.

Pour parler d'infection urinaire il faut qu'il y ait du pus dans les urines ; la présence de germes seuls, sans globules blancs, sans pus, mérite d'être bien interprétée, ce qui n'est pas toujours facile, et lorsqu'il y a doute, il faut compter le nombre de germes et connaître parfaitement les conditions de recueil des urines.

Infection urinaire ; cystites.

L'infection urinaire est très fréquente, même chez le nourrisson, et représente un problème important de la pathologie infantile.

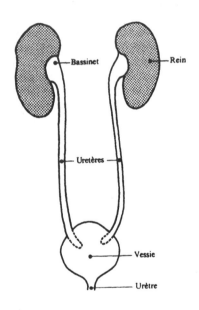

Elle est banale chez la petite fille pour des raisons anatomiques, mais elle mérite d'être toujours bien étudiée.

Deux signes peuvent attirer l'attention : *la fièvre* et les douleurs, *la cystite* en particulier. Lorsqu'un enfant, surtout un bébé, présente des poussées de fièvre, parfois importantes avec frissons, et que l'on ne découvre à cette occasion aucune cause, aucune infection rhino-pharyngée, les médecins se méfient toujours d'une infection urinaire responsable, et un examen d'uri-

Le rein

nes soigneux, pratiqué dans des conditions satisfaisantes comme je l'ai précisé plus haut, sera effectué.

La cystite se traduit par des envies fréquentes d'uriner et des douleurs à la miction (acte d'uriner). L'enfant ne sait pas toujours signaler les douleurs, et *le signe en est souvent, surtout chez le petit, qu'il se retient, refuse d'aller sur le pot, pleure au moment d'y aller.* C'est à la maman de remarquer cela et de le signaler au médecin. Cette cystite peut être très intense, rapidement remarquée, ou retrouvée *a posteriori*, en demandant à l'enfant s'il n'a pas mal en urinant, car dans les cas légers, l'enfant ne le signale pas toujours spontanément.

Parfois, l'enfant présente des douleurs du ventre, de la région des reins, mais plus rarement que l'adulte dans les mêmes circonstances.

La preuve de l'infection urinaire sera apportée par les examens de laboratoire et, chez la fillette, il peut y avoir intérêt à pratiquer l'examen d'urines par sondage, facile, indolore, excepté si la cystite est importante. On trouvera dans les urines du pus, des microbes, parfois un peu de sang, de l'albumine.

Toute infection urinaire détectée doit être traitée énergiquement et suffisamment longtemps. On dispose à l'heure actuelle de médicaments remarquablement actifs, qu'il s'agisse d'antibiotiques ou d'antiseptiques spécifiquement efficaces sur l'infection des voies urinaires, anodins, dont l'administration peut être aussi prolongée que nécessaire. L'administration d'acidifiants urinaires, de boissons abondantes va aider à une guérison en général facile et rapide, à vérifier par de nouveaux examens d'urines.

Mais traiter l'infection urinaire n'est pas tout, encore faut-il en *découvrir la cause*, et c'est pourquoi dans beaucoup de cas des examens plus complets seront nécessaires, et *en particulier une échographie des voies urinaires*.

La fillette présente fréquemment des cystites avec petite infection urinaire à la suite d'une vulvite, infection de la vulve, l'ensemencement de la vessie se faisant à partir de là.

Chez elle, comme chez le garçon, une cystite peut arriver à la suite d'une infection intestinale, rhino-pharyngée, d'une période de constipation.

Mais si l'infection est importante, à la deuxième poussée chez la fillette, en général d'emblée chez le garçon, il est raisonnable de pratiquer une échographie puis, si nécessaire, une radiographie qui permettent de préciser s'il existe ou non une malformation, une anomalie des voies urinaires à laquelle les médecins doivent toujours penser dans ces cas.

298

Malformations des voies urinaires.

Elles sont vraiment très fréquentes puisque les diverses statistiques les apprécient environ à 0,5 ou 1 % de tous les enfants. C'est dire leur importance en pathologie infantile, et combien on doit s'efforcer de les détecter le plus tôt possible.

L'examen essentiel de dépistage est actuellement l'échographie des reins et des voies urinaires, facile à exécuter et à répéter, non traumatisante, et qui évite dans bien des cas l'urographie intraveineuse. Celle-ci s'effectue grâce à l'injection intraveineuse d'un produit opaque qui, éliminé par le rein, permet de rendre très clairement visibles la forme, la disposition, le fonctionnement des reins, des uretères par où l'urine s'écoule des reins dans la vessie, de la vessie et de la manière dont celle-ci se vide. Elle est indispensable en cas d'anomalie patente et en cas de *reflux vésico-urétéral* que l'échographie ne décèle pas toujours.

Il m'est évidemment impossible d'entrer dans le détail des diverses anomalies que l'on peut y découvrir. Elles sont affaire de pédiatre et de spécialiste urologue et portent surtout sur la forme des reins et des uretères qui peuvent être doubles d'un ou des deux côtés, sur l'évacuation de la vessie, sur un reflux possible des urines de la vessie vers les uretères au moment de la miction.

Mais vous devez savoir que beaucoup d'entre elles sont bénignes, et si elles justifient des traitements désinfectants prolongés, elles ne donnent pas forcément lieu à une intervention chirurgicale.

Le rein

Si intervention il y a, celle-ci est en règle générale parfaitement bien codifiée et ne présente pas de risque particulier, même chez le petit enfant.

Les interventions sont le plus souvent correctrices et, l'anomalie étant guérie, les infections urinaires n'auront plus tendance à se reproduire. *Cependant les urines, le fonctionnement rénal devront être régulièrement surveillés.*

299

Albuminurie.

Un des problèmes le plus fréquemment soulevé dans les consultations de pédiatre est celui de *l'albuminurie,* c'est-à-dire la présence dans les urines d'un taux anormal d'albumine, dépassant 0,10 g par litre. On doit en réalité dire *protéinurie*.

Cette découverte est faite soit à l'occasion d'un examen d'urines systématique, avant une vaccination par exemple ; soit après une maladie infectieuse ; soit lorsque l'on fait quelques examens de laboratoire à un enfant fatigué ; soit à l'occasion d'examens de dépistage.

Il existe normalement dans l'urine une toute petite quantité de protéines, ne dépassant pas 0,05 g, soit 5 cg par litre. Le rein a, entre autres fonctions, celle de filtre. Tout le sang de l'organisme passe, plusieurs fois par minute, par le rein qui laisse filtrer un certain nombre de « déchets » du métabolisme et joue ainsi un rôle considérable dans le maintien de l'équilibre intérieur de l'organisme. L'urine sert à éliminer ces « déchets ».

Mais, comme tout filtre, celui-ci n'est pas parfait, et un tout petit peu d'albumine passe, mais en quantité infime.

Quelle est la signification de la découverte de l'albumine ? Cette question est toujours posée par les parents, et il n'est pas commode d'y répondre simplement.

Grosso modo, elle est triple.

Au cours de toute maladie aiguë et fébrile, grippe, congestion pulmonaire, etc., on peut découvrir pendant quelques jours une albuminurie sans que cela ait une signification pathologique.

La présence d'une albuminurie peut témoigner d'une maladie rénale, néphrite par exemple ; il existe alors d'autres symptômes, nous en reparlerons au chapitre 300.

Enfin, et c'est le seul cas que j'envisage ici, on découvre, entre dix et quatorze ans, chez les enfants souvent maigres et longilignes, avec peu de muscles, une albuminurie importante, 1 g à 1,50 g par litre d'urine. Tous les autres examens explorant le rein sont normaux et on met en évidence que cette albumine est éliminée par le rein après les repas, après une station debout, après la fatigue de la journée. C'est ce qu'on appelle *l'albuminurie orthostatique,* et beaucoup de jeunes adolescents en sont atteints. L'examen essentiel pour en faire le diagnostic consiste à rechercher l'albumine dans les urines du matin (elles n'en contiennent pas), de midi et du soir (elles en contiennent).

Le rein n'est pas malade, mais pour une raison que l'on ignore encore, il laisse passer ces albumines qu'il devrait retenir.

Le trouble est en général transitoire. Il ne doit conduire à aucun régime. En particulier, il est absurde de supprimer le sel et de diminuer la viande, comme on le voit faire encore quelquefois. Il n'y a aucune raison de supprimer les exercices physiques ; il s'agit plutôt d'adolescents qu'il convient de muscler, et les médecins militaires m'ont appris qu'une bonne gymnastique, renforçant particulièrement les muscles abdominaux, était toujours utile et parfois curative, comme si l'albuminurie orthostatique dépendait de la qualité de la circulation sanguine à l'intérieur de l'abdomen.

Excepté dans quelques très rares cas où le taux de l'albuminurie est très important, celle-ci s'atténue, puis disparaît progressivement, en général autour de la puberté.

Sa persistance indique la nécessité d'une surveillance régulière du fonctionnement rénal.

Elle ne devrait pas contre-indiquer les vaccinations chez l'enfant.

Bien qu'il s'agisse en général d'un trouble fonctionnel bénin, la surveillance de tout enfant présentant une albuminurie orthostatique doit être soigneuse, attentive, prolongée.

300

Néphrites aiguës.

Les néphrites sont des inflammations des reins qui ne succèdent pas, en général, à l'agression directe du rein par un agent viral ou microbien. Et il faut bien dire que, pour l'essentiel, on ne comprend pas encore bien le mécanisme par lequel surviennent et se constituent les néphrites, malgré toutes les recherches entreprises à ce propos.

Mais on sait fermement que *plus de la moitié d'entre elles succèdent à une infection à streptocoque, soit infection cutanée, soit surtout angine.* C'est une raison supplémentaire pour traiter avec beaucoup de rigueur toutes les angines aiguës, particulièrement par une des multiples pénicillines que le médecin a à sa disposition, car c'est surtout méconnues, traitées mal ou avec retard qu'elles se compliquent, soit de néphrite, soit de rhumatisme (cf. chapitre 323).

La néphrite aiguë peut avoir une allure très variée selon les cas, mais un certain nombre de symptômes s'y retrouvent presque toujours. L'albuminurie peut être importante ; en règle générale, elle est égale ou supérieure à 1,50 g ou 2 g par litre d'urine et doit être mesurée sur les urines de vingt-quatre heures.

Les urines deviennent rapidement peu abondantes, foncées, troubles, « sales », avec une teinte un peu rouge. Il ne faut absolument pas vous alarmer dès que votre enfant a des urines troubles, car, de temps à autre, souvent pour certains enfants, il y a élimination importante de sels minéraux, surtout de phosphates, fait qui n'a guère de signification pathologique.

Les urines sont souvent rougeâtres et s'il n'est pas manifeste qu'elles contiennent du sang, les recherches microscopiques mettent pratiquement toujours celui-ci en évidence.

Enfin, il y a souvent de la fièvre, des maux de ventre, une fatigue, une inappétence importante et des *œdèmes*. Tout le monde a entendu parler de l'œdème. Celui-ci est l'infiltration de certaines zones du corps, chevilles, paupières, dos des mains et des pieds, bas du dos, par de « l'eau » qui afflue dans ces zones sous l'effet, dans la néphrite, de la rétention du sel. Ils peuvent être très importants, atteignant tout le corps, ou minimes, ne gonflant que les paupières, les mains et les pieds, parfois même difficiles à détecter.

La néphrite aiguë de l'enfant, maladie aiguë, accidentelle, guérit pratiquement toujours sous l'effet du traitement antibiotique, du régime sans sel strictement appliqué pendant quelques semaines et du repos nécessaire. Le début de la guérison est marqué par l'augmentation de la quantité des urines qui s'éclaircissent en même temps que l'élimination du chlorure de sodium devient de plus en plus importante et que les œdèmes disparaissent ainsi que l'albuminurie.

Mais il persistera longtemps des globules rouges dans les urines, la réintroduction du sel dans l'alimentation devra être très prudente et la surveillance de l'enfant longtemps prolongée.

Il faudra surtout veiller à éviter les infections rhino-pharyngées. La guérison entraîne une restitution totale et parfaite du fonctionnement des reins et il n'y a aucune incidence pour l'avenir.

Dans des cas très exceptionnels, la néphrite semblera se prolonger au-delà du délai habituel de quelques semaines, ce qui devra justifier des examens très spécialisés.

Avec le développement du traitement antibiotique, en particulier des angines et des infections cutanées, les néphrites semblent bien moins fréquentes qu'autrefois en pratique quotidienne.

301

Néphrose lipoïdique.

C'est une maladie rénale assez répandue chez l'enfant, traduite par l'apparition rapide, ou rapidement progressive, d'œdèmes qui, en quelques jours, deviennent très importants.

Devant cet œdème, apparu tout à fait inopinément, parfois quelques jours après un léger mal de gorge, une analyse

Le rein

d'urines est pratiquée et montre la présence d'albuminurie en quantité importante, 3, 4, 6, 8 g par litre. Le diagnostic va être confirmé de façon certaine par des modifications sanguines très importantes : augmentation du taux des graisses, diminution considérable du taux des protéines.

Si ce diagnostic de néphrose lipoïdique est porté, l'enfant doit être hospitalisé. Il est en effet très difficile de soigner cette maladie à la maison, au moins dans ses débuts, alors que l'enfant est en pleine poussée d'œdème, parfois avec un épanchement dans les plèvres et le péritoine, avec d'importantes modifications biologiques dont la surveillance doit se faire quotidiennement et avec la plus grande rigueur. Il urine très peu et il y a une importante rétention de chlorure de sodium ; le régime doit être très strict, et cette surveillance doit être exercée par une équipe de médecins et d'infirmières compétents et entraînés.

Cette phase aiguë de la maladie va durer de quatre à six semaines et, au bout de ce laps de temps, parfois sans raison apparente, parfois sous l'effet de la thérapeutique, on va assister à la fonte des œdèmes qui disparaissent progressivement en même temps que la quantité d'urines augmente ; il y a une vraie crise urinaire, du chlorure de sodium est éliminé en quantité, le taux de l'albuminurie diminue beaucoup, les perturbations biologiques sanguines se corrigent.

En même temps l'appétit est meilleur, l'enfant redevient gai, joueur, reprend son allure normale ; toute cette évolution s'est faite sans fièvre, comme une maladie aiguë cependant, avec un début, une évolution, une fin.

Si la guérison est obtenue alors, elle peut être totale ou il peut persister un certain taux d'albuminurie. De toute façon, l'enfant devra être surveillé pendant plusieurs mois, voire quelques années, en évaluant le fonctionnement rénal, en prévenant une rechute, en évitant les infections rhino-pharyngées. Souvent un traitement de cortisone aura été nécessaire à la phase aiguë de la maladie, dont la diminution et l'interruption nécessitent de grandes précautions et une grande prudence.

Le rein

En règle générale, la maladie guérit lorsque le rein n'est pas atteint de lésions évidentes. La guérison est plus difficile lorsqu'elle est causée par une atteinte préexistante du rein.

Car la néphrose lipoïdique reste une maladie très mystérieuse dont on ne connaît absolument pas la cause dans la grande majorité des cas. On ne sait pourquoi les reins se conduisent comme des filtres percés, laissant partir des albumines en grande quantité dans l'urine, et si l'on comprend le mécanisme du trouble on n'en connaît absolument pas la raison.

302

Hématuries. Coliques néphrétiques.

Le fait d'émettre des urines colorées de sang s'appelle une *hématurie* et peut s'observer chez l'enfant ou le jeune adolescent. Les parents s'affolent parfois devant les urines rouges que l'on peut observer après avoir mangé des betteraves, mais il ne s'agit que d'une coloration passagère.

La présence de sang dans l'urine doit vous conduire à montrer l'enfant le plus rapidement possible à votre médecin qui fera pratiquer les examens nécessaires. Il peut s'agir d'une néphrite, d'une anomalie des voies urinaires, d'une cause rare ou de la présence de calculs rénaux ; ceux-ci sont beaucoup moins fréquents que chez l'adulte, entraînant parfois des douleurs moins typiques que la colique néphrétique, mais la lithiase urinaire n'est pas exceptionnelle chez l'enfant.

Des adolescents peuvent présenter, le plus souvent après un effort sportif effectué dans le froid, une hématurie passagère, sans lendemain, dont tous les examens n'arriveront pas à retrouver l'origine.

Toute cystite, toute infection banale des voies urinaires peut s'accompagner d'hématurie, associée à la présence de pus dans l'urine.

I) LE FOIE

303

La jaunisse : hépatite.

Ce que l'on appelle communément la jaunisse, chez l'enfant, est dû, dans l'immense majorité des cas, à une infection et à une inflammation du foie par un virus particulier, le virus de l'hépatite. À vrai dire, il en existe deux, l'un transmis par les transfusions de sang (B), et l'autre (A), de loin le plus couramment responsable des hépatites de l'enfant, transmis par certaines eaux probablement et dont la découverte récente, dans les coquillages ne provenant pas d'élevages contrôlés, a donné un regain d'actualité au problème de la contamination de l'hépatite.

Un troisième virus responsable dit d'abord « ni A ni B » puis maintenant « C » a été découvert récemment. Des réactions sérologiques permettent de suivre l'évolution biologique de la maladie et de savoir si le sujet va rester porteur chronique du virus – comme cela se voit parfois avec l'hépatite B. Contre celle-ci, la plus dangereuse, il existe un vaccin actif, utile à pratiquer en cas de séjour prolongé dans certains pays.

L'hépatite survient souvent par petites épidémies ; on n'en connaît pas bien le mode de transmission et les cas isolés sont les plus fréquents. Il ne s'agit pas du tout d'une maladie aussi systématique que la rougeole ou la varicelle, mais elle est très fréquente et bénigne dans l'enfance.

Le début est marqué par de la fièvre, un malaise, des maux de ventre qui sont dus au gonflement du foie, des vomissements et une absence totale d'appétit. Tous ces symptômes ne sont pas obligatoires et l'on découvre parfois un enfant jaune un matin, alors qu'il était simplement fatigué depuis quelques jours. Le diagnostic est souvent difficile à faire avant l'apparition de la jaunisse, qui se manifeste au bout de trois ou quatre jours,

Le foie

colorant d'abord seulement les conjonctives (yeux jaunes), les urines qui sont foncées et mousseuses, de couleur bière brune, et décolorant les selles qui deviennent souvent, mais non pas toujours, très pâles, blanches, ressemblant à du mastic.

À ce moment la fièvre est tombée, mais l'enfant est très fatigué, il manque totalement d'appétit, mais il ne vomit plus, n'a plus de nausées.

Ne vous inquiétez pas pour ces symptômes ; ils font partie de la maladie, et la reprise de l'appétit annoncera le début de la guérison.

La jaunisse peut rester légère, colorant à peine la peau qui a simplement des reflets jaunâtres dans les formes bénignes, ou devenir très intense, faisant vraiment ressembler votre enfant à un canari ou à un coing.

Cela n'est pas très grave car l'intensité de la jaunisse ne dépend pas de l'importance de l'infection hépatique par le virus.

L'examen de l'enfant montre surtout la jaunisse et un gros foie douloureux. Votre médecin aura fait pratiquer par un laboratoire des tests de fonctionnement hépatique dont les perturbations confirment que la jaunisse est bien causée par l'hépatite et reflètent l'intensité de l'atteinte hépatique et les tests sérologiques pour le dépistage du virus en cause.

Cet état de malaise, avec fatigue intense, manque d'appétit, persistera quelques jours, puis un matin votre enfant vous dira qu'il a faim, alors que jusqu'alors vous aviez toutes les peines à lui faire prendre quelque chose. Peu à peu vous remarquerez qu'il urine davantage, que les urines s'éclaircissent et que les selles se recolorent, qu'il « déjaunit » progressivement.

Dans les cas moyens, la maladie dure de quinze à vingt jours, mais il n'est pas exceptionnel que l'enfant reste encore un peu « jaunet » quelques jours de plus. Peu à peu, il a récupéré des forces, il a envie de bouger, de s'agiter, il n'est plus fatigué, et vous aurez beaucoup de difficultés à le garder à la maison.

À condition de prendre pendant quelques mois de minimes précautions de régime, l'hépatite guérit simplement sans ennui, sans suite aucune.

Le foie

Il n'y a aucun traitement médical à mettre en œuvre dans les cas habituels, excepté si l'enfant est trop jaune ou si la jaunisse se prolonge trop. On peut s'aider de médicaments dits cholérétiques qui favorisent l'élimination de la bile accumulée et le déjaunissement.

L'enfant doit rester au repos et d'ailleurs il est fatigué et ne demande pas à sortir. Mais lorsqu'il semble guéri, même s'il est encore un peu jaune, il n'y a aucun inconvénient à le sortir, au contraire, dans les jours qui précéderont la reprise de l'école.

Il paraît important d'observer quelques précautions de régime, moins sévères que ce qu'il est habituel de dire. Au cours de toute hépatite il existe une inflammation du foie et aussi, souvent, des voies biliaires. Celles-ci sont donc sensibles aux aliments qui font contracter facilement la vésicule, et en particulier aux graisses. Dans le cours de la jaunisse et dans les semaines qui suivent il vaut donc mieux éviter les graisses cuites, les fritures, les œufs, les crèmes, les plats en sauce, les aliments à base de graisses, type crème fraîche, fromages trop gras. Mais il n'est nullement interdit de prendre du beurre, des huiles végétales, en particulier de l'huile d'olive qui a un pouvoir cholérétique. À part cela l'alimentation peut être tout à fait normale. Elle est forcément légère au début, car l'appétit a beaucoup baissé, mais ensuite il y a parfois une vraie phase de boulimie, et l'enfant qui a perdu un, deux ou trois kilos va les reprendre en quelques semaines. L'alimentation sera donc à base de viande, légumes, fruits frais, fromages maigres. Dans la période de manque d'appétit, donnez-lui beaucoup de boissons sucrées.

L'évolution doit être surveillée par votre médecin, particulièrement les épreuves biologiques et le volume du foie qui doit avoir repris une allure normale quand le petit malade a déjauni.

L'école pourra être reprise dès la guérison, qui demande en général de trois à six semaines, mais il n'y a aucun inconvénient à ce qu'il lise et travaille dès qu'il se sent en forme.

304

La « crise d'acétone » est rarissime.

Lorsqu'un enfant a un peu de fièvre, mal au ventre, qu'il vomit, avec ou sans diarrhée, on fait une analyse d'urines, on trouve de l'acétone, et le diagnostic de « crise d'acétone » est souvent posé, satisfaisant tout le monde, médecin et parents.

Or, dès qu'un enfant vomit et reste plusieurs heures sans rien absorber ou presque, il y a en abondance de l'acétone dans les urines. Pourquoi ? Parce que, durant les périodes de jeûne, l'organisme, qui a besoin de sucre en permanence pour faire fonctionner ses tissus, vit sur des réserves de sucre qui sont accumulées dans le foie sous forme de glycogène. Lorsque celles-ci s'épuisent, l'organisme, pour assurer ces combustions, utilise les graisses de réserve et ce fonctionnement de suppléance, de secours en quelque sorte, produit de l'acétone qui est éliminé dans les urines, donnant aussi à l'haleine une odeur particulière dans les cas les plus intenses.

Or, l'enfant a, proportionnellement à l'adulte, moins de réserves de sucres hépatiques ; plus il est petit, plus minimes sont ces réserves, et plus facilement il présentera de l'acétone dans les urines après quelques heures de jeûne. Il est normal de trouver de l'acétone au réveil des petits enfants qui font une longue nuit de douze heures, épuisant les réserves sucrées du foie.

Vous voyez donc que lorsqu'un enfant est malade, mange peu parce qu'il n'a pas faim ou a mal à la gorge, surtout s'il a de la fièvre qui active toutes ses combustions, *il est pratiquement normal de trouver en petite quantité de l'acétone dans les urines sans que pour cela on doive parler de « crise d'acétone »*. Ce que l'on qualifie le plus souvent de ce nom sont des gastro-entérites, des indigestions, des diarrhées aiguës, des angines ou des rhino-pharyngites, surtout s'il y a de la fièvre, la vraie crise d'acétone n'en donnant pas, ou du moins pas d'emblée.

Car il existe indiscutablement ce que l'on doit qualifier de « crises d'acétone vraies » ou « vomissements acétonémiques » ou « vomissements cycliques ». Il s'agit de crises de douleurs de

Le foie

ventre, sans diarrhée, avec vomissements fréquents, répétés, incoercibles, que l'on a toutes les peines à calmer, parfois de la fièvre mais au bout d'un ou deux jours seulement. On découvre une importante quantité d'acétone dans les urines, accentuée par la difficulté à nourrir le petit malade, vomissant à chaque occasion.

La crise va durer d'un à trois jours, puis s'atténuer progressivement, le laissant affaibli, fatigué, avec un mauvais teint.

Lorsqu'il s'agit de crises d'acétone authentiques de ce type, il faut s'efforcer d'en trouver la cause ou du moins d'expliquer et de comprendre *le mécanisme des troubles, souvent complexes, qui justifient de nombreuses et diverses explorations métaboliques.* Mais c'est indispensable car il existe des familles où les enfants ont présenté successivement des crises d'acétone, et chacune d'entre elles, si elle se prolonge et si l'on n'arrive pas à administrer de sucre à l'enfant parce qu'il vomit trop facilement, peut être sévère et nécessiter des mesures médicales très précises.

En pratique, lorsqu'un enfant vomit de façon répétée pour une raison ou une autre et commence à présenter de l'acétone dans les urines, il peut s'installer une sorte de cercle vicieux que l'on ne rompra qu'en atténuant les vomissements et en arrivant à administrer à l'enfant de l'eau, du sucre, du sel et du potassium. *Quand l'enfant refuse la nourriture et vomit pour une raison ou une autre qui n'est pas chirurgicale, il est donc indispensable, en attendant le médecin, que vous lui donniez à boire souvent, par petites quantités, de l'eau et des boissons sucrées.*

Si votre enfant présente vraiment des crises d'acétone, ce qui peut arriver, vous connaissez le schéma de traitement consistant à le laisser au repos, à lui administrer de petits calmants généraux et des antispasmodiques, à lui donner à boire très souvent, par petites quantités, boissons sucrées et salées. La fréquence de ces crises est très variable, elles s'atténuent vers la dixième année, et il n'y a pas de doute qu'un certain nombre de ces enfants seront plus tard des migraineux.

Le foie

Si toutes ces précautions sont prises, la crise d'acétone est bénigne mais elle demande que le cas soit médicalement très bien étudié.

305

Il n'a pas « mal au foie ».

S'il est un diagnostic fréquent, posé à tort et à travers, pour une crise de douleurs de ventre, avec ou sans vomissements, avec ou sans diarrhée, c'est bien celui de « crise de foie ».

Or, le plus souvent, ce diagnostic n'a aucune signification car la « crise de foie », terme que les médecins n'utilisent jamais entre eux car il n'a pas de sens bien précis, signifie une « crise de douleurs des voies biliaires », vésicule biliaire, canal cholédoque, et il est tout à fait exceptionnel de l'observer chez l'enfant.

Ce que l'on appelle colique hépatique a une signification bien précise.

C'est une crise de douleurs, souvent violentes, siégeant dans la partie supérieure et droite de l'abdomen, s'accompagnant de vomissements, parfois de fièvre et d'un teint un peu jaune. Elle va être violente quelques heures, puis cesser progressivement en laissant le malade fatigué, avec une région de foie endolorie et lourde. La crise de colique hépatique survient chez des sujets atteints de calculs biliaires, de troubles du fonctionnement de la vésicule ou des voies biliaires qui transportent la bile du foie et de la vésicule dans l'intestin, le duodénum en l'occurrence.

Mais tout cela est rarissime chez l'enfant, chez lequel on observe des gastro-entérites avec des douleurs de ventre et parfois un peu de diarrhée, des indigestions parfois importantes. Il arrive que des enfants supportent mal le chocolat en trop grande quantité ou que des plats trop gras ou avec trop de crème déclenchent chez eux des douleurs de ventre probablement dues à une demande excessive de fonctionnement des voies biliaires, ou des contractions trop importantes et douloureuses des voies biliaires provoquées justement par cet écart de régime.

Dans toute indigestion il existe une part due à un trouble de fonctionnement des voies biliaires.

Mais le diagnostic de crise de foie est habituellement erroné parce qu'il recouvre une réalité toute différente et qu'il vaudrait mieux essayer de faire un diagnostic plus précis de ce qu'a l'enfant.

De même, il n'est pas rare que des parents s'entendent dire « votre enfant a mal au foie », ou « il a un gros foie ». Et j'ai souvent examiné des enfants dont les parents ont cette idée en tête et tiennent cet organe pour responsable de tous les troubles que peut présenter leur enfant, bourré de médicaments divers dont aucun n'aura d'efficacité.

Là encore, tout cela n'a pas beaucoup de sens. Lorsqu'un enfant a vraiment un gros foie, c'est un trouble sérieux, et il faut savoir pourquoi. Le terme de « petits hépatiques » peut concerner des adultes intempérants mais ne peut pratiquement jamais s'appliquer à l'enfant.

La pratique courante de *l'échographie* de la vésicule et des voies biliaires permet de détecter facilement un trouble sérieux éventuel.

306

Calculs biliaires ; malformations des voies biliaires.

Les malformations des voies biliaires sont surtout détectées chez le petit nourrisson dans la période néo-natale. Mais on peut déceler plus tard des malformations minimes, peu graves, des voies biliaires qui sont parfois responsables de calculs. Ils sont très rares dans l'enfance mais pas absolument exceptionnels, surtout dans les familles où quelqu'un en souffre.

Si un enfant présente vraiment des « crises de foie » avec une certaine fréquence, des douleurs de la partie haute de l'abdomen, surtout à droite, des difficultés digestives répétées surtout après absorption de plats gras, votre médecin pensera à cela et fera pratiquer une radiographie des voies biliaires, examen simple, très anodin, et extrêmement précieux.

Mais autant les calculs biliaires sont fréquents chez l'adulte, autant on a peu l'occasion de porter ce diagnostic chez l'enfant.

J) LE SYSTÈME NERVEUX

307

L'enfant qui a mal à la tête.

Le nom médical du mal de tête est céphalée. Elle est fréquente chez l'enfant, même petit, inquiète souvent les parents à qui l'angoisse suggère la sarabande des tumeurs et anomalies du cerveau. Or, rien de plus banal, de plus courant, mettant souvent à rude épreuve la sagacité du pédiatre, car l'enfant joue de son mal de tête, comme de son mal de ventre.

Il faut d'abord bien faire préciser comment et quand survient le mal de tête. C'est souvent le soir, à la sortie de l'école, et ce seul fait suggère une fatigue oculaire. L'enfant a très mal sur le front, devant, ou bien d'un seul côté du crâne.

Les migraines ne sont pas exceptionnelles, même à cet âge, et surviennent volontiers dans les familles de migraineux. Chez l'adulte, la migraine est typique : douleurs violentes d'un côté de la tête, avec nausées, troubles visuels, gêne entraînée par la lumière, désir de rester couché, dans le noir, sans bruit, jusqu'à ce que la douleur cesse, ce qui demande parfois plusieurs heures. Chez le grand enfant, la migraine peut être aussi caractéristique et le diagnostic est alors facile à faire. Mais chez le plus jeune, entre six et dix ans, elle peut être beaucoup moins nette, traduite seulement par une céphalée dans la région du front, avec peu ou pas de nausées, rarement des troubles de la vue. Elle est souvent déclenchée par une émotion, un conflit à l'école, à la maison.

On ne connaît pas la cause exacte des migraines dont on pense que sont responsables de brusques variations de volume des artères des méninges ; mais mis à part le rôle du facteur familial dont on ignore le mécanisme, les causes affectives dans leur déclenchement paraissent les plus fréquentes. En particulier, une brutale poussée d'angoisse, pour une crainte même peu motivée, peut chez l'enfant occasionner une crise de migraine. Mais, comme chez l'adulte, les écarts alimentaires, la fête d'un jour avec trop de chocolat et trop de crème, peuvent en être responsables.

Il faut au cours de toute migraine faire la même enquête que pour les maux de tête classiques. Dans les migraines sévères, les maux de ventre ne sont pas exceptionnels et un électro-encéphalogramme sera utile.

L'existence de migraine dans l'enfance ne signifie pas du tout obligatoirement une carrière de migraineux à l'âge adulte. Souvent elles disparaissent avec la fin de la puberté, qui les exagère volontiers, surtout chez la fille.

Il existe des médicaments spécifiques si l'aspirine est inefficace, médicaments à manipuler avec précaution et exclusivement sur indications médicales, pouvant donner d'excellents résultats en administration prolongée.

À part les migraines, il y a trois causes essentielles aux maux de tête :

1. *Les troubles de la vue* sont fréquents chez l'enfant d'âge scolaire et commencent vraiment vers six ou sept ans. L'examen oculaire pratiqué à l'école est insuffisant car il ne détecte que la myopie, c'est-à-dire la difficulté à voir de loin. Celle-ci se révèle finalement, car s'il n'a aucune difficulté à lire, il voit mal au tableau, surtout s'il en est placé assez loin.

Mais la myopie peut être légère, insuffisante pour gêner le travail scolaire ou même pour être perçue par l'enfant, mais suffisante pour donner des maux de tête.

Par ailleurs, il peut exister une hypermétropie (bonne vue de loin, mauvaise vue de près), qui ne gêne aucune activité mais oblige l'enfant à « accommoder » en permanence de façon inconsciente pour bien lire sur son cahier ou ses livres.

Cette accommodation permanente fatigue les muscles de l'œil, puis fatigue l'œil, qui devient rouge, présente une conjonctivité qui pourra être révélatrice, et donne des maux de tête.

Un astigmatisme, c'est-à-dire l'incapacité à voir nettement un point, l'inaptitude à voir une image parfaitement nette, peut entraîner des céphalées.

Tous ces troubles de la vue sont fréquemment révélés chez l'enfant par des céphalées qui commandent toujours un examen soigneux de la vue pratiqué par un ophtalmologiste.

2. *Les sinusites* (cf. chapitre 258) peuvent être une cause de maux de tête, bien qu'elles soient fréquemment latentes chez l'enfant.

3. Enfin il faut toujours que le médecin examine *soigneusement les dents*, surtout celles de la mâchoire supérieure. Un petit abcès en regard d'une carie, une mauvaise poussée dentaire peuvent être responsables de maux de tête.

Mais souvent c'est plutôt sur les *problèmes psychologiques* qu'il faut se pencher devant des *maux de tête répétés*. Ceux-ci commandent toujours de montrer l'enfant à votre médecin pour un examen soigneux. S'il est négatif il faudra chercher alors, avec soin, un petit conflit, une cause de problèmes pour l'enfant.

Les enfants qui ont des maux de tête sont parfois exagérément émotifs, anxieux, facilement inquiets, avec des difficultés d'endormissement.

Enfin la facilité actuelle de l'exploration du système nerveux par scanner, par résonance magnétique nucléaire, permet dans les cas douteux de vérifier la normalité du cerveau et l'absence de cause sévère à ces maux de tête.

308

Convulsions ; épilepsie.

J'ai déjà parlé (cf. chapitre 230) des convulsions chez le nourrisson. Beaucoup d'enfants présentent des convulsions. Il s'agit d'un problème important, fréquent dans la pratique pédiatrique.

Selon les statistiques, on admet que 5 à 6 % des nourrissons et des enfants présentent ou présenteront un jour ou l'autre une convulsion. Si je dis cela tout de suite, ce n'est pas pour déclencher une quelconque inquiétude mais pour démontrer qu'il s'agit d'un accident très courant, banal, et qui, s'il mérite une surveillance et un traitement sérieux, pratiqués avec persévérance, ne justifie au contraire pas d'inquiétude de la part des parents. Sa banalité le prouve.

Il fut un temps où l'épilepsie apparaissait comme une malédiction et à ce terme est liée une crainte presque ancestrale. Le mot a toujours cours dans la pratique médicale, mais il est plus volontiers remplacé par comitialité. Car si épilepsie implique une notion de maladie pouvant être grave et sévère, comitialité évoque plutôt quelque chose d'accidentel et qui peut être sans lendemain.

En effet, beaucoup d'enfants ont présenté un jour une crise qui ne se reproduira plus jamais. Mais la difficulté pour les médecins réside dans le caractère imprévisible de la survenue d'autres crises et dans l'ignorance où nous sommes des causes habituelles de ce phénomène.

Une crise comitiale peut se traduire de diverses manières.

Il peut s'agir de *convulsions*; après une perte brutale de connaissance entraînant habituellement une chute, l'enfant devient raide puis est agité de tressautements qui lui font bouger bras et jambes. La respiration est superficielle, il devient bleu. Cette crise dure quelques minutes, parfois plus longtemps, puis tout se tasse et se termine par un sommeil prolongé, calme, après lequel il reste fatigué mais sans souvenir de sa crise.

Ce que l'on appelle *le petit mal* se traduit par une brutale perte de conscience, mais habituellement sans chute, sans mouvements anormaux, au cours de laquelle l'enfant est comme absent. *C'est une absence* qui dure très peu de temps, quelques secondes, après laquelle il reprend ses activités au stade où il les avait laissées, sans grand malaise et sans sommeil. Cette absence est parfois accompagnée d'une chute, d'une sorte d'affaissement beaucoup moins brutal que dans le premier cas.

Le petit mal est très fréquent, parfois bien difficile à détecter.

Enfin, beaucoup de crises ont un aspect curieux, entraînant par exemple un mouvement anormal de la bouche avec sentiment de ne plus pouvoir parler; ou bien une impression

Le système nerveux

d'étrangeté, avec l'idée qu'on se trouve dans une situation particulière.

Ce qui doit attirer l'attention des parents est la répétition de phénomènes curieux, se reproduisant, toujours identiques.

La seule crise angoissante dans l'immédiat est celle de convulsions généralisées. Il faut toujours, pour que la respiration soit bien assurée, dégager le col, desserrer les vêtements, essayer de tenir la langue en ouvrant la bouche, et mettre tout de suite un suppositoire à base de Gardénal si vous ne savez pas faire les piqûres. Le médecin doit évidemment être appelé aussitôt pour pratiquer l'injection à base de Gardénal ou d'une autre drogue d'effet équivalent qui calmera la crise.

Votre médecin, lorsqu'il aura pris en charge votre enfant, aura au moins trois examens à faire pratiquer, ceux-là obligatoirement : un électro-encéphalogramme, une radiographie du crâne, un examen complet des yeux. À la suite de quoi pourront être décidées d'autres explorations plus spécialisées et plus complexes, *bien facilitées à l'heure actuelle par la pratique du scanner cérébral, de la résonance magnétique nucléaire,* des études visualisées sur la circulation cérébrale et ses modifications.

C'est après ces examens que sera décidé le traitement.

Un certain nombre de règles le dictent, qu'il faut à tout prix que vous respectiez, car elles seules donnent le maximum de garanties pour éviter le retour des crises.

La thérapeutique bien ajustée, évitant le retour des crises et permettant à l'électro-encéphalogramme de redevenir normal s'il est perturbé, est souvent difficile à trouver. On dispose de nombreuses drogues qui n'ont pas toutes le même type d'action et, au début, il convient de tâtonner de façon un peu empirique pour trouver le traitement qui convient à un cas donné. Les barbituriques constituaient souvent la base indispensable du traitement ; ils sont souvent avantageusement remplacés par d'autres médicaments entraînant moins d'effets secondaires.

Une fois celui-ci déterminé, *il faut le poursuivre longtemps,* et rares sont les cas où on peut l'interrompre avant quatre ou cinq ans. Vous devez donc bien comprendre cela et aider le médecin à le faire accepter par votre enfant en lui montrant qu'il est finalement bien peu astreignant d'avaler un ou deux comprimés à chaque repas, parfois seulement matin et soir, pour qu'il ne soit pas ennuyé à l'école s'il y déjeune. C'est une habitude à prendre, aussi simple et aussi facile que celle de se laver les dents.

Il faut donc expliquer son cas à l'enfant, bien lui dire qu'il n'est pas malade, qu'il pourra mener la vie tout à fait normale de ses camarades, à condition d'acquérir cette toute petite habitude. J'ai toujours vu les enfants bien l'accepter, à condition qu'on les fasse participer à leur propre traitement, et ils peuvent parfaitement en prendre la responsabilité sous le contrôle de leurs parents auxquels il leur arrive souvent de rappeler le médicament à prendre.

On ne peut prédire combien de temps durera ce traitement et quand on l'interrompra. Cette question nous est évidemment toujours posée. On ne peut y répondre à l'avance, et seule la surveillance guidera l'attitude du médecin. Il doit être poursuivi avec *la plus grande régularité*, en surveillant à intervalles éloignés l'électro-encéphalogramme, les yeux, la radiographie du crâne, parfois le sang et la formule sanguine, et l'on admet à l'heure actuelle qu'il est bon de traiter jusqu'au-delà de la puberté, en tout cas de n'interrompre la thérapeutique qu'après deux ou trois années sans crise et avec un électro-encéphalogramme normal.

Le plus important de tout est, avec le maintien du traitement, cette notion fondamentale que l'enfant ne doit pas se considérer comme malade, que lui-même et ses parents ne doivent pas vivre dans l'angoisse d'une crise, qu'il peut mener une vie normale. Cela veut dire sortir seul, faire du sport, partir en vacances en groupe.

Nous avons l'habitude d'interdire seulement les sports au cours desquels la survenue d'une crise ferait courir un risque à l'enfant, c'est-à-dire le cheval, la montagne (mais non pas le ski), les agrès (mais non pas toutes les autres formes de gymnastique), la nage solitaire loin d'une plage et d'une surveillance (mais non pas la piscine et la baignade normale). *Cela posé, il faut, il est impératif que l'enfant vive comme les autres.*

Le système nerveux

Certes, il est quelques formes sévères, particulières de la maladie, mais elles posent des problèmes si individuels que je ne peux les aborder ici.

L'attitude des parents et du médecin joue donc un rôle considérable dans la bonne acceptation de cette maladie, qui, à son tour, retentit beaucoup sur les possibilités de guérison. Ces crises sont fréquentes dans l'enfance, probablement du fait de la plus grande excitabilité du cerveau à cet âge, et les phénomènes psychologiques peuvent jouer un rôle déclenchant dans la survenue des crises.

J'ai suivi longtemps un grand garçon qui avait de nombreuses crises ayant débuté le jour où sa mère était rentrée de la clinique avec le petit frère nouveau-né dans les bras. Je l'ai un jour mis en observation à l'hôpital dans une petite salle faite de deux groupes de chambres. Dans le groupe où il n'était pas, étaient hospitalisées deux ou trois fillettes fort mignonnes avec lesquelles il aspirait à prendre son petit déjeuner. Comme il était ennuyeux et pas très joli garçon, les fillettes se moquaient de lui et lui refusaient ce plaisir. Il lui est arrivé une ou deux fois de venir leur dire : « Si demain matin vous ne voulez pas que je déjeune avec vous, je ferai une crise devant vous. »

Le garçon était capable de déclencher à volonté une crise tout à fait authentique, avec perte de connaissance.

Le fait que les chocs émotifs, les refus, les inquiétudes puissent provoquer une crise ne doit pas conduire les parents à une plus grande permissivité dans leur attitude.

Cette attitude doit être normale et toujours rassurante, car combien de fois ne revoyons-nous pas le même problème ! Ce n'est pas parce qu'un enfant ne manifeste pas d'inquiétude qu'il n'en ressent pas. Il ne faut pas déclencher d'angoisse chez l'enfant, mais percevoir la sienne propre et la calmer.

Quant au problème de l'hérédité, il existe sans doute une tendance familiale, puisque l'on connaît beaucoup de familles où les convulsions sont fréquentes ; il ne s'agit pas d'une hérédité simple, mais d'une prédisposition dont la base est sans doute constituée par une certaine excitabilité des cellules cérébrales.

Le système nerveux

La comitialité de l'enfant mérite toujours un bon examen et une bonne surveillance mais il est probable qu'elle *représente, pour beaucoup de formes que l'on peut qualifier de bénignes, et elles sont la majorité, un trouble fonctionnel cérébral, sans gravité, qu'il convient de dédramatiser dans l'esprit de l'enfant, des parents, des médecins.*

Et dans ces cas une prise en charge psychologique – si la nécessité s'en fait sentir – est parfois tout aussi utile, sinon plus, que le traitement médicamenteux.

Cependant on commence à penser de plus en plus que beaucoup de ces cas relèvent d'anomalies de groupes de cellules nerveuses, constituées dans le cours du développement embryonnaire. Les progrès de l'imagerie médicale, qui vont s'accélérer de façon considérable, permettront de les comprendre de mieux en mieux.

309

Le handicap moteur. Hémiplégie cérébrale infantile. Paraplégie.

Problème fréquent, puisqu'il concerne plusieurs milliers d'enfants en France chaque année, qui constituent le plus important contingent des *handicapés moteurs, l'infirmité motrice cérébrale.*

Il s'agit d'enfants qui semblent présenter, à partir de quelques mois, une gêne dans les mouvements d'un côté du corps, une mollesse ou une raideur particulière. C'est la conséquence la plus fréquente des accouchements difficiles au cours desquels l'enfant a souffert, puis a dû être réanimé, et une des conséquences importantes de la grande prématurité, même si l'on sait maintenant que de nombreux cas d'infirmité motrice cérébrale relèvent d'autres causes.

Mais il ne faut pas s'alarmer outre mesure. J'ai souvent vu des mères dont l'enfant était né avec un APGAR (cf. vol. 1, chapitre 9) de 6 ou 7, n'avait pas crié instantanément et avait dû

Le système nerveux

être réanimé quelques instants, demeurer inquiètes plusieurs mois et ne se rassurer vraiment que lorsqu'il était devenu évident pour elles que leur enfant était normal.

Or, pour un œil exercé, les examens des premiers mois permettent d'affirmer que votre bébé n'a rien. *Néanmoins, on ne saurait trop insister sur l'importance pour vous, en vous sachant enceinte, de choisir votre accoucheur et de savoir que le lieu de votre accouchement (hôpital ou clinique) offre toutes les garanties de sécurité pour vous et votre bébé.*

L'hémiplégie cérébrale infantile est constituée par une paralysie, plus ou moins intense, du membre inférieur et du membre supérieur d'un côté. La jambe est tendue, et assez raide, avec une tendance de l'enfant à marcher sur la pointe du pied. Par contre, la main est malhabile, le bébé se sert de cette main avec retard, l'avant-bras est raide et a tendance à rester plié sur le bras et un peu collé au corps. Il y a donc deux éléments, une paralysie qui peut être peu marquée et une raideur qui gêne vraiment le mouvement et entraîne peu à peu une rétraction des muscles si l'on n'y prend pas garde très tôt dans la vie.

C'est souvent par les difficultés de mouvement de la main chez le bébé, par le retard à la marche avec tendance à poser la pointe du pied d'un seul côté que le médecin est conduit à évoquer ce diagnostic.

La paraplégie est une gêne aux mouvements des deux jambes, avec les mêmes troubles que ceux que je viens de décrire, les mouvements des mains et des bras étant normaux.

Il peut arriver, surtout dans l'hémiplégie, que l'atteinte soit très fruste, très légère, et que l'on porte ce diagnostic tardivement chez un enfant de quelques années. Il peut arriver aussi que ces maladies succèdent non pas à un accouchement traumatique mais à une maladie sévère des premiers mois, méningite ou toxicose, ou surviennent sans cause décelable.

Pour le médecin, le problème est d'établir le diagnostic, d'essayer de retrouver la cause qui n'est pas toujours évidente et de faire pratiquer les examens nécessaires : examen complet des yeux, radiographie du crâne, électro-encéphalogramme.

Mais ce sont les parents qui ont le rôle le plus important, et de très loin. Car c'est en sollicitant le plus possible votre bébé, en vous occupant de lui au maximum, en devenant l'aide efficace du kinésithérapeute qui le rééduquera et vous guidera de ses conseils, que vous diminuerez au maximum les séquelles, la gêne motrice et éviterez au mieux qu'à ce handicap moteur ne s'adjoigne un retard intellectuel.

Je connais des dizaines de couples merveilleux dont l'attention, les soins, la compétence ont permis à leur enfant, souffrant parfois d'une gêne motrice considérable, de suivre une scolarité normale, d'accepter son handicap et de ne pas trop en souffrir moralement, de s'insérer dans la société, parfois de façon remarquable. Je connais un garçon atteint d'un autre type de ces troubles moteurs qu'on appelle *l'athétose* qui est devenu un grand mathématicien.

Tout doit être mis en œuvre, le plus vite possible, pour une rééducation motrice bien faite et contrôlée par le médecin. Les soins à ces enfants relèvent d'une équipe complexe, où médecin, neurologue, psychologue, kinésithérapeute, parfois chirurgien – lorsque vers cinq ou six ans sont indiquées des interventions orthopédiques – ont leur rôle à jouer ; mais toujours en étroite collaboration avec les parents dont l'action est l'élément essentiel à la bonne adaptation du petit handicapé. Il existe maintenant des écoles spécialisées tenant compte de l'infirmité et dans lesquelles les enfants pourront suivre une scolarité parfaitement satisfaisante.

310

Les méningites aiguës.

La crainte d'une méningite est encore ancrée dans le cœur de tous les parents, bien qu'elle soit infiniment moins justifiée qu'il y a seulement trente ans.

Les méningites étaient autrefois des maladies plus fréquentes que maintenant, et leur guérison facile est une des mer-

Le système nerveux

veilleuses conquêtes de la découverte des sulfamides et des antibiotiques.

Il y a deux catégories de méningites, de gravité tout à fait différente. *Les méningites purulentes,* dues à des germes microbiens, dont la sévérité est restée semblable mais dont *la guérison est assurée pratiquement à 100 %, à condition que le diagnostic soit fait rapidement, et en dehors de cas exceptionnels.*

Et *les méningites lymphocytaires,* dues à une atteinte à virus *et dont la guérison se fait spontanément, sans complication et sans traitement,* par les seuls mécanismes de la bonne nature. Les symptômes en sont en règle générale moins nets, moins francs, moins sévères que dans les précédentes, mais, lorsqu'on a un doute sur l'existence d'une méningite, *il faut* qu'une ponction lombaire soit pratiquée et il est de règle que cela se fasse à l'hôpital.

J'ai souvent entendu des parents me raconter que le médecin avait parlé, lors de telle ou telle maladie, d'atteinte méningée, de symptômes méningés, sans qu'aient été pratiqués les examens nécessaires. Ce n'est pas raisonnable, et lorsque l'on pense à une atteinte méningée il faut qu'un certain nombre d'examens de laboratoire et une ponction soient pratiqués. Il ne faut pas craindre cet examen, d'autant plus facile que l'enfant est plus petit, à peine douloureux, et qui soulage considérablement et rapidement les maux de tête du petit malade.

C'est toujours devant des maux de tête que les parents craignent une méningite. Ceux-ci, c'est vrai, y sont particulièrement sévères, mais il y a beaucoup d'autres symptômes, de la fièvre, des vomissements ou des nausées, un grand malaise et surtout une raideur du cou.

Tous ces signes peuvent se trouver associés dans d'autres circonstances pathologiques, en particulier la grippe et les angines aiguës sévères. Le diagnostic n'est souvent pas simple, et il faut laisser le médecin prendre ses responsabilités et les décisions qui s'imposent.

La méningite cérébro-spinale est souvent due à un microbe nommé « méningocoque ». Dans l'immense majorité des cas, elle guérit vite, facilement, sans problèmes. Mais elle a tendance à survenir par petites épidémies, et lorsqu'il s'en produit un cas dans une collectivité d'enfants, il est nécessaire que tous soient soumis à un traitement prophylactique de dix jours à base de sulfamides ou de pénicilline. Le germe étant extrêmement sensible à ces thérapeutiques, cette précaution donne toutes garanties.

311

Poliomyélite.

Avant la vaccination, il y avait environ en France mille cinq cents à deux mille cinq cents cas de poliomyélite chaque année. Le nombre est tombé à quelques dizaines, et *la maladie devrait disparaître* si la vaccination était systématiquement appliquée, y compris chez les adultes qui n'ont pas acquis d'immunité spontanée.

Cette maladie était un véritable fléau, et beaucoup de gens en gardent le souvenir. Ayant participé pendant trois ans, à l'hôpital des Enfants-Malades, à l'équipe de garde qui, dans le service du Pr Thieffry, recevait et soignait une bonne partie des enfants sévèrement atteints de la région parisienne, je peux témoigner du drame que représentaient, chaque fois et pour chacun d'entre nous, ces enfants, paralysés, asphyxiants, et dont nous savions bien qu'ils resteraient toute leur vie sévèrement handicapés.

Et pourtant, avant la découverte du vaccin, il y avait la mise en œuvre de tous les moyens d'assistance respiratoire (poumon d'acier, etc.), les soins immédiats, de la chaleur, de la gymnastique dans la prévention des suites de la maladie qui permettaient d'atténuer les paralysies et favorisaient une meilleure récupération.

Certes, au cours de la poliomyélite, tous les cas peuvent s'observer, depuis une paralysie très minime, pouvant même passer inaperçue, jusqu'à une atteinte généralisée importante et sévère.

Il existe toujours de sérieuses possibilités de récupération.

Le virus de la poliomyélite peut être également responsable de cas de méningite lymphocytaire, dont je parle au chapitre 310.

312

Hémorragie méningée.

Il s'agit du passage de sang dans le liquide céphalo-rachidien, qui entoure et baigne le cerveau et la moelle épinière. Les raisons peuvent en être multiples, mais elles se réduisent à trois principales.

Le nouveau-né peut présenter, à la suite d'un accouchement difficile, avec traumatisme obstétrical, une hémorragie méningée dont la preuve sera faite par une ponction lombaire. Il s'agit souvent d'enfants nés à petits poids ou bien d'accouchements longs, difficiles, avec un travail prolongé. Cette hémorragie méningée néonatale peut être parfaitement bien tolérée, et même si elle entraîne, dans les premiers jours de la vie, quelques difficultés respiratoires, d'alimentation, ou des convulsions, guérir ensuite sans aucune séquelle. Cependant, le nouveau-né devra être très soigneusement surveillé ; son éveil, son développement moteur devront être appréciés avec régularité, son tour de tête mesuré chaque quinzaine durant quelques mois. Dans beaucoup de cas, une hémorragie méningée minime est simplement une traduction des difficultés respiratoires dont le bébé a souffert au moment même de la naissance, et tout rentrera très normalement dans l'ordre. Mais il doit être régulièrement et sérieusement suivi et examiné par votre médecin.

Chez le grand enfant, une hémorragie peut survenir à la suite d'un traumatisme crânien, parfois une fracture, et la plus stricte surveillance devra être exercée dans un service hospitalier de neurochirurgie.

Mais l'affection survient quelquefois spontanément et peut revêtir au début une allure dramatique. Maux de tête très violents, vomissements, état d'agitation. Cela pourrait ressembler au début à une méningite sévère, mais il n'existe habituellement pas de fièvre, du moins durant les premières heures. L'enfant doit être hospitalisé, car la surveillance et les examens nécessaires ne peuvent être effectués, *le scanner avec injection en particulier,* que par une équipe de médecins et d'infirmières. Tous ces examens auront pour but de vérifier s'il existe ou non une anomalie des vaisseaux des méninges, ou du cerveau, responsable de l'hémorragie méningée et accessible à un traitement neurochirurgical. Il n'est pas rare qu'une telle anomalie ne puisse être mise en évidence ou n'existe pas. La maladie restera sans cause décelable, guérira bien souvent au prix de maux de tête longtemps prolongés ou répétés, mais qui s'atténueront et disparaîtront peu à peu.

L'enfant devra être surveillé mais mènera une vie tout à fait normale, en évitant cependant des expositions au soleil prolongées.

313

Maladies héréditaires du système nerveux.

Avec la diminution du nombre des maladies infectieuses graves, les troubles du système nerveux ont vu leur importance numérique augmenter beaucoup dans la pathologie de l'enfant.

Il existe toute une série de maladies du système nerveux, familialement transmises, à type d'hérédité très variable, qu'un parent soit lui-même atteint (hérédité dominante) ou que père ou mère soit indemne (hérédité récessive – cf. chapitre 343). Dans ce dernier cas, il arrive que l'on ne puisse mettre une étiquette précise sur l'affection en cause ; mais par ailleurs, toute une série de maladies sont très bien connues et depuis très longtemps.

Il y en a, *grosso modo,* deux catégories. Les unes entraînent un trouble moteur (le plus souvent trouble de la marche) et sont dues à une atteinte de la moelle épinière et des troncs nerveux. On en connaît parfaitement bien les symptômes, le mécanisme, mais pas du tout les causes, qui seront sans doute découvertes

Le système nerveux

dans les dix ou vingt années à venir (maladies de Friedreich, de Pierre Marie…).

Les autres atteignent aussi le cerveau et sont dues à des « troubles métaboliques » dont les mécanismes sont connus et bien étudiés pour bon nombre de ces maladies, mais pas toutes, loin de là. Il s'agit habituellement du manque d'une enzyme bien précise, dont l'absence entraîne un défaut dans la dégradation d'une graisse ou d'un protide précis, et l'accumulation de produits non dégradés et non utilisables, gênant le fonctionnement du système nerveux. Beaucoup de ces maladies s'accompagnent, entre autres troubles, d'un retard mental (cf. chapitres 344 et 400).

Il est fort probable que les années à venir verront des découvertes fantastiques en ces domaines. Il est déjà possible de détecter quelques-unes de ces maladies dès le début de la vie, voire durant la grossesse.

Certaines sont déjà curables par un régime approprié, à condition qu'il soit appliqué dès les premiers jours de la vie (phénylcétonurie – cf. vol. 1, chapitre 14).

Les progrès fantastiques du génie génétique vont permettre – dans un avenir désormais prévisible – soit de remplacer l'enzyme manquante, soit de pallier les troubles entraînés par sa carence.

Mais tout cela suppose encore beaucoup de travaux très difficiles, beaucoup de crédits, de recherche, de travail, de nombreuses rencontres entre les chercheurs de tous les pays.

314

Les encéphalites.

Vous entendez assez souvent parler d'encéphalites qui sont en réalité *des maladies tout à fait exceptionnelles.* On rapporte abusivement à une encéphalite un retard mental, des troubles moteurs, et dès qu'un enfant a présenté de la fièvre et des convulsions, beaucoup de médecins parlent encore de cette maladie qui paraît atteindre le cerveau, sans que l'on sache bien comment, et semble susceptible de laisser après elle d'effroyables séquelles.

Il s'agit effectivement d'une inflammation du cerveau, apparaissant dans des circonstances bien précises, *rarissime sous nos climats,* survenant surtout comme complication d'une maladie éruptive ou infectieuse de forme grave.

Il est des pays, Afrique, Extrême-Orient, Amérique du Sud, où les encéphalites sont fréquentes, dues à des virus ou à des parasites particuliers, qui n'existent pas du tout dans nos contrées. Elles ont une évolution particulière, parfois très lente, mais ce type de maladie est pratiquement inexistant sous nos climats.

Quant aux encéphalites compliquant une maladie éruptive, elles ont très souvent une évolution favorable, avec les moyens thérapeutiques dont nous disposons, et peuvent parfaitement guérir sans séquelles.

K) TUBERCULOSE

Il y a encore, malheureusement, en France, trop de tuberculoses et trop de primo-infections. Le B.C.G. obligatoire (cf. vol. 1, chapitre 176) et effectif fera peu à peu disparaître cette maladie qui a constitué un véritable fléau *mais subit actuellement une certaine recrudescence nécessitant le maintien obligatoire de la vaccination.*

315

Primo-infection.

Lorsqu'un enfant ou un adulte jeune est contaminé par le bacille tuberculeux, ou bacille de Koch, il va faire une « primo-infection ». Celle-ci se produit à l'occasion du premier contact qui a lieu habituellement par inhalation de bacilles de Koch ou B.K. humains.

Le premier contact peut être fortuit et accidentel ou vraiment inévitable et répété.

Fortuit, lorsqu'un enfant, par exemple, est contaminé par un adulte qui tousse et en face duquel il est assis dans l'autobus. Un trajet suffit pour la contamination. C'est l'ami de la famille, malade qui s'ignore, venu rendre visite une journée, ou le grand-père que l'on n'a pas vu depuis un an et chez lequel on va passer deux jours à la campagne.

Le contage est inévitable et répété lorsque quelqu'un avec lequel l'enfant est en contact journalier – parent, grand-parent, employé – est atteint d'une tuberculose pulmonaire qui sera découverte à l'occasion de la primo-infection de l'enfant.

La contamination des enfants est en général le fait d'adultes dont la maladie est ignorée, souvent personnes âgées ou personnes transplantées, atteintes de tuberculose pulmonaire, et dont la toux entraîne des gouttelettes de mucosités provenant

Tuberculose

de lésions pulmonaires ou bronchiques contenant des bacilles tuberculeux.

D'où la règle absolue, lorsqu'un enfant est atteint de primo-infection, d'examiner tout son entourage immédiat et même assez lointain, et de faire passer une radiographie pulmonaire à tous ses familiers. Il est d'autant plus fréquent de découvrir l'agent contaminateur que l'enfant est plus petit, donc en contact avec moins de monde.

Le B.K. est un germe très résistant, capable de survivre longtemps en dehors de l'organisme humain, mais il supporte mal le soleil et la grande lumière et de *bonnes conditions d'hygiène jouent un rôle indiscutable dans la prévention de la tuberculose.*

Il est tout à fait exceptionnel que les enfants se contaminent entre eux.

Il arrive trop souvent que la contamination soit le fait d'un malade connu, insuffisamment ou mal soigné, insuffisamment et mal surveillé, redevenu contagieux après une période où il ne l'était plus, ou se croyant guéri alors qu'il ne l'était pas.

Pour comprendre la maladie tuberculeuse, il faut avoir présente à la mémoire l'histoire d'un bacille tuberculeux pénétrant dans l'organisme. La pénétration se fait en règle générale par voie respiratoire, et le bacille va aller se loger dans une alvéole pulmonaire où il va se multiplier pendant quelques jours et, très rapidement, essaimer dans tout l'organisme et dans les ganglions lymphatiques qui constituent les relais de défense de la zone pulmonaire contaminée.

Pendant ce temps commencent à se développer les défenses de l'organisme, qui vont, au bout de deux ou trois semaines, bloquer la diffusion et la multiplication du bacille, qui se fixe alors partout où il a essaimé. Parallèlement au développement de l'immunité de l'organisme, se constitue *l'allergie aux protéines du B.K.,* permettant, par les réactions cutanées (cf. vol. 1, chapitre 177), de reconnaître si quelqu'un a déjà été en contact ou non avec le bacille.

L'intensité de l'infection dans cette première phase dépend du nombre de bacilles contaminateurs, de leur virulence, de leur capacité à se multiplier et de la qualité des défenses de l'organisme.

Cela explique plusieurs données très importantes.

Plus un enfant est petit, moins ses défenses sont bonnes ; plus il est massivement contaminé et plus sévère sera la maladie qu'il présentera. L'intensité de la contamination dépend de sa répétition, de l'intimité avec la personne contaminatrice, *d'où la règle instituée depuis longtemps de la radiographie pulmonaire des femmes enceintes* pour protéger les nouveau-nés et les petits nourrissons très fragiles.

Le bacille de Koch a disséminé dans l'organisme, et il s'est arrêté dans presque tous les organes, bloqué plus ou moins par les défenses de l'organisme. *C'est cela la phase primaire de la maladie, la primo-infection.* Le bacille se trouve en particulier dans les ganglions lymphatiques dont dépend la petite zone pulmonaire qu'il a infectée au départ, qui peuvent augmenter de volume, d'où cette présence de « ganglions », visibles parfois à la radiographie des poumons au cours de la primo-infection.

Plus ou moins tôt, pas obligatoirement mais souvent, à l'occasion d'une maladie, d'une fatigue, d'une défaillance des défenses de l'organisme, il pourra se réveiller, donnant ce que l'on nomme :

– soit des manifestations de *tuberculose secondaire* : pleurésie, méningite ;

– soit même au bout de cinq, dix, vingt ans, des manifestations de *tuberculose tertiaire* : pulmonaire, rénale, osseuse.

C'est donc, *en général* (pas exclusivement, car il peut y avoir réinfestation), avec des microbes ayant pénétré dans l'organisme lors de la primo-infection que l'on aura plus tard une tuberculose pulmonaire, par exemple ; *d'où, vous le comprenez facilement, l'intérêt de la vaccination par le B.C.G. qui évite cette primo-infection par microbes très virulents et le traitement systématique de toutes les primo-infections, même bénignes, même inapparentes, pour détruire le maximum de microbes et rendre les autres inoffensifs.*

Il est donc tout aussi important dans la lutte contre la tuberculose de dépister et de traiter les adultes malades et contami-

Tuberculose

nateurs que de pratiquer systématiquement le B.C.G. à tous les enfants et sujets jeunes. Et si l'on observe de moins en moins de tuberculoses osseuses, rénales, intestinales, il y a toujours de nombreux cas de tuberculose pulmonaire.

La primo-infection est en général dépistée par la constatation *de réactions tuberculiniques positives* (cf. vol. 1, chapitre 177), chez un enfant non vacciné par le B.C.G. et présentant jusque-là des réactions négatives.

Les contrôles de cuti-réactions étant fréquents, cette découverte peut se faire à l'occasion d'un examen systématique. Parfois, le médecin en pensant à la possibilité d'une primo-infection pratique des réactions chez un enfant fatigué, ayant perdu l'appétit, pâlot. Il y a parfois de la fièvre, un mauvais état général. *La découverte d'un virage de cuti-réaction* commande de faire pratiquer rapidement un examen complet, des radiographies pulmonaires, des examens de sang et une vitesse de sédimentation, un examen clinique et radiologique de l'entourage de l'enfant à la recherche de l'agent contaminateur.

Lorsqu'il n'y a ni fièvre ni accélération de la vitesse de sédimentation, et que les radiographies pulmonaires sont normales, *c'est le virage simple de cuti-réaction.*

La constatation d'anomalies radiologiques, images pulmonaires, images ganglionnaires, justifie la mise en œuvre d'un traitement très énergique.

Il arrive dans quelques circonstances que le diagnostic de primo-infection soit difficile à établir fermement :

– il ne faut pas se contenter d'une seule réaction tuberculinique, parfois difficile à interpréter ; il faut quelquefois les répéter et les discuter ;

– le médecin n'a pas toujours des données précises sur la pratique antérieure d'un B.C.G., oublié, mal inscrit sur le carnet de santé ;

– il est fréquent que le B.C.G. ait été pratiqué mais non vérifié pendant de nombreuses années, ou contrôlé quelque temps seulement. On ne sait donc pas si l'enfant, au moment où l'on constate des réactions positives, était ou non prémuni par le B.C.G. ;

Tuberculose

– un enfant ayant un B.C.G. avec des réactions tuberculiniques faiblement positives peut se trouver contaminé par des B.K. humains très virulents. Dans ce cas, le B.C.G. le protège contre toute évolution sévère, mais on assiste à une augmentation d'intensité des réactions tuberculiniques, *c'est une augmentation d'allergie*. Il s'agit d'une primo-infection chez un sujet vacciné, toujours bénigne mais qui requiert néanmoins un traitement ;

– enfin, *il est des cas de contamination par des bacilles tuberculeux non humains* ; bacille bovin, par ingestion de lait cru provenant d'un bétail contaminé, tout à fait exceptionnel en France actuellement.

Toute primo-infection détectée doit être traitée de neuf à douze mois avec la plus grande régularité et sérieusement. La découverte de médicaments antituberculeux ne date que d'une trentaine d'années, inaugurée par celle de la *streptomycine* qui a permis les premières guérisons de manifestations sévères de la tuberculose. Depuis, des chimiothérapies très actives ont été mises au point, et le traitement est actuellement très efficace.

Pour les primo-infections couramment observées, il pourra être effectué à la maison, et la scolarité ne sera que peu interrompue, ou même pas du tout. Des précautions de repos, de sieste, de bonne alimentation, sont utiles, mais il ne faut pas donner à cet enfant qui se sent en forme une mentalité de malade.

L'Isoniazide, médicament le plus couramment utilisé, augmente l'appétit ; il excite parfois un peu, et l'association de petits calmants sera nécessaire ; mais bien souvent, l'enfant qui prend son médicament facilement matin et soir n'en sera en rien affecté.

La durée du traitement est au minimum de neuf mois, avec contrôle radiologique, vérification de la vitesse de sédimentation si nécessaire et, si tout est rentré dans l'ordre, on peut vraiment parler de guérison, sans séquelle aucune. Les risques de présenter ultérieurement une manifestation quelconque de tuberculose sont diminués en proportions considérables.

Les réactions tuberculiniques resteront définitivement positives.

La primo-infection s'accompagne parfois de deux atteintes spéciales, une conjonctivite particulière appelée *kérato-conjonctivite phlycténulaire,* et des lésions dermatologiques, *l'érythème noueux* (cf. chapitre 254).

316

Autres manifestations.

Les médecins en observent de moins en moins. Elles n'ont pas disparu pour autant. Leur diminution de fréquence s'explique bien par ce que j'ai dit du mécanisme de la primo-infection. Si celle-ci est traitée, ces localisations ultérieures de tuberculose deviennent exceptionnelles.

La méningite tuberculeuse ne s'observe plus guère que chez des enfants de travailleurs immigrés, vivant dans de mauvaises conditions d'hygiène et mal surveillés sur le plan sanitaire. Elle guérit maintenant, mais reste une maladie sévère.

Les pleurésies tuberculeuses se produisent parfois quelques mois, deux ou trois ans après une primo-infection passée inaperçue chez de grands enfants.

Les tuberculoses osseuses, *coxalgie, mal de Pott,* dont tout le monde a entendu parler, ont pratiquement disparu.

Nous voyons encore assez souvent des *tuberculoses ganglionnaires,* touchant des ganglions de l'aisselle ou du cou. Le diagnostic en est parfois difficile à faire, nécessite une ponction et le traitement médicamenteux doit être en général complété par une cure chirurgicale.

Malgré tous ces immenses progrès, la détection de la tuberculose reste une préoccupation permanente des pédiatres et le restera tant que la généralisation du B.C.G. n'aura pas entraîné la disparition à peu près complète de la maladie tuberculeuse.

J'ajouterai qu'il y faudrait aussi, pour la France, une notable diminution de l'alcoolisme.

L) TROUBLES ENDOCRINIENS

Les troubles endocriniens sont beaucoup moins fréquents qu'on ne le croit communément.

Il est bien banal qu'une maman pense que son enfant, trop gros ou trop maigre, trop grand ou trop petit, trop lent ou trop actif, tout cela à son gré évidemment, est atteint de troubles endocriniens. En réalité, ceux-ci sont exceptionnels et leur existence entraîne des maladies très précises, très caractérisées et très rares.

317

Les hypoglycémies.

Le sucre, le glucose, est l'élément énergétique de l'organisme grâce auquel se réalise tout le fonctionnement cellulaire.

Il est en permanence transporté à chaque cellule de l'organisme par le sang, dans lequel son taux est remarquablement fixe, de 0,60 g à 1 g selon la technique de dosage utilisée. La baisse au-dessous de ces chiffres entraîne des troubles, en particulier au niveau du système nerveux, et prolongée, intense, elle peut faire courir un risque vital. Le rein ne permet pas l'excrétion du sucre dans les urines au-dessous d'un taux sanguin de 1,60 g environ, une perméabilité rénale exagérée au glucose constituant le *diabète rénal*.

Diverses glandes endocrines, le pancréas, les surrénales en particulier, concourent au maintien de ce taux sanguin constant, permettant aussi un fonctionnement cellulaire régulier et sans à-coups.

La fringale que vous ressentez, la sensation de malaise parfois vers midi si vous n'avez pas pris de petit déjeuner, la fatigue, avec bâillements avant un repas, sont souvent les conséquences d'une hypoglycémie transitoire vous avertissant de votre besoin de manger, c'est-à-dire d'une baisse du taux sanguin du glucose.

Assez nombreux sont les enfants présentant des malaises hypoglycémiques caractérisés. Tous les parents de petits diabétiques, eux-mêmes également, en connaissent bien la fréquence et les symptômes entraînés par un surdosage en insuline injectée.

Mais surtout, nombre d'enfants ont des fringales vers la fin de la matinée, au réveil une sensation de malaise avec pâleur; les hypoglycémies à forme légère sont sans doute plus courantes qu'il n'est coutume de le penser. Croquer un morceau de sucre ou un bonbon est une bonne thérapeutique. Il faut respecter la tendance à manger beaucoup de sucre qu'ont certains enfants; elle correspond à un besoin. Mais il faudrait surtout, pour éviter les fringales de la fin de la matinée, leur donner un petit déjeuner substantiel; et que l'école permette à ceux qui n'ont pas faim tôt le matin, et aux plus petits, de manger un peu à la récréation de dix heures.

318

Spasmophilie.

Ce n'est pas une maladie, mais un état, dont le nom est connu du grand public et auquel on impute beaucoup de troubles dont il n'est pas toujours responsable.

C'est un état d'hyperexcitabilité nerveuse et musculaire, lié, dans les cas les plus authentiques, à une insuffisance du taux de calcium dans le sang ou à un défaut d'utilisation de calcium à l'intérieur même des cellules de l'organisme. La cause en est parfois une insuffisance de fonctionnement des glandes parathyroïdes mais celles-ci ne jouent de rôle que dans un nombre très infime de cas. Dans tous les autres cas, il est exceptionnel que l'on puisse mettre en évidence – par les moyens habituels – un défaut du métabolisme du calcium; et pourtant, tous les spasmophiles ont des troubles très voisins, d'intensité variée: nervosité, instabilité, parfois crampes, sensation de crispations des mains ou des pieds, tristesse sans motif, variations et instabilité générale de l'humeur, sensations d'angoisse, douleurs diverses, en particulier digestives, plus rarement anomalies de l'émail dentaire.

Un seul examen, *l'électromyogramme,* consistant à enregistrer les réponses musculaires à des stimulations électriques, permet d'affirmer la spasmophilie, mais dans beaucoup de cas, et bien que l'on ne trouve aucune anomalie du taux de calcium, l'administration de vitamine D et de calcium à hautes doses donne de bons résultats thérapeutiques.

Mais le diagnostic de spasmophilie est souvent porté abusivement devant des troubles névrotiques de l'enfant, pour lesquels il vaut mieux envisager une thérapeutique psychologique que prescrire calcium et vitamine D, qui seront sans effet et peuvent être nocifs administrés à trop forte dose.

319

Ectopie testiculaire ; cryptorchidie.

Lors de la formation de l'embryon, puis du fœtus, le testicule se forme en même temps que le rein dans l'abdomen. Puis il va s'en séparer et descendre pour sortir de l'abdomen et occuper sa place à l'extérieur de celui-ci, dans les bourses. Pour bien fonctionner, en effet, il a besoin d'être à une température inférieure à 37 °C. Au cours de sa descente, de sa « migration », il va passer dans un canal situé entre les muscles de la paroi de l'abdomen, sur le côté, au-dessus du pli de l'aine, *le canal inguinal,* par où se forment les hernies.

Il arrive que le testicule, pour des raisons que l'on connaît mal, n'achève pas sa route, ne termine pas sa course et s'arrête, au cours du chemin, sans descendre complètement dans la bourse.

Il s'agit alors d'un testicule non descendu, *d'une ectopie testiculaire,* le terme de cryptorchidie étant équivalent et signifiant simplement que la glande est cachée.

Il faut distinguer le testicule ectopique, que l'on n'arrive pas à abaisser dans la bourse et qui n'y descendra que grâce à une intervention chirurgicale, de ce que l'on appelle le *testicule oscillant*. Celui-ci remonte facilement, dans le canal inguinal justement, mais on arrive à l'abaisser presque à sa place normale. Il est tout à fait normal, il n'y a pas lieu d'opérer, et le testicule se placera de lui-même dans la bourse, à la puberté, sous l'effet des incitations hormonales de cette période de la vie.

Il ne faut donc faire ni traitement médical ni opération chirurgicale sur le testicule oscillant.

Il n'en va pas de même pour l'ectopie. Les traitements médicaux qui ont été tentés sont peu utiles et ne doivent être pratiqués que peu de temps avant l'intervention. Il faut opérer et le plus tôt possible est le mieux. On opère souvent au cours de la deuxième année, en tout cas avant cinq ou six ans. L'intervention qui consiste à abaisser le testicule dans la bourse et à l'y fixer est facile, mais délicate et doit être pratiquée par un chirurgien entraîné, d'autant plus que le testicule est resté plus haut dans son trajet pour sortir de l'abdomen.

Il faut relever quelques points qui inquiètent souvent les parents :

– Cette intervention est bénéfique et doit être pratiquée à tout prix.

– Un seul testicule suffit à assurer toutes les fonctions génitales et de reproduction. Si le testicule descendu chirurgicalement est plus petit et peut être moins fonctionnel que l'autre, il n'y a absolument aucun risque concernant la virilité ni la capacité d'avoir des enfants.

– L'ectopie testiculaire n'entrave en rien le développement physique et intellectuel de l'enfant, qui n'a absolument aucune raison d'être considéré, ni de se considérer en quoi que ce soit comme anormal.

Presque toujours l'ectopie testiculaire n'existe que d'un seul côté et le testicule peut avoir arrêté sa migration en un point quelconque de son trajet, abdomen ou canal inguinal. Mais elle peut exister des deux côtés, les deux testicules pouvant alors avoir arrêté leur migration dans l'abdomen. Les interventions nécessaires, précédées obligatoirement d'une radiographie des reins, doivent être commencées le plus précocement possible afin d'assurer au moins le fonctionnement endocrinien d'un des deux testicules.

320

Insuffisance thyroïdienne ; myxœdème.

La glande thyroïde joue un rôle important, par ses sécrétions, dans la croissance de l'individu, le développement et le fonctionnement de chaque organe. Les hormones thyroïdiennes agissent sur toutes les cellules de l'individu et jouent un rôle dans leur croissance normale et ensuite dans leur fonction, en permettant un métabolisme satisfaisant. Le diagnostic d'insuffisance thyroïdienne est fait de plus en plus précocement au cours de la vie, et cela est important car, de la précocité du traitement substitutif dépendra, en partie, le succès de la thérapeutique.

La glande thyroïdienne se développe mal, *grosso modo*, dans quatre circonstances ; elle peut ne pas exister ; elle peut avoir arrêté son développement du fait d'une anomalie de son trajet au cours de la croissance embryonnaire, qui la conduit de la base de la langue à la partie moyenne du cou ; elle peut être atteinte d'un trouble de son fonctionnement lui interdisant de fabriquer des hormones normales en quantité normale ; elle peut être insuffisante du fait d'une insuffisance de la glande hypophyse, laquelle commande et dirige l'ensemble du système endocrinien.

Ces quatre mécanismes conduiront à des conséquences voisines : retard du développement statural ; manque d'appétit, avec constipation, frilosité, température au-dessous de 37 °C ; infiltration de la peau par une sorte d'œdème très léger, mais qui a donné son nom à la maladie ; retard du développement mental et intellectuel ; retard de la croissance osseuse, avec anomalies de cette croissance, anémie, teint jaunâtre, lenteur générale, physique et intellectuelle.

Troubles endocriniens

Il existe des formes importantes, révélées à la naissance, au cours desquelles l'absence de thyroïde chez le fœtus a freiné sa croissance à l'intérieur même de l'utérus maternel. Il existe des formes beaucoup plus frustes, sans atteinte intellectuelle, se révélant à huit ou dix ans chez des enfants ayant une bonne scolarité.

Mais toutes relèvent d'une insuffisance qualitative ou quantitative des hormones thyroïdiennes et peuvent être traitées par l'administration d'extraits thyroïdiens. Ceux-ci devront être donnés pendant toute la vie car on ne dispose pas, à l'heure actuelle, de moyens de donner un fonctionnement normal à une thyroïde déficiente, excepté dans les cas où la maladie dépend d'un trouble de l'hypophyse. Le traitement donne souvent de très bons résultats, mais il doit être surveillé attentivement par un médecin qualifié. Chaque pédiatre suit des enfants ayant eu un myxœdème et auxquels un traitement bien conduit permet de se développer, d'avoir une activité sociale, une scolarité, et ensuite une vie professionnelle, sexuelle et générale satisfaisante.

Certes, lorsque la maladie a commencé très tôt dans la vie embryonnaire, il aura pu se produire des troubles dans le développement du système nerveux, mais la précocité de l'institution du traitement est un élément favorable du pronostic.

Comme nous l'avons déjà vu (cf. vol. 1, chapitre 14) la détection de l'insuffisance thyroïdienne se pratique dès la naissance par un test effectué au 4e-5e jour en même temps que le test de Guthrie. Cette détection précoce est indispensable à l'efficacité maxima de la thérapeutique.

321

Insuffisance surrénale.

Les glandes surrénales jouent un rôle considérable dans l'organisme et sont nécessaires au maintien de la vie. Elles sécrètent à la fois des hormones sexuelles et des hormones contrôlant le métabolisme de l'eau et du sel. Les insuffisances de fonctionnement sont rarissimes dans l'enfance, mais elles sont responsables de troubles très particuliers au moment de la naissance, qui sont *des cas d'intersexualité.*

Tout le monde a entendu parler d'enfants déclarés à la naissance comme garçons et qui sont en réalité des filles, le sexe réel ne se révélant que plus tard. Il s'agit de troubles complexes du fonctionnement surrénal associant une hypersécrétion d'hormones mâles à une insuffisance de sécrétion des hormones qui évitent une fuite considérable de chlorure de sodium par les urines. Durant la vie fœtale, le trouble a entraîné une masculinisation du fœtus lorsqu'il s'agissait d'un bébé de sexe féminin, et au moment de la naissance on s'aperçoit que le bébé a des organes génitaux mal formés, en même temps qu'il présente très rapidement des troubles extrêmement graves évoquant une toxicose.

Les progrès de la thérapeutique et de la chirurgie modernes ont permis de maintenir ces nouveau-nés en vie, de compenser par une thérapeutique hormonale régulière leur insuffisance surrénale, et de donner à leurs organes génitaux externes une morphologie féminine normale.

Mais cela ne peut être que le fait d'une équipe médico-chirurgicale très compétente et entraînée.

M) RHUMATISMES

Ce terme n'a pas le même sens chez l'adulte, le sujet âgé et l'enfant, ou du moins il ne recouvre pas du tout les mêmes choses.

Quand votre grand-tante dit : « J'ai mes rhumatismes », cela signifie qu'elle a mal à quelques articulations si le temps change, si elle s'est fatiguée ou a trop marché. La maladie responsable est en général l'arthrose, maladie du vieillissement des articulations, inévitable mais n'affectant pas les uns et les autres de la même manière.

L'arthrose n'existe pas chez l'enfant.

Et lorsque les pédiatres parlent de rhumatismes, ils signifient une série de maladies très particulières et très précises.

322

Douleurs articulaires.

Beaucoup d'enfants se plaignent, de temps à autre, de douleurs articulaires qui font craindre aux familles qu'il s'agisse de rhumatisme articulaire aigu, diagnostic porté parfois de façon abusive.

Il s'agit presque toujours de douleurs des membres inférieurs seuls, ce qui doit déjà faire réfléchir, et les articulations sont toujours normales, sans gonflement ni rougeur ni douleur lorsqu'on les palpe et les manipule.

Il peut arriver qu'une authentique maladie de Bouillaud se traduise exclusivement par ces douleurs, frustes, fugaces, mais ce fait est très rare (cf. chapitre 323).

Le plus souvent, une étude minutieuse de la manière dont se plaint l'enfant, un examen soigneux, des données de laboratoire n'évoquant nullement le rhumatisme articulaire aigu permettent de rapporter ces douleurs à leur vraie cause.

– *Il existe des rhumatismes infectieux simples.* Diverses maladies infectieuses ou inflammatoires, une angine à germe quelconque, une infection intestinale, une grippe, une hépatite peuvent débuter ou se compliquer de douleurs articulaires.

– *Les enfants ont une intense activité physique.* Ils courent, sautent, vont au stade, font du sport avec enthousiasme, sans ménager leurs efforts et sans souci de leur force réelle. Lorsqu'ils jouent au football, font du saut en hauteur ou de l'escalade, ils ne se rendent pas compte, sur le moment, d'un forcing musculaire ou d'un déchirement ligamentaire au niveau d'une articulation. Deux jours après, ils boitent et se plaignent d'un genou, d'une cheville, d'une hanche, et il faudra souvent rapporter à l'effort antérieur la douleur ou la boiterie. Cela arrive souvent. Je me souviens d'un jeune garçon de quatorze ou quinze ans qui présentait une fracture d'un os du pied (un métatarsien), sûrement faite lors d'une partie de football deux jours auparavant, mais qui ne se souvenait absolument pas d'avoir ressenti une douleur quelconque dans l'euphorie du jeu.

Bien souvent, on peut rapporter à un effort physique des douleurs articulaires de l'enfant.

Et il faut rapprocher de ce fait beaucoup de douleurs au niveau des membres inférieurs, en relation avec des efforts minimes, marche un peu prolongée, petite course, séance de stade, et déclenchées par les données mêmes de la statique de leurs jambes. Cela s'observe plutôt vers six ou sept ans, alors que la musculature est encore faible, le tonus musculaire médiocre, les pieds un peu aplatis, tournés en dedans, les genoux gros.

Dans la marche, si l'enfant est insuffisamment musclé, il se fait des étirements ligamentaires au niveau des genoux, des chevilles, de la hanche, responsables de douleurs dont le traitement réside dans la gymnastique, le sport, la musculation.

Enfin, j'ai connu une jeune patiente de douze ans, qui était traitée depuis deux ans pour un rhumatisme articulaire aigu alors qu'il s'agissait d'une spasmophilie. Cette affection, bien plus rare qu'on ne le pense habituellement, peut donner cependant des douleurs des membres qu'on prend pour des douleurs articulaires (cf. chapitre 318).

Vous voyez que toute douleur articulaire n'est pas rhumatisme et que le problème posé au médecin est souvent compliqué à résoudre.

323

Rhumatisme articulaire aigu. Maladie de Bouillaud.

Le rhumatisme articulaire aigu a beaucoup diminué de fréquence mais fait encore peur aux familles. Or, il suffirait que toutes les angines soient traitées correctement et à temps pour que le rhumatisme articulaire aigu disparaisse entièrement ou presque.

Pourquoi ? Le rhumatisme articulaire aigu ou R.A.A. est causé par un microbe spécifique que l'on appelle un « streptocoque hémolytique » d'un type particulier. Lorsque celui-ci a vécu quelques jours dans l'organisme en donnant une angine et sans être détruit, il provoque la formation, comme tous les microbes, d'anticorps, c'est-à-dire de cette sorte particulière de globulines circulant dans le sang et destinées à jouer un rôle dans l'immunité en favorisant la destruction des microbes.

Or, ces anticorps, du fait de leur structure chimique, sont capables de jouer un rôle néfaste sur les tissus de l'organisme humain qui ont une structure chimique proche de celle du streptocoque. Et voilà comment, admet-on à l'heure actuelle, peuvent se constituer des lésions cardiaques au cours du R.A.A.

Celui-ci se traduit par des « arthrites ». C'est-à-dire une inflammation atteignant en particulier les grosses articulations (genoux, coudes, chevilles), mais aussi parfois les doigts ou la colonne vertébrale.

La ou les articulations atteintes sont rouges, chaudes, gonflées, extrêmement douloureuses, et l'enfant reste immobilisé par la douleur, ne pouvant bouger l'articulation touchée. Il existe un tout petit épanchement, et l'on ne peut déplacer l'enfant qu'avec les plus grandes précautions. Il ne peut évidemment mettre pied à terre. Mais cette atteinte articulaire est

Rhumatismes

fugace, dure deux ou trois jours, guérit spontanément et complètement, et encore plus vite avec le traitement.

Les douleurs, la fièvre plus ou moins élevée constituent les deux signes majeurs de la maladie. L'enfant est fatigué, pâle. Sa transpiration a une odeur aigrelette caractéristique ; il y a parfois une éruption, sur le thorax, autour des coudes.

Lorsque le diagnostic de rhumatisme articulaire paraît certain, le traitement doit être institué d'urgence, car de la rapidité de sa mise en train dépend parfois que l'on évite ou non une complication cardiaque.

Deux examens de laboratoire peuvent aider au diagnostic : une vitesse de sédimentation très élevée, une augmentation dans le sérum du « taux des antistreptolysines » qui sont le témoin de l'infection par le streptocoque hémolytique.

Il existe beaucoup d'autres examens de laboratoire indispensables à pratiquer, au début et ensuite régulièrement chaque semaine pour surveiller l'évolution des signes biologiques. De même, il convient de répéter les examens cardiaques et les électrocardiogrammes.

La thérapeutique nécessite l'utilisation de pénicilline et de cortisone, à fortes doses, pendant six à huit semaines, et ce traitement justifie une surveillance attentive, clinique et biologique, pendant toute sa durée.

Une telle surveillance peut être effectuée en ville, mais il est sans doute plus raisonnable de l'exercer à l'hôpital, pendant les quinze-vingt premiers jours du traitement.

Faire le diagnostic de rhumatisme articulaire aigu, sous une forme typique, ne pose guère de problèmes. Mais il existe beaucoup de cas difficiles, où la sagacité du médecin est mise à rude épreuve.

Une seule articulation peut être atteinte, et lorsqu'il s'agit de la hanche, articulation profonde dont l'inflammation donne des signes indirects, le diagnostic peut être mis en parallèle avec d'autres affections, en particulier une ostéomyélite.

Mais surtout, le R.A.A., comme toutes les maladies, se modifie dans son allure et les quelques cas – bien rares – que nous pouvons voir actuellement sont atypiques ou frustes. Le diagnostic en reste cependant très important.

Rhumatismes

En effet le rhumatisme articulaire aigu est une maladie susceptible de rechutes, chaque rechute faisant courir le risque d'une atteinte cardiaque, celle-ci constituant le seul élément de gravité de la maladie ; le seul, mais terriblement important. Or, l'introduction dans la thérapeutique de la pénicilline a permis d'entraîner la disparition de l'infection streptococcique à la phase aiguë de la maladie, et aussi, par une administration *régulière, quoditienne, à petite dose, pendant de très nombreuses années, d'éviter les rechutes et donc de diminuer dans des proportions considérables le risque cardiaque.*

C'est une découverte très importante de la pédiatrie.

Chaque enfant ayant présenté une crise de rhumatisme articulaire doit recevoir une dose de pénicilline quotidienne, soit par injections intramusculaires effectuées tous les quinze ou vingt et un jours, soit par une petite dose administrée chaque matin par voie buccale (100 000 à 200 000 unités par jour), régulièrement, sans manquer un jour, jusqu'après sa puberté, ou mieux, jusque vers la vingtième année.

C'est astreignant, mais facile, sans risque pour sa santé en général, et l'efficacité de ce traitement préventif n'est plus maintenant à démontrer.

Poser le diagnostic de rhumatisme articulaire aigu commande aux médecins d'adopter cette attitude.

Les pédiatres sont souvent conduits à examiner des enfants ayant présenté une infection rhino-pharyngée ou une angine causée par un streptocoque, et chez lesquels on trouve simplement une vitesse de sédimentation et un taux d'antistreptolysines en forte augmentation. Sur ces seuls symptômes beaucoup de médecins posent le diagnostic de rhumatisme articulaire aigu avec toutes ses conséquences thérapeutiques. Ces cas sont fréquents et méritent des discussions très serrées concernant le traitement à instituer.

La grande complication de la maladie (il en est d'autres mais moins sévères) est *l'atteinte cardiaque* pouvant laisser derrière elle des séquelles définitives par lésions des valvules fermant les orifices situés entre les cavités cardiaques. Mais surtout, si certaines de ces lésions sont détectées tout de suite, d'autres peuvent se révéler au bout de quelques années seulement. C'est le

Rhumatismes

cas du rétrécissement mitral, et c'est une des raisons pour lesquelles les médecins mettent tant d'insistance à convaincre les parents d'enfants ayant présenté une crise de rhumatisme de poursuivre avec régularité la thérapeutique préventive par la pénicilline, celle-ci évitant des rechutes insidieuses pouvant être responsables de la constitution ou de l'aggravation d'un rétrécissement mitral.

Tel est, exposé de façon très approchée, le rhumatisme articulaire aigu ; mais rassurez-vous, sa fréquence a beaucoup diminué grâce à une *bonne thérapeutique des angines par antibiotiques.*

Toute angine doit être examinée par un médecin et s'il s'agit d'une angine à streptocope, ou dans le doute, traitée par un antibiotique actif qui évite aussi les néphrites (cf. chapitre 300).

De plus, tout rhumatisme traité très rapidement et de façon convenable a moins de chances d'entraîner une atteinte cardiaque.

324

La chorée.

Elle est aussi connue sous le nom de *danse de Saint-Guy.* Comme la maladie de Bouillaud, elle a tendance à diminuer de fréquence car, malgré l'ignorance où sont encore les médecins concernant le mécanisme intime des troubles qu'elle entraîne, il est bien prouvé qu'elle est dans beaucoup de cas la conséquence, comme le rhumatisme articulaire aigu, d'une infection par un streptocoque particulier et qu'elle comporte exactement les mêmes complications cardiaques. Elle est un des aspects de la maladie rhumatismale chez l'enfant.

Apparue environ trois semaines après l'angine, surtout chez les filles, elle se traduit par des modifications du caractère, une incapacité complète à fixer son attention et surtout des mouvements anormaux, involontaires, incontrôlables, ne disparaissant que pendant le sommeil. C'est la « danse de Saint-Guy » qui dure quelques semaines puis s'estompe.

La chorée comporte les mêmes risques cardiaques que la maladie de Bouillaud, nécessite le même traitement, augmenté de médicaments destinés à combattre les mouvements anormaux.

Mais elle a quasiment disparu de nos contrées.

325

Rhumatismes chroniques.

Ils affectent l'enfant aussi bien que l'adulte, mais avec une très grande rareté, et ce sont toujours des rhumatismes inflammatoires aigus, et non dégénératifs comme l'arthrose. Ce ne sont donc pas des maladies du vieillissement des articulations, mais des maladies aiguës, acquises, dont cependant la cause échappe dans la grande majorité des cas.

Il m'est difficile d'entrer dans le détail des symptômes cliniques et biologiques car ce sont des maladies très complexes dont le mécanisme intime est inconnu des médecins. Ils peuvent commencer tôt, vers l'âge de deux ou trois ans, représentant alors ce que l'on appelle la maladie de Still. Ils peuvent débuter plus tard, vers huit ou dix ans, et habituellement les débuts sont trompeurs, marqués par des douleurs articulaires, des éruptions, de la fièvre, faisant souvent hésiter le diagnostic pendant plusieurs mois.

Parfois, lorsque la maladie débute à la période prépubertaire, une seule articulation des membres, genou, cheville, peut être atteinte de façon isolée pendant quelques mois. Les perturbations biologiques spécifiques ne surviendront que longtemps après le début clinique de la maladie, confirmant de façon définitive le diagnostic (réaction de Waaler-Rose positive, présence d'anticorps antinucléaires).

Les progrès de la thérapeutique permettent maintenant d'obtenir de bons résultats dans le traitement de ces affections dont l'évolution est plus facilement contrôlée et les séquelles accessibles à diverses thérapeutiques, médicamenteuses, orthopédiques. Mais il s'agit de maladies difficiles à traiter, devant être prises en charge par une équipe médicale nombreuse et compétente.

326

La maladie périodique.

Il existe une maladie mystérieuse dont je ne veux dire qu'un mot, appelée *la maladie périodique,* touchant surtout les populations du pourtour méditerranéen, particulièrement juives, et traduite entre autres symptômes par des douleurs articulaires à répétition, parfois avec épanchement d'un genou ou d'une cheville, vitesse de sédimentation très accélérée, mais sans aucune évolution de ces atteintes articulaires vers l'ankylose ni la chronicité. Le risque possible réside dans une atteinte des reins.

Malgré toutes les recherches on n'a pas encore découvert la cause de l'affection qui entraîne également de grandes crises de douleurs abdominales avec poussées fébriles. La vitesse de sédimentation est en général accélérée, comme parfois chez d'autres membres de la famille.

On sait, depuis peu de temps, que l'administration régulière de colchicine est un excellent traitement préventif de la survenue des crises.

N) SANG ET CŒUR

327

Souffles cardiaques.

Motif de consultation bien banal, la découverte d'un souffle cardiaque par le médecin, lors d'un examen de médecine scolaire par exemple, inquiète souvent la famille.

Pourtant, lorsque l'on dit souffle, entendu lors de l'auscultation, cela a deux significations bien différentes, avec des incidences pratiques totalement opposées, selon qu'il s'agit d'un souffle anorganique (ou fonctionnel) ou organique (ou lésionnel).

Un souffle anorganique ou fonctionnel ne traduit en rien une lésion du cœur ni des gros vaisseaux, mais simplement un « bruit de tuyau » ou un bruit provenant d'une position particulière du cœur ou des vaisseaux. C'est le bruit produit lors du passage du sang, soit parce que le cœur bat très vite, est instable, comme c'est souvent le cas chez l'enfant ou le jeune adolescent, soit du fait d'une position particulière entraînant un frottement lors de la circulation sanguine à l'intérieur des cavités cardiaques. Un tel souffle fonctionnel a des traits caractéristiques qu'une oreille exercée reconnaît bien et *il ne témoigne aucunement d'une lésion cardiaque.*

Lorsqu'on est ferme sur ce diagnostic, on est ferme sur l'intégrité absolue du cœur et il n'y a aucune raison d'imposer à l'enfant des précautions particulières de repos ou des restrictions de sport ou d'exercice physique. Il peut mener une vie normale, avoir un régime normal. Son cœur est sain.

Le souffle fonctionnel, anorganique, s'entend incidemment et ne doit inquiéter personne.

La découverte par contre d'un souffle dit organique témoigne d'une lésion cardiaque et doit être prise beaucoup plus au sérieux.

Dans ce cas, le souffle est la traduction auditive du passage rythmé du sang à l'intérieur d'un orifice cardiaque anormal, rétréci ou dilaté, ou d'un orifice supplémentaire anormal, ou d'un vaisseau rétréci ou dilaté.

Il témoigne d'une anomalie cardiaque, qu'il s'agisse d'une anomalie congénitale provenant *d'une malformation cardiaque,* ou d'une anomalie acquise par une lésion, la cause essentielle étant chez l'enfant le rhumatisme articulaire aigu (cf. chapitre 323).

Lorsque l'on découvre un souffle organique, il est rare que l'on puisse faire d'emblée un diagnostic précis. Celui-ci ne sera possible que par des explorations complémentaires ; mais *l'échographie cardiaque a transformé l'exploration chez l'enfant et le petit nourrisson.*

D'abord tout souffle découvert mérite une échographie, examen facile, simple, donnant de considérables renseignements entre des mains entraînées ; c'est ainsi que beaucoup de souffles peu intenses peuvent être identifiés comme la conséquence d'anomalies mineures qui n'auront aucune incidence sur la vie quotidienne et ne justifieront aucune intervention, seulement une surveillance régulière.

La découverte d'une anomalie importante fera discuter de la nécessité d'explorations plus complexes en service de cardiologie infantile, et d'une consultation médico-chirurgicale.

La détection d'une lésion cardiaque suppose que l'enfant soit suivi conjointement par un pédiatre et un cardiologue qui pourra déterminer la conduite à tenir, juger de la nécessité d'explorations spécialisées et si une indication d'intervention doit être posée.

328

Purpuras ; purpura rhumatoïde ; purpura thrombopénique.

Le purpura est une éruption faite de petites taches très rouges ne s'effaçant pas lorsqu'on étire la peau sur le pourtour, car elles sont constituées d'une gouttelette sanguine étalée à l'intérieur

Sang et cœur

de la peau. Il s'agit donc de petites taches de sang, de faible taille en général, une lentille au maximum, ne durant que quelques jours et s'effaçant progressivement en devenant parfois un peu verdâtres.

Leur siège est variable, mais c'est très souvent les membres.

Les taches s'accompagnent souvent de petites traînées sanglantes, siégeant au niveau des plis, appelées vibices.

Le purpura n'est pas une maladie en soi, *mais le symptôme que quelque chose ne va pas bien dans la coagulation sanguine ou au niveau des petits vaisseaux, les capillaires.* Pour des quantités de raisons, le sang peut être rendu difficilement coagulable, ou les capillaires être fragiles, et cela représente les deux formes les plus banales de purpura observé chez l'enfant : *le purpura thrombopénique* par insuffisance du nombre des plaquettes sanguines, ou *le purpura rhumatoïde.*

On observe aussi souvent des taches purpuriques au niveau du cou, du haut des épaules, du pourtour des yeux, au cours de la coqueluche ou de toux répétée et intense. Elles n'ont pas du tout la signification d'un trouble sanguin, mais d'une augmentation de pression répétée au niveau de ces zones vasculairement fragiles, causée par la toux. Elles ne sont en quelque sorte que le témoin des efforts de toux, et on les observe aussi après des efforts de vomissements.

Le purpura rhumatoïde est une maladie encore bien mystérieuse. Elle survient brutalement chez l'enfant, souvent vers sept, huit ans, garçon ou fille, et se traduit par un purpura des membres inférieurs. Parfois après une angine, quelques maux de gorge, se produit un purpura des avant-bras et des jambes que la station debout déclenche facilement.

Cette éruption purpurique peut être accompagnée de quelques éléments d'urticaire, de maux de ventre, de quelques douleurs articulaires.

Mais les examens de laboratoire pratiqués sont intégralement normaux ; *il s'agit d'une atteinte des vaisseaux capillaires,* et l'on doit rechercher, dans les antécédents immédiats, soit une infection rhino-pharyngée, soit l'administration d'un médicament qui a joué un rôle allergisant.

Cette maladie va durer de trois à six semaines, exige un repos très sérieux au lit, car manifestement la station debout déclenche une nouvelle poussée. Deux surveillances particulières doivent être exercées : l'apparition de troubles urinaires qui pourraient signaler une atteinte rénale ; l'apparition de maux de ventre pouvant révéler une atteinte intestinale.

Dans la grande majorité des cas, la maladie guérit en quelques semaines mais il faut prendre garde aux rechutes possibles.

On comprend mal cette affection, probablement atteinte des petits vaisseaux d'origine allergique. Aucune précaution de régime autre que le repos ne doit être prise, mais il faut être très attentif à l'administration de médicaments. Dans les cas les plus sévères d'atteinte abdominale ou rénale, un traitement et une surveillance complexes nécessiteront l'hospitalisation.

Le purpura thrombopénique est dû à la chute du taux de plaquettes dans le sang. Celles-ci sont avec les globules rouges et blancs la troisième catégorie de cellules circulant dans le plasma sanguin. Elles sont de petite taille, au nombre de 200 000 à 300 000 par mm^3, et jouent un rôle considérable dans la coagulation sanguine, tant par leur nombre que par leur qualité et leur valeur.

Lorsque leur taux baisse en dessous de 50 000 à 60 000, il apparaît des troubles de la coagulation et, en particulier, un purpura et un allongement important du temps de coagulation.

Un enfant jusque-là bien portant présente un purpura, moins régulier, plus diffus que celui du purpura rhumatoïde, avec souvent des hématomes et de grosses taches hémorragiques. Un tel tableau fait pratiquer rapidement une étude sanguine qui note la baisse du taux de plaquettes sans anomalie des globules rouges ni des globules blancs, avec seulement un allongement important du taux de coagulation et parfois des anomalies qualitatives des plaquettes.

L'évolution du purpura thrombopénique est difficilement prévisible et dépend de la cause de la maladie. Celle-ci peut être déclenchée par une infection (la rubéole en particulier), une intoxication par un médicament ou un phénomène d'allergie. Dans ces cas, elle va durer quelques semaines et guérir intégralement, mais il est raisonnable de surveiller longtemps la formule sanguine et le nombre des plaquettes car des rechutes peuvent survenir.

Bien souvent on ne trouve aucune cause ; l'évolution est imprévisible car si des cas guérissent en quelques semaines, d'autres peuvent se prolonger des mois ou des années.

L'administration de cortisone, de gammaglobulines, fait remonter le nombre des plaquettes, mais ce traitement doit être manipulé avec les plus grandes précautions et ne peut être prolongé indéfiniment. Dans les cas de longue durée, au bout d'un ou deux ans d'évolution, après des études complexes et précises, *en particulier isotopiques,* on est parfois conduit à préconiser l'ablation de la rate, lorsque celle-ci constitue le lieu privilégié de destruction des plaquettes.

Cette intervention, la splénectomie, entraîne alors une remontée durable du taux des plaquettes.

C'est une maladie bénigne, mais nécessitant une surveillance très attentive et très ennuyeuse lorsque le trouble se prolonge.

329

Leucémie.
Maladie de Hodgkin.

Je n'en dirai que quelques mots car elle est la hantise de beaucoup de mères. Dès qu'un enfant est pâle, a quelques ganglions dans le cou, se sent fatigué, la crainte de cette maladie hante l'esprit de beaucoup de parents. Ils n'osent le dire mais poussent le médecin à faire pratiquer l'examen sanguin qui les tranquillisera.

La leucémie, véritable cancer du sang par prolifération exagérée de cellules trop jeunes et malignes, est très rare. Ne la craignez pas à tout instant. De plus, des équipes remarquables travaillent partout dans le monde sur ses causes et son traitement et l'on peut dire, dès maintenant, que beaucoup d'enfants sont guéris, et leur nombre ira en augmentant. C'est la poursuite d'un immense espoir.

Dès maintenant on apprécie à plus de cinquante pour cent le nombre d'enfants guéris des formes les plus courantes de leucémie aiguë.

Cet espoir se trouve tout à fait confirmé pour une maladie où la prolifération maligne se produit au niveau des ganglions lymphatiques : *la maladie de Hodgkin.* Détectée tôt et correctement traitée, elle guérit dans l'immense majorité des cas. On apprécie ce pourcentage de guérisons à quatre-vingt-dix ou quatre-vingt-quinze pour cent.

O) MALADIES
DE LA BOUCHE ET DES DENTS

330

Les caries dentaires.

Elles sont toujours banales, aussi bien sur les dents de lait que sur les dents définitives, et particulièrement dans la population française, mais elles semblent moins fréquentes, au moins chez l'enfant, depuis la généralisation de la prise de fluor.

Les dents ne sont pas des organes inertes, mais vivants, justifiant des soins attentifs.

Vous entendez beaucoup parler, en ce moment, de la *plaque dentaire* et de son rôle dans la protection de la dent contre la carie.

De quoi s'agit-il ?

On ne sait pas encore parfaitement ce qu'est la carie ; c'est en tout cas une affection chimique et microbienne, peut-être virale, de la dent. La couronne de celle-ci, c'est-à-dire sa portion libre, située dans la cavité buccale, est recouverte d'un enduit physiologique, la plaque dentaire, formée de résidus alimentaires, de microbes, de débris divers et d'un produit chimique provenant de la salive, la mucine salivaire.

Cette plaque dentaire est physiologique, non agressive, mais elle est capable de le devenir si elle contient beaucoup de sucres et, partant, de germes microbiens capables de fabriquer de l'acide lactique.

Celui-ci va entraîner, spontanément ou à la suite de tout petits traumatismes fréquents, presque constants, une déminéralisation de l'émail qui recouvre la dent en une zone plus ou moins importante constituant un point d'appel à la pullulation microbienne.

Maladies de la bouche et des dents

Cela va entraîner une *carie dentaire,* ayant tendance à évoluer, à augmenter, à atteindre la dent de plus en plus profondément, et lorsque la pulpe, c'est-à-dire la portion centrale, très vivante, contenant les vaisseaux et les nerfs, irriguant et innervant la dent, est atteinte, l'infection aura tendance à gagner la gencive pour donner un abcès.

Il y a indiscutablement des prédispositions personnelles à la carie, des âges où elle survient avec fréquence (quatre ou cinq ans, huit à douze ans).

Il faut, dans une bonne partie des cas, *soigner les caries sur les dents de lait, et soigner les abcès dentaires.* Ils sont bien banals chez l'enfant et souvent méconnus ; il arrive à chaque médecin d'en détecter par un examen systématique de la bouche, sans que l'enfant se soit plaint, ou de les déceler devant une fièvre inexpliquée, une douleur locale.

Dans certains cas, lorsque la carie est importante, difficile à soigner, n'a pas entraîné d'abcès et *que la dent de lait va tomber dans les six mois,* on peut s'abstenir de soins s'il ne semble pas y avoir de risque d'abcès ou de contamination de dent contiguë.

On peut être conduit à arracher des dents de lait trop cariées ou ayant entraîné des abcès importants. La crainte que les dents contiguës ne se rapprochent, gênant ultérieurement la sortie de la dent définitive, est illusoire, car il n'y aura rapprochement que s'il y a dysharmonie entre le maxillaire et les dents trop volumineuses, problème que nous reverrons à propos des questions orthodontiques (cf. chapitre 331). Donc, on peut, il faut, enlever une dent de lait si cela est nécessaire. *On peut aussi la conserver en la couronnant, comme cela se fait de plus en plus fréquemment.*

La prévention de la carie est avant tout individuelle et c'est *le brossage des dents.* Il faut l'apprendre le plus tôt possible à vos enfants, obtenir qu'ils le fassent matin et soir, avec une brosse souple, en brossant l'extérieur, le dessus, l'intérieur de la dent, et si possible de haut en bas et de bas en haut, de manière à éliminer toute particule alimentaire restée dans les interstices.

Le choix du dentifrice n'a guère d'importance, le plus utile étant sans aucun doute que la plaque dentaire qui va rester au

Maladies de la bouche et des dents

contact de la dent toute la nuit ne soit pas trop riche en sucre. *C'est pourquoi le plus grand danger pour la dent est le bonbon du soir si votre enfant ne se lave pas les dents avant de s'endormir.*

C'est en cela que les bonbons sont néfastes, consommés en trop grande quantité. C'est un phénomène local, se passant au niveau même de la bouche. La consommation de sucre sous forme de bonbons ou sous une autre forme chez l'enfant ne présente aucun inconvénient : autrement dit, il n'y a, pour des raisons dentaires, j'insiste bien, pas de justification à supprimer les bonbons aux enfants (s'ils se lavent correctement les dents deux fois par jour). Ils se coupent l'appétit de cette manière, mais cela est une autre histoire.

L'administration de *calcium* n'a strictement aucun intérêt dans la prévention de la carie. Celui-ci joue un rôle dans la formation de la dent et c'est tout, mais aucun dans la carie, et il n'y a guère de traitement évitant l'apparition de caries, traitement que pourtant les mamans viennent souvent nous demander sur les conseils de leur dentiste qui le sait parfaitement bien.

Certes, des enfants mal nourris, fatigués, présentent davantage de caries mais ces raisons, si elles jouent dans les populations souffrant de malnutrition chronique, n'ont pas d'incidence dans nos pays.

L'efficacité du fluor apparaît certaine. Aux États-Unis, lorsqu'on a eu fluoré les eaux de boisson, recommandation faite en 1970 par l'Organisation mondiale de la santé, on a observé une diminution d'environ 50 % du nombre des caries.

Il est donc utile d'administrer du fluor, soit par voie buccale, soit comme le font maintenant un certain nombre de dentistes, par « ionisation », traitement local (cf. vol. 1, chapitre 78).

Mais un problème se pose souvent. *La peur qu'a l'enfant de se laisser soigner* et la difficulté parfois à le conduire chez le dentiste, qu'il craint. Cela dépend vraiment de la manière dont on lui parle de ce problème, de la manière dont le praticien l'aborde, et je connais nombre de dentistes n'ayant jamais aucun problème avec les enfants car ils aiment les soigner et prennent le temps de leur expliquer et de leur montrer ce qu'ils vont leur faire. Il existe d'ailleurs de plus en plus de praticiens spécialisés, ne s'occupant que d'enfants.

Lorsque les enfants d'une classe vont ensemble pour des soins dentaires, ils n'ont en général aucune peur et se laissent facilement soigner.

La crainte de ces soins, qui avec les techniques modernes ne sont que très rarement douloureux s'ils sont parfois désagréables, dépend vraiment de la manière d'être générale de l'enfant et tel fera beaucoup d'histoires si sa mère le conduit qui sera très sage tout seul ou avec une autre personne.

331

Problèmes orthodontiques.

Il est bien difficile d'aborder en détail les problèmes concernant la bonne position des dents, leur bonne situation les unes par rapport aux autres et sur les maxillaires et qui vont se poser au moment de la sortie des dents définitives.

L'orthodontie est devenue une spécialité très complexe, malheureusement pratiquée souvent d'une façon insuffisamment précise, la rançon de cet état de fait étant le grand nombre d'appareils dentaires inutiles et inefficaces que l'on voit encore réalisés alors que la solution était préventive et aurait dû être trouvée avant même l'apparition de la dentition définitive.

Le problème le plus souvent posé est celui de la « malposition » des dents sur les maxillaires.

Or, la cause essentielle réside dans ce que l'on appelle la *« dysharmonie dento-maxillaire »* : il s'agit simplement de grandes dents poussant sur de petits maxillaires. La taille des dents et celle des maxillaires sont génétiquement déterminées, mais on peut avoir hérité les grandes dents de sa grand-mère maternelle et les petites mâchoires de son grand-père paternel, par exemple.

Les dents de lait sont en général petites et ne posent guère de problèmes. Mais lorsqu'elles tombent, on se rend compte de la toute petite place qu'elles laissent alors que commencent d'apparaître de bien grosses dents définitives qui se mettent à pousser, n'importe comment, en général de travers pour pouvoir sortir vraiment.

C'est à ce moment-là qu'il faut consulter un dentiste qui jugera s'il peut ou non effectuer les corrections nécessaires ou s'il doit adresser l'enfant à un orthodontiste plus qualifié, qui appréciera sur diverses radiographies du maxillaire et des dents, en fonction de l'âge osseux de l'enfant, où en sont les dents définitives et quelle chance elles ont de se placer correctement.

La solution est souvent dans des extractions effectuées en temps utile pour permettre aux dents définitives de se placer correctement et non dans l'attente passive de l'âge de dix ou onze ans avec, à ce moment-là, des appareils importants, onéreux, traumatisants, pas toujours efficaces.

Même avec une surveillance correcte, un appareil sera parfois nécessaire pour aider à l'élargissement d'une mâchoire ou au replacement des dents.

Une autre cause de la malposition dentaire réside dans *l'inclination anormale des alvéoles dentaires,* parfois due à des anomalies des pressions musculaires. Beaucoup d'enfants, suçant tard le pouce, souffrent d'anomalies de la déglutition associées à quelques troubles de prononciation et placent mal leur langue. Cela peut être responsable de dissymétries des arcades dentaires, et l'appareillage, parfois nécessaire, sera insuffisant si son effet n'est pas complété par une rééducation spéciale des muscles de la bouche, de la face et de la langue.

La persistance d'un mode de déglutition proche de celui du nouveau-né, appelé succion-déglutition, physiologique chez le tout petit bébé, entraîne des troubles de la croissance des maxillaires si elle persiste au-delà de quatre ou cinq ans. La malposition, la déformation des maxillaires (décalage au profit d'une des deux mâchoires) peuvent être ainsi le reflet d'un dysfonctionnement où la langue ne joue pas bien son rôle d'appareil en quelque sorte. Un apprentissage précoce, la mise en place d'un petit appareil entraînant l'abandon, par exemple, de la succion du pouce si celle-ci est une habitude, et non une nécessité, pourront éviter des traitements orthodontiques tardifs et bien plus lourds.

Stomatites ; aphtes.

Toutes les lésions de la bouche causent des douleurs, spontanées ou à la mastication, gênent l'alimentation de façon souvent importante ; chez le petit enfant, le refus de manger, alors que l'appétit était jusque-là normal, peut être le symptôme révélateur d'une *stomatite, inflammation de la muqueuse buccale avec des lésions disséminées, plus ou moins importantes.*

Ces stomatites sont en général des maladies à virus, accompagnées de fièvre, parfois de quelques lésions cutanées à distance ; elles peuvent être très douloureuses et nécessiter de grandes précautions alimentaires : ne donner que des aliments mixés, ne devant pas être mastiqués, faciles à avaler, frais ou tièdes, pendant quelques jours, avec des boissons abondantes et bien sucrées puisque l'enfant mange peu. Le virus de *l'herpès* (qui cause le « bouton de fièvre ») en est parfois responsable chez le petit enfant. Les virus dits *Coxsackie* (du nom de la petite ville des États-Unis où ils ont été découverts) entraînent souvent des lésions de la bouche associées parfois à de petites lésions vésiculeuses des mains et des pieds : *le syndrome mains-pieds-bouche.*

L'administration d'antibiotiques, l'utilisation locale, par applications, de solutions antiseptiques et modérément anesthésiques, évitent les surinfections et permettent de passer le cap des douleurs maximales. Ensuite les lésions guérissent très vite.

Les aphtes, la stomatite aphteuse n'ont aucune relation avec la maladie animale du même nom. Les aphtes sont de petites lésions arrondies ou ovalaires, uniques ou multiples, minimes ou importantes, récidivantes ou non. Ils sont douloureux, gênent la mastication, mais guérissent en cinq, sept jours. Il s'agit probablement, dans la majorité des cas, lorsqu'ils sont isolés, de lésions d'origine allergique et beaucoup de gens savent bien que les noix, le gruyère, les graines de melon, par exemple, déclenchent chez eux une poussée d'aphtes. Bien souvent la cause reste inconnue.

P) INTOXICATIONS. ACCIDENTS DIVERS

333

Intoxications et accidents.

Les intoxications sont fréquentes chez l'enfant, dues à deux causes qui se conjuguent toujours : sa curiosité pour toucher à tout, goûter à tout, tâter de tout ; *l'imprudence de la famille, laissant à sa portée des produits dangereux.*

Il est parfois difficile d'avoir un bon rangement dans un logement petit et surpeuplé, mais *c'est fondamental.*

Si vous laissez à la portée des enfants *des médicaments, des produits de nettoyage, des produits caustiques ou détergents, des insecticides, de l'essence ou du mazout,* tôt ou tard, un enfant goûtera à l'aspirine, à l'eau de Javel ou sucera une boule de naphtaline quand ça n'est pas du méta.

C'est à vous d'y penser à l'avance et de mettre hors de son atteinte tout produit qui peut être dangereux, d'éviter de mettre la soude dans une bouteille de limonade ou de l'esprit-de-sel dans un flacon rangé avec les boissons de la maison. Votre étiquette vous renseigne, mais pas votre enfant qui ne sait pas lire. Bien sûr, dès trois ans, il est capable de grimper, d'amener une chaise devant le placard pour inventorier ce que maman a si bien caché l'autre jour. *Mais il est tout de même bien rare que l'enfant aille chercher le produit avec lequel il s'intoxique.* Celui-ci s'offre à lui, somnifère posé sur la table de nuit, flacon de produit de nettoyage traînant sous l'évier.

Bien des cas, heureusement, seront légers ou seulement amorcés. L'enfant, qui veut bien goûter à quelque chose de nouveau, mais n'a aucun désir d'avaler ni de croquer ce qui ne lui plaît pas, crache ou rejette très vite, et bien souvent *le problème du médecin sera de savoir si l'enfant a oui ou non ingur-*

Intoxications. Accidents divers

gité le produit toxique. Mais de là vient le grand danger des *produits liquides,* rapidement avalés avant qu'il n'en perçoive le goût désagréable, susceptible d'entraîner des brûlures et des lésions graves de la bouche et de l'œsophage ainsi qu'une intoxication sévère, et *des médicaments au goût agréable* qu'il continuera d'avaler ou de croquer avec plaisir après y avoir goûté.

Actuellement, les conditionnements des produits pharmaceutiques de ce type tiennent compte de ce problème en proposant pour chaque boîte ou chaque flacon des quantités raisonnables de produit.

L'inflation pharmaceutique actuelle multiplie le nombre de médicaments utilisés couramment, et ceux qui restent dans la pharmacie familiale ; malgré les contrôles préalables, *tout médicament utilisé en dehors des doses thérapeutiques peut être dangereux* ; beaucoup de médicaments, surtout les antibiotiques, ont une date limite d'utilisation et risquent de devenir rapidement toxiques par oxydation au contact de l'air, après une première utilisation.

Même à doses thérapeutiques, nombre de médicaments sont plus ou moins bien supportés par l'enfant, et les médecins observent fréquemment des allergies, des intolérances, des intoxications par antibiotiques, calmants divers.

Il arrive aussi que les parents ignorent l'intoxication d'un enfant qu'ils conduisent pour une somnolence, un trouble de l'équilibre par exemple.

Que faire dans le premier temps en cas d'intoxication ?

Essayez d'abord d'identifier le produit en cause, sachez si possible la quantité avalée, et vérifiez qu'il n'a pas répandu sous un meuble, sur le sol, le contenu de la boîte de médicaments.

Tout cela doit être fait très vite et, avec le maximum de renseignements, téléphonez à votre médecin ou au centre antipoison[1]. Si vous pensez que votre enfant a vraiment avalé un produit toxique, si vous avez des difficultés à joindre le centre antipoison ou votre médecin, alors n'hésitez pas à le conduire à

---

1. Centre antipoison de la région parisienne. Hôpital Fernand-Widal. Tél. : 42 05 63 29.

Intoxications, accidents divers

l'hôpital car *il y a toujours un temps de latence* entre le moment de l'intoxication et l'apparition des troubles, et plus précocement le traitement est institué, mieux cela vaut :

– s'il vomit, couchez-le sur le côté de manière à éviter toute fausse route alimentaire ;

– *vous pouvez essayer de le faire vomir*
mais JAMAIS

– s'il est somnolent ;

– s'il a absorbé un alcali, un caustique, un produit à base de pétrole, d'essence ou de benzine, un solvant, un détergent ou un détachant, un insecticide.

Les produits volatils, les caustiques peuvent causer des lésions, des brûlures et, pour les premiers, de graves ennuis pulmonaires si une partie du produit est inhalée. C'est la raison pour laquelle les vomissements sont absolument proscrits dans ces cas.

La manière la plus simple de provoquer un vomissement est d'introduire un doigt dans la bouche et de chatouiller le fond de la gorge. Si le repas est récent, le vomissement sera plus facile. Il y a toujours un intervalle entre le moment où un produit arrive dans l'estomac et celui de la sortie de l'estomac et du passage dans le duodénum à partir duquel on ne peut plus obtenir de régurgitation. Ce temps est mis à profit pour le vomissement ou *le lavage d'estomac, fait parfois à l'hôpital* si l'ingestion du toxique est assez récente. En cas de vomissement, tâchez d'en conserver un peu, une analyse pourra être utile s'il y a doute sur le produit absorbé.

Une ou deux cuillerées à café de sirop d'ipéca, *produit émétisant*, suffisent souvent à provoquer un vomissement rapide.

Ne donnez jamais de lait.

Celui-ci peut aggraver beaucoup d'intoxications, notamment dues à l'essence, à la naphtaline, aux solvants, aux insecticides.

– par contre, vous pouvez faire absorber un produit à base de charbon, du blanc d'œuf ;

– *s'il y a contact cutané ou oculaire* avec un toxique caustique, lavez à grande eau et ne mettez aucun produit particulier.

Ne vous affolez pas. Mais ne prenez pas à la légère un risque d'intoxication. Il est toujours possible de joindre rapidement votre médecin, le centre antipoison le plus proche qui vous indiquera rapidement la gravité éventuelle, la nécessité ou non d'un traitement en milieu hospitalier, l'endroit le plus proche où ce traitement pourra être effectué.

Nous avons évoqué plus haut les accidents domestiques et leur importance (cf. vol. 1, chapitre 138).

334
Intoxications par champignons et baies.

Lorsque l'enfant habite la campagne, il peut s'intoxiquer en cueillant et en mâchonnant une plante ou une baie toxique.

Il faut éduquer les enfants dès le plus jeune âge à ne jamais cueillir des champignons à volve et à anneaux. La plupart des intoxications par champignons sont dues à l'amanite phalloïde, dont tout le monde connaît le nom redoutable. Quel que soit le champignon en cause, le départ du traitement sera le même : vomissements, lavage d'estomac, antidote universel fait de : une partie de magnésie, une partie de tanin, deux parties de charbon.

Beaucoup de baies sont très toxiques, celles de la belladone, de la douce-amère et de la morelle noire au premier chef.

Mais les baies de l'if, de l'arum, du chèvrefeuille peuvent être dangereuses, de même que le gui, le houx, le ricin, le colchique, l'aconit, la ciguë.

À la campagne, il est indispensable d'en informer les jeunes enfants.

335

Saignements de nez ou épistaxis.

Ils sont fréquents, à partir de quatre, cinq ans, le plus souvent spontanés, parfois provoqués par une chute, un coup de ballon sur le nez, une exposition au soleil ou une congestion de la muqueuse enflammée.

Arrivant parfois dans la journée, ils sont impressionnants la nuit lorsque votre enfant, réveillé en sursaut, vous appelle avec une grande tache de sang sur l'oreiller ou le traversin.

Ne vous affolez pas. L'épistaxis n'est jamais grave chez l'enfant. À la partie supérieure de la cloison nasale, il existe dans chaque narine la zone muqueuse la plus sensible aux odeurs, la zone privilégiée de l'odorat. Elle est extrêmement vascularisée, les tout petits vaisseaux capillaires y sont très nombreux, très ramifiés, très riches, et c'est la rupture de petites varices dans cette zone qui explique l'épistaxis.

Cette rupture de vaisseaux est bien souvent provoquée par un rhume, toute congestion de la muqueuse nasale au cours d'une grippe, d'une rhino-pharyngite, d'une rhinite. Les épistaxis sont fréquentes au cours de la rougeole, par exemple.

Rendez-vous compte d'abord si une ou les deux narines saignent. Faites asseoir votre enfant, tête droite, et comprimez pendant quelques minutes la partie haute de la narine, juste au-dessous de la surface osseuse que vous percevez, avec un mouchoir froid, en appliquant également une compresse glacée sur le front. Le froid fait contracter les vaisseaux et favorisera, de cette manière, la coagulation.

Calmez-le en le rassurant. L'épistaxis n'est jamais grave et va s'arrêter. Il doit éviter de se moucher, de souffler pendant quelque temps, ce qui pourrait détacher des caillots sanguins déjà formés.

S'il est coutumier de cet incident, si les épistaxis sont difficiles à juguler chez lui, vous pouvez vous-même tamponner l'intérieur de la narine avec une mèche de gaze, longue, *imbibée de produit coagulant,* en en laissant dépasser de la narine un petit bout.

Mais il faut savoir que le saignement peut continuer en arrière, l'enfant déglutissant du sang même sans s'en apercevoir, et si l'épistaxis a été importante, vous devez le faire examiner rapidement.

Il est rare que les épistaxis révèlent une maladie sanguine ou un trouble de la coagulation. Ce sont le plus souvent des incidents locaux dont la répétition justifie une consultation par un oto-rhino-laryngologiste qui effectuera un examen local et, par application d'un liquide spécial, une coagulation de la zone de la muqueuse nasale à tendance hémorragique.

336

Plaies et bosses.

De deux à quatre ou cinq ans, l'enfant, qui n'a pas de jeux très brutaux et une grande souplesse, se fera de nombreuses – mais petites – plaies et bosses dont les premières vous affolent toujours.

Petites coupures, égratignures seront lavées au savon – au besoin savon liquide antiseptique –, à l'eau chaude, et bien rincées avec un peu de coton ou un linge fin. Il est important de bien nettoyer la plaie par le lavage, et d'éviter que n'y restent inclus de la terre, des grains de sable. L'eau oxygénée ne pique pas, désinfecte bien. Ensuite, passez un antiseptique de type mercurochrome ; si la plaie est assez ouverte, poudrez à l'aide d'un produit antiseptique ou d'un sulfamide et mettez un pansement si la plaie doit être protégée.

Les égratignures, les éraflures cicatrisent mieux en restant à l'air, sans pansement.

Prenez garde aux petites plaies, aux piqûres d'insectes passées inaperçues, que l'enfant va gratter, avec des mains plus ou moins propres. C'est ainsi que commencent beaucoup d'impétigos (cf. chapitre 284).

Les petites plaies du cuir chevelu lorsqu'elles ne sont pas longues ni très béantes cicatrisent facilement avec les mêmes soins de désinfection et le saupoudrage de la plaie avec une poudre désinfectante.

Mais il se produit souvent une plaie assez longue de la paupière, de la queue du sourcil, de la lèvre, du front. *Le caractère esthétique de la cicatrice sera fonction de la manière dont la plaie aura été traitée. Il est donc indispensable que toute plaie dépassant un centimètre, béante, profonde, soit parfaitement désinfectée, ébarbée, recousue convenablement pour éviter les cicatrices vicieuses, disgracieuses, trop apparentes.*

Sans vous inquiéter, sans vous affoler devant l'hémorragie locale qui peut se produire, *il faut tamponner cette plaie avec quelques compresses stériles* pour atténuer le saignement, et conduire l'enfant chez votre médecin ou dans une consultation hospitalière où les soins seront correctement effectués.

Attention aux plaies faites dans les champs, les fermes, les poulaillers où le bacille du tétanos peut être répandu. Si on a un doute sur la vaccination antitétanique, si celle-ci ou un rappel remonte à plus de trois ans, il est indispensable de *pratiquer une injection de sérum antitétanique et une injection de rappel de vaccin dans tous les cas.*

Souvent le petit enfant tombe sur le visage sans bien savoir amortir sa chute avec les mains et *se blesse la lèvre supérieure* contre les dents. Ces plaies de la bouche sont parfois spectaculaires, saignent beaucoup, mais elles cicatrisent facilement et ne nécessitent de points de suture que lorsqu'elles sont importantes.

Il se produit parfois *des plaies du voile du palais* ou de la muqueuse du palais, quand l'enfant court et tombe avec un crayon ou un bâton de sucette dans la bouche. Elles peuvent passer inaperçues si un médecin n'examine pas rapidement l'enfant qui se plaint de la bouche, refuse parfois de manger sans savoir dire exactement où il a mal.

Les dents se cassent ou se rayent volontiers, surtout les incisives médianes supérieures, à la suite d'un coup, d'une chute. Si un morceau de dent a été enlevé, si à la suite d'un coup même minime une dent devient noire, il faut demander avis à un dentiste. *La coloration marque la dévitalisation de la dent* et

Intoxications. Accidents divers

celle-ci peut être génératrice d'infection de la dent ou de la gencive en regard de la racine. Il est donc souvent utile de la traiter pour éviter cette infection.

La dent définitive en regard de la dent de lait n'est en général pas atteinte, et il n'y a rien à craindre pour l'avenir.

Les bosses sont de petits hématomes, c'est-à-dire des épanchements de sang produits lorsque la peau, les téguments s'écrasent contre un plan osseux à la suite d'un coup, d'une chute.

Votre bébé qui commence à marcher, le petit enfant en sont coutumiers et, bien souvent, ne pleurent ni ne se plaignent. Vous dites : « Il est dur, il ne pleure jamais quand il se fait mal. » Les bosses importantes, situées sur un côté du crâne, méritent d'être examinées par le médecin, surtout si elles ont tendance à augmenter progressivement de volume.

Les plus courantes ne nécessitent aucun traitement si la peau n'est ni écorchée ni entaillée. Il faut les comprimer un moment ; un petit morceau de glace entraîne un resserrement des vaisseaux par refroidissement cutané et stoppe l'accroissement de l'hématome.

Dans tous les cas de plaie, de bosse, soyez calme, rassurante, ne montrez ni inquiétude ni affolement ; l'attitude de votre enfant dépendra de la vôtre ; mais il a parfois mal et il faut le consoler, tout en lui disant que ce n'est qu'une petite misère ; il affrontera sereinement les soins nécessaires et sera très fier ensuite d'avoir été courageux.

Toute *brûlure* doit être montrée à un médecin. Seul il pourra juger de sa profondeur et de son degré, vider aseptiquement les phlyctènes s'il s'en forme. Chaque petite brûlure doit être nettoyée à l'aide d'une solution antiseptique diluée, et laissée le plus possible à l'air.

Intoxications. Accidents divers

337

Piqûres et morsures d'animaux venimeux.

Les accidents les plus fréquents sont dus aux piqûres d'hyménoptères : abeilles, guêpes, frelons, bourdons, et il est rare de pouvoir identifier avec certitude l'insecte responsable. La piqûre, avec injection de venin, entraîne une réaction toxique, constante, et une réaction allergique, n'apparaissant que chez certains sujets, plus grave ; mais le venin de ces insectes est beaucoup moins toxique que celui des serpents ou des scorpions.

La piqûre est suivie d'une douleur vive, puis d'un œdème rouge de la région, qui va disparaître en 2, 3 jours alors que la douleur cesse en deux, trois heures. Il faut enlever l'aiguillon, avec précaution, sans comprimer le réservoir de venin, sucer la plaie (le venin est détruit par les sucs digestifs), approcher de la zone piquée une source de chaleur intense mais supportable (le venin est inactivé par la chaleur), donner un sirop antihistaminique en cas de démangeaison.

Il peut apparaître un malaise intense, avec pâleur, sueurs, surtout en cas de piqûres multiples, ou au niveau de la bouche. Ces cas nécessitent, outre les soins indiqués plus haut, des mesures de réanimation d'urgence. Toute piqûre semblant entraîner des manifestations anormales doit être montrée rapidement à un médecin.

La morsure de vipère est peu douloureuse, mais entraîne en quelques minutes un œdème se couvrant de marbrures et d'ecchymoses.

Il faut faire très vite un garrot peu serré juste au-dessus de la blessure, sucer la plaie, laver largement à l'eau de Javel ou à la liqueur de Dakin et faire pratiquer rapidement une injection de *sérum antivenimeux.*

Agitation, sueurs, vomissements, angoisse peuvent apparaître rapidement, atténués par le traitement général à mettre en œuvre d'autant plus rapidement que l'enfant est plus petit.

Les incidents survenant sur la plage, *piqûres de vive, irritation par les méduses,* sont en général bénins mais les piqûres de vive peuvent être très douloureuses.

Quel que soit l'incident en cause, piqûre, morsure, à la campagne, à la mer, *l'injection de sérum antitétanique* ou d'une dose de rappel de vaccin ne doit jamais être omise.

Pour tout cas d'urgence extrême, vous pouvez appeler :
Numéro national : 15 pour toutes urgences médicales.
Pompiers : 18.
SAMU national : 45 67 50 50.

Q) MALADIES CHRONIQUES

338

Enfant atteint de maladie chronique.

Lorsqu'un enfant est atteint d'une maladie chronique, sa famille, quand il est petit, lui-même quand il sera grand sont beaucoup plus compétents dans le domaine de sa maladie que les médecins non spécialisés.

Aussi est-ce avec quelque timidité que j'aborde ce chapitre, pour essayer surtout de faire comprendre aux familles pouvant être concernées le mécanisme des troubles en cause et le pourquoi des traitements qui leur sont proposés.

Si un de vos enfants est ainsi malheureusement atteint par une affection qui sera pour lui, toute sa vie, un handicap, l'essentiel est de faire en sorte qu'il oublie le plus possible sa maladie. Il doit être attentif à se soigner, pour justement en pâtir le moins possible, mais, par ailleurs, mener, autant que faire se peut, la vie la plus normale. Toutes les organisations, colonies, pour enfants diabétiques ou myopathes par exemple, ont cela pour but. En dehors des périodes de l'année où il est avec des camarades atteints de la même maladie que lui, vous devez faire en sorte qu'il se mêle aux autres enfants, mène leur existence, trouve en lui-même la force de surmonter son handicap et des raisons profondes de mener la vie la plus riche possible en s'y étant adapté.

Beaucoup le font et sont souvent, pour les gens ayant la chance d'avoir une excellente santé, des exemples de joie de vivre, de tonus, de gaieté, de persévérance.

339
L'enfant hémophile.

L'hémophilie, que tout le monde connaît surtout du fait des polémiques entraînées par l'utilisation des produits sanguins, est une maladie rare (il y a au maximum trois mille cas en France) et très spéciale, n'ayant aucun rapport avec des troubles de la coagulation sanguine que des parents qualifient parfois d'hémophilie.

Maladie très particulière, elle est transmise par les femmes, n'atteint que les garçons ; toutes les filles d'hémophiles seront capables de transmettre à la fois la maladie à leurs garçons, et la capacité de la transmettre à leurs filles. Mais aucun garçon, fils d'hémophile, n'est atteint de la maladie. Il faut bien signaler cependant que plus de la moitié des hémophiles détectés n'a aucun antécédent dans sa famille.

La coagulation sanguine relève d'un mécanisme extrêmement compliqué dans lequel interviennent plus d'une douzaine de facteurs sanguins. L'hémophilie peut provenir de l'absence totale ou importante (hémophilie atténuée) de deux de ces facteurs de coagulation, caractérisant l'hémophilie A ou l'hémophilie B. Quelques enfants atteints d'hémophilie dite latente n'auront de manifestations hémorragiques qu'à la suite d'un traumatisme ou d'une intervention chirurgicale.

L'hémophilie entraîne, à l'occasion de la moindre piqûre, coupure, petite plaie, un saignement qui n'a aucune tendance à s'arrêter spontanément, capable de mettre les jours de l'enfant en danger par sa durée et son abondance. Elle est connue depuis la plus haute antiquité pour les accidents qu'elle entraînait à la suite des circoncisions. Elle se traduit également, surtout, pourrait-on dire, par des hémorragies à l'intérieur des muscles et des articulations à l'occasion du moindre petit traumatisme que l'enfant commence à se faire au début de la marche : depuis que l'on possède un traitement efficace des hémorragies par coupure ou plaie, les accidents des membres sont devenus les manifestations essentielles de la maladie, tous les parents d'hémophile le savent bien.

Le traitement « héroïque » et très efficace de l'hémorragie consiste à injecter du sang ou du plasma frais, ou du plasma conservé, ou des facteurs de la coagulation manquant au malade et dont disposent tous les centres de transfusion sanguine. Cela est formellement indiqué en cas d'intervention chirurgicale.

Mais pour des raisons biologiques complexes il est absolument impossible de répéter à volonté les injections.

De plus, malheureusement, jusqu'en 1985, les sangs nécessaires à l'extraction des facteurs de coagulation ont transmis à beaucoup d'hémophiles suivis le virus du SIDA. Depuis 1985-1986 ce risque est infiniment réduit, mais de nombreux hémophiles ont été contaminés, du fait même de la nécessité vitale de leur traitement.

Aussi est-il nécessaire que chaque famille d'hémophile, chaque malade, reçoive une éducation sanitaire spéciale pour connaître les mesures à prendre rapidement en cas de petite plaie, saignement de nez, hématome des muscles ou des articulations.

Les mesures orthopédiques adaptées à la prévention des suites sont maintenant bien codifiées. Et il existe en France, pays qui a pris la tête de cette action, des centres médico-scolaires où ces enfants, qui ont un développement intellectuel parfait, pourront, en cas de nécessité, avoir une scolarité normale en évitant l'absentéisme et les hospitalisations.

340

La mucoviscidose ou fibrose kystique du pancréas.

La mucoviscidose ou fibrose kystique du pancréas est une affection dont la fréquence, reconnue de plus en plus grande, a justifié la création d'associations de parents comme pour le diabète. Elle a été découverte en particulier par l'étude d'enfants présentant des accidents très sévères à l'occasion de « coups de

Maladies chroniques

chaleur » qui, chez d'autres, auraient eu une évolution plus bénigne.

Le trouble réside dans l'anomalie d'un certain nombre de glandes à sécrétion *externe* de l'organisme (glandes de la sueur, et de la muqueuse des bronches, pancréas) qui sécrètent, pour une raison chimique qu'on commence à connaître, un mucus trop épais, trop visqueux, d'où le nom donné à la maladie.

Tout nourrisson ou enfant présentant des bronchites à répétition avec une trop grande fréquence, ou ayant des selles en permanence anormales, molles, pâteuses, blanchâtres, trop abondantes, grasses, mérite qu'on pratique sur lui un test très simple, très facile, très précis et très spécifique de la maladie : *le test à la sueur.* Il consiste à recueillir quelques grammes de sueur et à y doser le chlore. La sueur de ces enfants est trop salée, contient trop de chlorure de sodium, et la découverte d'un taux, en général très élevé par rapport à la normale, détecte à coup sûr la maladie.

L'atteinte des bronches et des poumons, l'atteinte du pancréas, dont les sécrétions digestives ne se font plus, sont les deux complications essentielles de la maladie, qui peut être sévère ou bien tolérée. Mais on dispose depuis quelques années de tous les médicaments nécessaires pour traiter les infections respiratoires et l'insuffisance du pancréas. Et la mucoviscidose est souvent compatible, pendant de très nombreuses années, avec une existence tout à fait normale. *Le gène de la mucoviscidose a été localisé depuis 1985. Cette affection qui touche environ un enfant sur trois mille peut être dépistée dès la naissance, et peut actuellement faire l'objet d'un diagnostic prénatal.* La thérapie génique spécifique entrera bientôt dans la pratique.

Maladies chroniques

341

L'enfant diabétique.

Tout le monde connaît l'existence du diabète, nom venant du grec et signifiant simplement « je passe à travers ». Et c'est la présence du sucre dans les urines, passant à travers le filtre rénal, qui a donné un peu abusivement son nom à la maladie, mieux dénommée *diabète sucré*, car il y a beaucoup d'autres troubles se traduisant aussi par la présence de sucre dans les urines.

Mais, dans le diabète sucré, *la glycosurie* (présence de sucre dans l'urine) est due à l'augmentation de *la glycémie* (taux de sucre dans le sang), qui est normalement, en moyenne, de 1 g par litre, mais qui subit en réalité des variations permanentes au cours de la journée, sous l'influence des repas, en particulier. Qui n'a pas un diabétique, petit ou grand, dans sa famille? Mais là, il faut bien s'entendre, car sous le nom de diabète on entend en réalité deux maladies aux conséquences voisines, mais aux causes différentes.

Le sucre, le glucose, est le moyen énergétique fondamental du fonctionnement de toutes les cellules de l'organisme, et l'insuline sécrétée par le pancréas règle toute son utilisation, en lui permettant de pénétrer à l'intérieur des cellules où il est utilisé.

Or, si le diabète du sujet âgé, ou un peu trop gros, ou obèse, est essentiellement une maladie, relativement bénigne, du vieillissement de l'organisme, avec un pancréas sécrétant encore de l'insuline en quantité tout à fait satisfaisante, *le diabète sévère du sujet jeune, et particulièrement de l'enfant, résulte de l'atteinte du pancréas qui entraîne, dans la grande majorité des cas, la disparition totale de la sécrétion d'insuline.* Il en résulte que le seul traitement possible est l'injection d'insuline de façon régulière, permanente et définitive, et cela constitue la base même du traitement; la découverte de l'insuline, la possibilité de maintenir en vie les diabétiques grâce à ce traitement ont constitué l'un des progrès merveilleux de la médecine.

On est encore obligé chez l'enfant de faire ces injections chaque jour une, deux, ou trois fois selon la technique utilisée.

Maladies chroniques

On utilisera peut-être de plus en plus un appareil, simple dans sa conception, terriblement complexe dans sa réalisation : petite poche pleine d'insuline, greffée au diabétique, libérant peu à peu son contenu, mais rechargeable toutes les quelques semaines.

Mais l'origine du diabète commence à livrer ses secrets : maladie « auto-immune » chez des sujets génétiquement prédisposés. Cela peut conduire à des thérapeutiques en partie curatives si elles sont mises en œuvre très tôt.

Il y a environ trois mille enfants diabétiques en France qui sont très remarquablement pris en charge par l'Association des jeunes diabétiques.

Le traitement actuellement institué a permis à ces enfants de mener une vie normale, pratiquant du sport, poursuivant leurs études, pouvant exercer ultérieurement de nombreux métiers. Le régime est devenu très libre. Il est fondamental de faire quatre repas par jour, le plus équilibrés possible, en évitant simplement les aliments trop sucrés ou constitués exclusivement de sucre (tels les bonbons), de façon à rendre l'apport de sucre le plus régulier possible dans le cours de la journée et éviter les à-coups d'hyperglycémie (augmentation du taux de sucre dans le sang).

À partir de douze ou treize ans, l'enfant qui comprend les mécanismes de sa maladie et son traitement peut se prendre en charge intégralement. Bien plus tôt, les petits diabétiques font eux-mêmes leurs examens d'urines nécessaires et leurs injections d'insuline. *Les camps, les colonies de vacances pour diabétiques ont un intérêt éducatif considérable pour aider l'enfant à comprendre comment il doit se surveiller.*

Le seul accident aigu à craindre est l'hypoglycémie (chute du taux de sucre dans le sang) qui peut survenir brutalement, entraînant un coma, mais précédé en général par des symptômes prémonitoires (sueurs, malaises, sensations de vertige) que le diabétique apprend vite à connaître, et qui lui permettent de prévenir la crise en croquant un peu de sucre.

Maladies chroniques

342

Myopathies.

Ce sont des maladies du muscle. Elles sont pour la plupart transmissibles génétiquement, et leur évolution est extrêmement variable en fonction du type de maladie, de l'âge du début, des caractéristiques cliniques. Mais toutes ont une évolution extrêmement lente, et certaines d'entre elles, débutant vers l'adolescence, sont compatibles avec des dizaines et des dizaines d'années de vie pratiquement normale.

L'atteinte, accompagnée d'une augmentation ou d'une diminution de volume du muscle touché, s'accompagne toujours d'une faiblesse musculaire gênant les mouvements. Mais, compte tenu de la très faible évolutivité de la maladie, en général l'enfant s'adapte bien et compense, par l'activité de muscles moins atteints, la diminution de force des muscles touchés.

L'administration de médicaments dilatateurs des vaisseaux, la pratique d'une gymnastique rééducative commencée le plus tôt possible et empêchant la rétraction des muscles atteints représentent une aide très importante. Il existe des centres avec séjours de vacances pendant lesquels les petits myopathes peuvent bénéficier d'excellentes conditions de soins et de distractions.

Des études enzymatiques sanguines permettent de détecter, chez des sujets indemnes, le risque de transmission de la maladie à leur descendance.

Comme on l'a vu récemment en France, beaucoup de travaux de recherche sont consacrés à la myopathie.

La plus fréquente, la myopathie de Duchenne de Boulogne, débutant dans l'enfance, est due à l'absence de production d'une protéine nécessaire au muscle, la dystrophine. Le gène en cause a été localisé et analysé. *Mais la thérapie génique, si elle est désormais à l'ordre du jour, n'est pas encore prête à entrer dans la pratique.*

Le diagnostic anténatal est désormais tout à fait envisageable, à l'aide d'une sonde génétique, par étude de l'acide désoxyribonucléique (cf. chapitre 343).

R) MALFORMATIONS. LE CONSEIL GÉNÉTIQUE

343

Quelques mots sur l'hérédité.

La science de l'hérédité, l'étude des maladies héréditaires, la prévention éventuelle de leurs conséquences sont devenues une partie importante de la pédiatrie et, de plus, ont permis des progrès gigantesques en biologie dans la connaissance du fonctionnement des cellules, dans la compréhension du mécanisme chimique même des maladies.

Tout le monde sait qu'il existe des lois de l'hérédité dont les bases ont été découvertes il y a un peu plus d'un siècle par un modeste moine autrichien, Mendel, qui exerçait des fonctions de jardinier. En cent ans, la génétique a accompli d'immenses progrès, elle est devenue une science d'une grande complexité, ouvrant aux hommes des perspectives bouleversantes.

L'organisme humain est constitué de cellules, dont chacune (ou presque) contient un centre (le noyau) et un corps (le cytoplasme).

Tous deux sont extrêmement complexes, mais le noyau commande l'ensemble du fonctionnement de la cellule et, au moment où celle-ci se divise, se matérialisent, à la place du noyau qui s'efface, *des chromosomes,* constitués en grande partie par une substance chimique jouant un rôle considérable dans la vie : l'acide désoxyribonucléique, ou A.D.N.

Ces chromosomes sont au nombre de quarante-six chez l'homme (vingt-trois paires) dont deux commandent le sexe de l'individu porteur. Ils sont appelés X et Y. La femme a quarante-quatre chromosomes, dits autosomes, et deux chromosomes X. L'homme a quarante-quatre autosomes, un chromosome X et un chromosome Y.

Malformations. Le conseil génétique

Toutes les cellules d'un être humain, capables de se diviser, contiennent quarante-six chromosomes : chez la femme, quarante-quatre (vingt-deux paires) + XX, chez l'homme, quarante-quatre + XY. Autrement dit, le sexe d'une personne est inscrit dans toutes les cellules de son organisme, ce qui montre bien déjà que le sexe n'est pas seulement une question d'organes apparents et de sécrétions hormonales, mais est vraiment inscrit en filigrane dans l'individu tout entier.

Cet A.D.N. qui constitue la trame même des chromosomes est le support des caractères héréditaires, *des gènes,* et constitue les modèles grâce auxquels est réalisée la synthèse des protéines de l'organisme, c'est-à-dire la base même de la substance de l'individu. Vous voyez que son rôle, par l'intermédiaire de mécanismes affreusement compliqués mais que l'on commence à comprendre, est considérable.

C'est en quelque sorte lui qui commande toute la construction de l'individu, avec ses traits et ses caractères particuliers.

Chaque chromosome est formé de milliers ou de dizaines de milliers de gènes, chacun de ceux-ci commandant un trait particulier ou contrôlant une fonction chimique très précise par l'intermédiaire d'une enzyme jouant un rôle dans le métabolisme de l'organisme tout entier, ou d'un organe précis, ou d'un groupe de cellules particulier.

Mais les cellules sexuelles, l'ovule et le spermatozoïde, n'ont que vingt-trois chromosomes, et ainsi, de leur union, naît un homme ou une femme ayant le nombre réglementaire de quarante-six. Dès la troisième semaine de la vie intra-utérine, dans ce bouillonnement de multiplication de cellules assurant la croissance de l'embryon, un certain nombre d'entre elles se mettent en réserve pour constituer plus tard les cellules germinatives sexuelles, grâce auxquelles l'individu adulte assurera la continuité de l'espèce.

Ces cellules ont quarante-six chromosomes, vingt-trois venant de la mère, vingt-trois venant du père et, au moment de leur formation en gamètes, cellules germinatives, ovule ou spermatozoïde, ces quarante-six chromosomes vont s'accoler, se mélanger plus ou moins deux par deux, par paires, et ensuite se séparer, de manière à donner des cellules sexuelles définitives

Malformations. Le conseil génétique

n'ayant que vingt-trois chromosomes, mais dont la constitution représente un mélange de gènes provenant des chromosomes maternels et paternels.

Un enfant peut donc avoir les grands yeux bleus de sa mère et le lobe de l'oreille de son père ou vice versa ; chaque individu est un mélange vraiment unique, n'ayant aucune chance d'exister ailleurs sous une forme identique, excepté en un frère jumeau vrai.

Les chromosomes existent par paires, l'un provenant de la mère, l'autre du père, porteurs, sur des emplacements symétriques, des gènes qui agissent donc deux par deux.

La mère donne forcément un chromosome X ; le spermatozoïde du père, provenant de la division d'une cellule XY, peut donner soit un chromosome X, et l'enfant est une fille, soit un chromosome Y, et l'enfant est un garçon.

Le chromosome X, plus grand que l'Y, possède une partie non contrebalancée par une zone correspondante de l'Y. Cette portion de l'X contient un certain nombre de gènes sans contrepartie sur l'Y, ce qui explique la possibilité de maladies d'hérédité dites liées au sexe, transmises par les femmes et n'existant que chez les hommes, l'hémophilie par exemple.

Voilà donc, plus que sommairement exposées, quelques données concernant l'hérédité. Elles permettent de comprendre l'existence et la transmission des caractères héréditaires et des maladies héréditaires.

La connaissance du nombre exact des chromosomes humains, la découverte des techniques permettant de les voir au moment de la division de certaines cellules en culture, de les photographier, d'en dresser la carte, ont permis des progrès considérables en physiologie, en biologie et dans la connaissance et la compréhension des maladies. *Les méthodes du génie génétique, élaborées pendant les années soixante-dix, permettent d'analyser directement les gènes.*

La mise au point de *sondes génétiques ou chromosomiques* permet l'étude de l'A.D.N. et la détection, et la localisation, de tel ou tel gène.

On commence à connaître la localisation précise de milliers de gènes, et ce n'est qu'un début.

Les perspectives ouvertes à la science sont telles qu'elles donnent le vertige à beaucoup de spécialistes craignant l'arrivée d'une époque où la science modèlera des individus à son gré.

344

Les maladies héréditaires.

Ce sont des maladies inscrites dans le patrimoine génétique de l'individu, non acquises, existant en potentialité dès le moment de la conception et susceptibles de se manifester sous une forme plus ou moins intense, bénigne ou grave, depuis l'impossibilité totale du développement de l'embryon, entraînant comme on le sait maintenant un certain nombre d'avortements à répétition, jusqu'à des troubles latents n'apparaissant que sous l'effet de certaines conditions ou intoxications médicamenteuses ou alimentaires.

Parmi ces maladies héréditaires, il en est de présumées (toute une série d'états malformatifs), il en est de bien connues, avec leur mode de transmission, mais dont on ignore le mécanisme (les myopathies), et il en est désormais quelques-unes dont le mode de transmission, le mécanisme et même la localisation du gène responsable sont connus en totalité ou en partie.

On peut, en gros, classer celles-ci en deux catégories.

Les unes s'accompagnent *d'une anomalie des chromosomes.* Leur connaissance est toute récente, elle date d'une vingtaine d'années, mais l'étude des chromosomes fait maintenant partie de toute enquête génétique, bien que, de loin, les plus fréquentes des maladies familiales ne soient dues qu'à une anomalie de gène avec aspect normal des chromosomes. Le cas typique, la première décrite de ces anomalies chromosomiques en pathologie humaine, est le mongolisme.

Les anomalies chromosomiques peuvent être, mais rarement, transmises par des parents porteurs du même trouble. Elles sont beaucoup plus fréquemment la conséquence d'un vice de formation de l'ovule ou du spermatozoïde et n'ont que très peu de chances de se reproduire dans la fratrie.

Les autres sont dues à l'anomalie d'un ou de quelques gènes dont on ne peut détecter, parfois, que les conséquences biochimiques et métaboliques. Ce sont les cas, par exemple, du *daltonisme*, de la *phénylcétonurie* (cf. vol. 1, chapitre 14), de l'*hémophilie* (cf. chapitre 339) et de nombre d'autres affections très étudiées mais *finalement très exceptionnelles dans une population générale.*

Nous avons vu que la transmission d'un caractère quelconque dépend des deux gènes situés symétriquement sur la paire de chromosomes, l'un provenant de la mère, l'autre du père.

Lorsque le gène transmettant la tare est situé sur les autosomes, il s'agit *d'une hérédité autosomique, dominante* si un gène atteint suffit, *récessive* si les deux gènes doivent être pathologiques, *liée au sexe* si le chromosome X est porteur de la tare.

L'exposé forcément ultra-simplifié de ces problèmes ne rend absolument pas compte de la complexité réelle de la génétique, de la transmission des caractères, de l'apparition fortuite de maladies génétiques, de la difficulté rencontrée le plus souvent par les médecins et les généticiens à résoudre les problèmes dramatiques posés parfois par les familles.

Mais la consultation de génétique est devenue d'une pratique courante, qui ira en se développant.

Le développement des études prénatales, la possibilité de l'I.V.G. ont considérablement transformé les attitudes morales et pratiques à l'égard de ces problèmes.

345

Maladies malformatives : mongolisme et syndrome de Turner.

Les enfants mongoliens sont assez nombreux puisqu'il en naît environ mille par an en France. C'est le type même des maladies par anomalie des chromosomes, la première détectée (par un Français, le Pr Lejeune) ; depuis, il ne se passe pas de

Malformations. Le conseil génétique

semaine ou de mois où l'on ne reconnaisse, comme cause d'une maladie avec malformation et retard mental, une anomalie d'un chromosome.

Toutes les malformations ne relèvent pas de cette cause. Il en est en relation avec une affection acquise de l'embryon pendant la vie intra-utérine. Il en est encore davantage, présumées génétiques, mais sans aucune anomalie décelable en l'état actuel de la science, des chromosomes ni d'un gène.

Qui n'a vu un enfant mongolien ? Le diagnostic est souvent difficile à faire à la naissance et ne peut être affirmé qu'après plusieurs semaines.

Ce sont des bébés lents, très mous, avec un visage un peu écrasé, la paupière supérieure bordée d'un repli, une nuque plate, parfois une malformation cardiaque.

Ils deviennent des enfants petits, restant hypotoniques, avec un visage particulier rappelant le faciès mongol, d'où leur nom, et une lenteur d'acquisition : retard de la marche, de la parole, des acquisitions scolaires. Mais ils ont une remarquable oreille musicale, une extrême gentillesse et une grande serviabilité.

Le développement intellectuel est variable d'un cas à l'autre, mais même s'il n'excède pas les acquisitions scolaires de base, il sera fonction de l'amour et de l'aide de son entourage.

Comme tout enfant présentant un handicap intellectuel, le mongolien a surtout besoin, jusqu'à cinq ou six ans, des soins de son entourage, d'être élevé et considéré comme les autres enfants de la famille, ni plus ni moins, et que les parents aient une claire conscience de son handicap et de ses possibilités, l'acceptent tel qu'il est.

À partir de six ans, il bénéficiera d'une scolarité adaptée mais qui devra considérer l'ampleur des progrès dont il est dès lors capable.

Un enfant est ou n'est pas mongolien, mais chacun a des potentialités différentes, plus ou moins grandes, et beaucoup de moyens sont actuellement donnés aux parents pour en tirer parti au mieux.

Le mongolisme est causé, dans la plus grande partie des cas, par la présence supplémentaire d'un chromosome autosome, le n°21 (d'où le nom de trisomie 21 donné à la maladie), qui, lors

Malformations. Le conseil génétique

de la formation de l'ovule, ne s'est pas divisé correctement et a persisté en double exemplaire ; le mongolien a donc trois chromosomes 21, deux venant de l'ovule, plus un du spermatozoïde. La non-division correcte du chromosome 21 survient plutôt chez les femmes au-delà de trente-six, trente-sept ans, d'où le conseil donné aux femmes d'avoir plutôt leurs enfants avant cet âge. À partir de trente-huit ans, la ponction amniotique, effectuée systématiquement, en permet le dépistage et donc de pratiquer éventuellement une I.V.G. Mais on sait maintenant que les trois quarts des enfants atteints de trisomie 21 naissent de mères jeunes. Il existe alors dans ce cas une anomalie du chromosome 21, mais déjà portée par un des parents, donc transmissible avec un très grand risque, d'où le conseil, lorsqu'il s'agit d'un premier enfant de parents jeunes, de ne plus avoir d'enfants. Mais, actuellement, toute grossesse chez une jeune femme ayant eu un enfant mongolien peut être, bien sûr, parfaitement surveillée et les progrès du diagnostic anténatal ont permis de surpasser cette recommandation ancienne.

Enfin, quelques cas exceptionnels sont dus à une anomalie de la division cellulaire lors de la formation de l'embryon ; il s'agit de *sujets appelés mosaïques,* n'ayant pas le même nombre de chromosomes dans toutes leurs cellules ; cette atypie se retrouve dans nombre d'affections malformatives, et bien qu'il s'agisse d'un trouble génétique, il n'est pas familial ni transmis, du moins en l'état actuel des connaissances. *Tout ceci explique l'importance des recherches sur la détection du mongolisme au cours de toute grossesse. Déjà les échographies anténatales permettent la mise en évidence de signes de suspicion, mais cette étude est difficile et demande des échographies d'excellente qualité.*

Des tests indirects, par dosages sanguins, vont sans doute permettre, dans un proche avenir, de sélectionner les jeunes femmes à risque chez lesquelles une ponction amniotique serait très utile.

Le syndrome de Turner est la maladie de fillettes *ne possédant qu'un seul chromosome X* au lieu de deux. Ce fait entraîne un retard et une insuffisance de la croissance en taille, un aspect un peu particulier du cou et des avant-bras, et surtout le

Malformations. Le conseil génétique

non-développement des organes génitaux internes, ovaires, utérus, trompes. La puberté ne se produit pas ; elle devra être déclenchée, puis le fonctionnement endocrinien entretenu par des injections régulières d'hormones femelles : folliculine et progestérone, qui permettront le développement satisfaisant d'une morphologie féminine et de règles régulières.

Le syndrome de Turner appartient à la série des affections par anomalie des chromosomes sexuels.

346

La consultation de génétique, la surveillance de la grossesse : détection des anomalies.

Il n'y a aucune raison de se priver de conseils avant d'avoir un enfant s'il existe une anomalie qui inquiète, dans une famille, si un premier enfant est atteint d'une maladie susceptible d'être héréditaire, avant un mariage en cas de parenté ou d'anomalie dans une des deux familles.

Les cas les plus habituels dans lesquels il est raisonnable de demander un conseil génétique sont :

– lorsqu'un sujet, se sachant porteur d'une anomalie quelconque, ou connaissant son existence dans sa famille, veut se marier et s'inquiète du risque de transmission de cette affection à sa descendance ;

– lorsque des parents consultent après la naissance d'un premier enfant porteur d'anomalie ;

– lorsque deux cousins plus ou moins éloignés se renseignent sur les risques de la consanguinité ;

– ou lorsqu'une jeune mère, ayant eu un enfant mongolien, craint le risque de récidive.

Le pédiatre peut parfois répondre à ces questions mais il a besoin d'une série d'informations et d'examens ne pouvant être sérieusement effectués que dans une consultation de génétique, avec une équipe bien entraînée et des méthodes sûres, les exa-

Malformations. Le conseil génétique

mens nécessaires étant souvent de haute spécialité et non de routine.

Il convient d'abord *d'avoir un diagnostic ferme et précis,* et l'on ne peut répondre à des demandes formulées pour des affections dont quelqu'un a vaguement entendu parler dans une famille, sans précisions ni caractère héréditaire certain.

Il faut pouvoir *dresser un arbre généalogique* des familles intéressées, ce qui fixe habituellement le caractère héréditaire de l'affection en définissant le type de l'hérédité en cause. Pour les maladies bien étudiées, le type ou les types possibles d'hérédité sont déjà connus.

Si un enfant est atteint, il faut effectuer une *étude des chromosomes de l'enfant et de ses parents,* complétée par une analyse des plis palmaires, et de recherches biochimiques si la tare à étudier est un défaut enzymatique. Les études ne peuvent être effectuées que dans des laboratoires spécialisés, entraînés et très compétents.

Muni de ces renseignements, le généticien peut *parfois* donner un conseil, mais non toujours, conseil consistant en règle générale à indiquer aux parents si le risque d'avoir un enfant atteint est grand ou non et en chiffrant ce risque.

Mais, bien souvent, le généticien ne peut donner d'avis personnel, car pour bien des cas, surtout concernant un premier enfant atteint de retard mental, on ne peut savoir s'il s'agit d'un accident de la grossesse, d'une atteinte en cours de grossesse, sans aucun risque de se reproduire, ou d'une maladie héréditaire. En fait, il s'agit beaucoup plus souvent d'un accident malheureux fortuit. Les maladies par atteinte chromosomique sont d'une façon tout à fait générale des atteintes isolées, sans risque de se reproduire dans la fratrie.

En cas de consanguinité, si le lien de parenté est moins étroit que celui de cousins germains, les risques de la consanguinité sont extrêmement faibles si on n'a connaissance d'aucune maladie familiale.

L'important est de demander conseil le plus tôt possible, avant la grossesse, lorsque existent une maladie familiale, des avortements à répétition, une anomalie chez un premier enfant.

Malformations. Le conseil génétique

Beaucoup de maladies, à l'heure actuelle, sont dépistables à la naissance si un premier enfant est atteint, et des mesures peuvent être prises pour en atténuer ou en éviter les conséquences. C'est le cas d'une partie de troubles métaboliques, comme l'oligophrénie phénylpyruvique et des maladies de ce type. Les mesures à prendre consistent souvent en un régime extrêmement difficile à établir et à suivre. Mais quel que soit le cas, les parents trouvent toujours l'aide nécessaire auprès des services hospitaliers compétents, de la Sécurité sociale, des organismes d'aide aux enfants handicapés.

Il devient de plus en plus courant de détecter, par analyses appropriées chez les adultes, les troubles métaboliques susceptibles d'être transmis à la descendance lorsqu'ils existent à la fois chez le père et chez la mère.

Lorsqu'il y a problème, la consultation de génétique doit devenir aussi courante que la consultation de psychologie. Elle ne doit pas effrayer, et peut rendre de grands services.

Les progrès de la génétique, de l'étude chromosomique, de l'étude des gènes mêmes, de toutes les études enzymatiques, les progrès de l'échographie au cours de la grossesse ont transformé depuis les quinze dernières années la consultation de génétique, et la surveillance de la grossesse.

La ponction amniotique est conseillée et remboursée pour toutes les grossesses au-delà de trente-huit ans ou lorsqu'il y a risque de maladie héréditaire. Elle permet, par l'étude du liquide amniotique même, et des cellules de l'embryon qui y baignent, de détecter soit une anomalie chromosomique, soit une maladie enzymatique (près d'une centaine peuvent être actuellement reconnues), soit une anomalie d'un gène. Outre la ponction amniotique, il est possible de prélever des villosités choriales, technique plus risquée, mais permettant un diagnostic plus précoce, ou d'effectuer une prise de sang au cordon guidée par fœtoscopie ou échographie.

L'analyse de l'A.D.N. sur les cellules embryonnaires obtenues par ponction amniotique ou prélèvement de villosités choriales permet encore de considérables progrès par le diagnostic d'autres affections.

Malformations. Le conseil génétique

Tout ceci ne résout pas tous les problèmes. Mais cela permet aux médecins d'expliquer aux parents les risques éventuellement courus par l'enfant à naître, et à ceux-ci de prendre une décision. *Toutes ces techniques ne peuvent être mises en œuvre que par des praticiens bien entraînés, des laboratoires bien outillés, des équipes fiables.* On ne peut par exemple, en France, faire chaque année plus d'un certain nombre de ponctions amniotiques, et cela bien sûr pose problème.

Des problèmes moraux et éthiques, terriblement difficiles à résoudre, sont souvent évoqués lorsque se pose le cas d'une I.V.G. pour anomalie de fœtus.

347
Perspectives d'avenir.

À échéance plus ou moins lointaine, elles sont fantastiques.

La détection de plus en plus poussée des anomalies génétiques s'accompagnera de la possibilité grandissante d'en prévenir les conséquences par la maîtrise de la connaissance du métabolisme des cellules, et des moyens de remédier à ses vices.

Le trouble entraîné par l'imperfection d'un seul gène sera combattu assez facilement dès le début de la grossesse, quand il sera dépistable à ce stade, en tout cas dès les premiers jours de la vie.

Les anomalies chromosomiques ont des conséquences très complexes, dont l'analyse sera poursuivie, et peu à peu on saura en combattre les effets, partiellement ou totalement.

La thérapie génique, c'est-à-dire la possibilité de remédier à un déficit enzymatique, par trouble d'un gène, dans un organisme de nourrisson ou d'enfant, a commencé à être utilisée. C'est une avancée fantastique préludant à de merveilleux progrès.

La chirurgie, pratiquée sur le fœtus, a commencé à faire son apparition pour réparer, dans l'utérus maternel, des malformations sévères.

Mais toutes ces études sont longues, difficiles, nécessitent beaucoup de moyens ; il faut juger de leur plus ou moins grande utilité par rapport à de nombreux autres secteurs de la recherche.

Et les médecins ne peuvent appliquer que des méthodes et des résultats dont ils connaissent l'innocuité, l'efficacité, la solidité.

Quelques
problèmes psychologiques

348

L'enfant, organisme en évolution.

Cette notion est extrêmement importante. Un enfant est toujours en train de se faire et de se modifier, et en particulier les habitudes, les comportements ne sont pas fixes.

La manière d'être peut changer à brefs intervalles, en fonction de l'évolution propre de l'enfant et aussi des données de l'environnement et de l'ambiance dans laquelle il baigne.

Un enfant n'est pas un adulte en réduction, en miniature; c'est un être différent. Trop de parents pensent que leur enfant réagit de la manière dont ils réagiraient eux-mêmes dans des circonstances semblables. C'est faux, et dans presque tous les domaines de la vie.

Trop de parents pensent que les enfants reçoivent les choses qui leur sont dites exactement comme les parents ont voulu les dire. Cela aussi est faux. Une remarque anodine par les parents qui l'expriment peut revêtir une importance considérable, ou inversement, pour l'enfant.

Celui-ci ne sait pas toujours exprimer ce qu'il a envie de dire. Combien d'adultes le savent ?

Pourquoi le dessin revêt-il une telle importance dans l'étude de la psychologie infantile ? Justement parce qu'il remplace les mots, et par son intermédiaire exprime ce que l'enfant veut faire comprendre, qu'il en ait conscience ou non, bien plus souvent sans qu'il en ait conscience.

L'enfant est un organisme en évolution, cela veut dire qu'il est en perpétuelle formation, avec un enregistrement de sa mémoire d'autant plus intense qu'il est plus petit. Plus le cer-

Quelques problèmes psychologiques

veau est jeune, plus il est malléable et plus il est capable d'enregistrer.

Réfléchissez à la masse de faits que va retenir et apprendre un enfant de zéro à deux ans. À deux ans, souvent il parle assez bien, sait exprimer beaucoup de notions ; il a retenu tout ce qui se passe dans la maison et il en connaît tous les objets. Dans sa mémoire vont s'imprimer une masse considérable de faits avec lesquels il aura à se débrouiller. Il devra ensuite assimiler peu à peu ce que sont les relations avec ses parents, avec ses camarades, avec ses maîtres, avec le milieu social, avec les lois de l'ordre établi. Il devra reconnaître la nécessité du travail, comprendre peu à peu qu'il travaille pour lui-même et pour personne d'autre.

Toute une série d'éléments veillent sur cette évolution dont les plus importants sont, dans notre société, les parents et les maîtres.

Mais surtout il faut faire confiance aux capacités d'évolution, de progrès. Bien souvent, les parents supportent mal telle ou telle attitude normale, naturelle à un certain stade de développement de l'enfant.

Les possibilités d'adaptation sont immenses. Il faut faire confiance aux enfants.

349

Distinguons le normal de l'anormal.

Notion extrêmement importante : tous les médecins ont en permanence à distinguer le normal de l'anormal tant dans les problèmes médicaux proprement dits, organiques, que psychologiques.

En parlant de problèmes physiques, j'ai beaucoup insisté sur cette notion. Que de mères s'affolent parce que la première dent n'est pas sortie à six mois ou n'est pas tombée à six ans. En règle générale, ça n'a aucune importance. La norme est une moyenne.

Quelques problèmes psychologiques

Cette notion est encore plus vraie en psychologie infantile, et tout est fonction souvent de la manière dont les parents supportent les comportements de leur enfant.

Il est normal qu'à dix-huit mois le petit bonhomme à qui l'on voudrait interdire de faire quelque chose le refasse, de façon ostentatoire, provocante, en regardant ses parents d'un petit air de défi, deux fois, trois fois, en jugeant alors de la manière dont on va lui interdire cette action.

Il est normal qu'à six ans un petit garçon mente pour cacher quelque chose qu'il sait répréhensible, et mente avec acharnement, niant l'évidence la plus absolue, également aussi pour se conserver un petit coin de personnalité.

350
Le symptôme en psychologie infantile.

Un symptôme est un signe qui révèle quelque chose, et souvent tout le rôle du médecin, en médecine et en psychologie, est de comprendre ce que révèle le symptôme. Comme un mal de tête peut être symptomatique d'une sinusite, d'une dent cariée ou d'un trouble de la vue, en psychologie infantile, un comportement est révélateur, symptomatique de quelque chose.

Cela est extrêmement important et il est fondamental pour tout parent de l'avoir toujours présent à l'esprit.

Tout au long des chapitres qui vont suivre, je vais m'efforcer de montrer qu'il ne faut pas cataloguer les enfants. Il est terrible de dire : « Il est paresseux », « Il est intenable. » La manière d'être de l'enfant n'est que le reflet de l'ensemble de sa personnalité, laquelle est en partie ou en totalité le reflet des relations entre l'enfant et son entourage.

Le symptôme est un appel de l'enfant, parfois un véritable appel au secours, et son drame est souvent de n'être pas compris.

Quelques problèmes psychologiques

Dire cela ne conduit pas les parents à n'avoir qu'une attitude lénifiante, sans autorité, toujours permissive ou passive. Au contraire.

Les relations entre deux êtres, même mère et enfant, présentent des aspects d'entente et de conflit, d'opposition normale, inévitable, qu'il faut laisser s'exprimer, comprendre et expliquer.

Dans le symptôme s'expriment en général une agressivité ou une angoisse.

L'agressivité est un moyen normal d'essayer d'imposer ses vues, sa manière d'être, sa manière de voir, son désir de faire telle ou telle chose de telle façon.

L'angoisse fait partie intégrante de la manière d'être des enfants, elle est normale devant la nécessité de s'imposer à l'intérieur d'un groupe ou d'une société, alors qu'on est un être petit et faible.

L'agressivité est souvent l'expression de l'angoisse et de la crainte. Elle est le moyen de défense par l'attaque, des êtres les plus faibles et les plus démunis en face des plus gros et des plus forts.

Cela ne veut pas dire qu'à l'intérieur d'une famille la base des relations doive être d'agressivité et d'angoisse. Au contraire. L'avantage de la famille est d'être fondée sur l'amour et la compréhension ; cela va permettre à l'enfant de tourner son agressivité vers des buts sociaux, de travail, de conquête de quelque chose et non contre lui-même ou contre d'autres êtres.

Si, au contraire, les relations intrafamiliales nécessitent une trop forte expression de cette agressivité, provoquent une trop grande angoisse, celles-ci gênent le développement de la personnalité de l'enfant et son agressivité se tourne contre lui-même ou contre sa famille, empêchant son extériorisation vers des buts efficaces de travail ou de sport.

351
L'enfant lui-même est un symptôme.

Cette position est peut-être exagérée, mais elle me paraît vraie dans l'ensemble. *Les comportements mêmes de l'enfant, ses manières d'être, la somme de ses qualités et de ses défauts viennent en partie (en totalité, diront les uns, en petite partie, diront les autres, en grande partie, me semble-t-il) de son entourage et de la qualité de ses relations avec ses parents d'abord.*

Tous les parents voudraient avoir des enfants parfaits, calmes, intelligents, travailleurs, efficaces, et ils ont presque tous l'impression de tout faire pour cela.

Or, les enfants baignent dans une certaine ambiance où tout joue un rôle : la qualité des relations humaines, le niveau de culture, la manière d'être permanente des parents, leur patience ou leur nervosité, l'intérêt et l'attachement qu'ils portent à leurs enfants, pas seulement en apparence mais très profondément et avec l'ensemble de leur être, leurs relations entre eux, l'exemple d'amour et d'attachement qu'ils donnent ou ne donnent pas, le prix qu'ils portent aux relations familiales, le sérieux qu'ils apportent à leurs activités et la valeur relative qu'ils donnent aux diverses choses de la vie.

C'est tout cela qui va former la personnalité de l'enfant, commander son développement et jouer très tôt, dès le moment où vous ramenez votre bébé de la maternité et qu'il baigne dans l'atmosphère de la maison.

La relation d'amour que la mère noue avec son nourrisson tout de suite, cette relation fondamentale de la formation de son affectivité et de sa personnalité, cette ambiance d'ensemble où le nourrisson baigne, les relations bilatérales qu'il noue avec son père, ses frères et sœurs, les autres membres de sa famille, tout cela contribue à le former, avec ses qualités, ses défauts, sa manière d'être et fait dire *que l'enfant lui-même est le symptôme de la qualité de ces relations complexes.*

Quelques problèmes psychologiques

352

Il est difficile de donner des conseils.

Lorsque des parents conduisent leur enfant auprès d'un médecin, d'un psychologue, à une consultation spécialisée, ils viennent souvent demander un conseil sur la manière dont ils doivent se comporter. Ils viennent souvent en pensant qu'il sera facile à un « spécialiste », après quelques moments d'entretien, d'analyser le cas de leur enfant, de trouver les raisons de son comportement. En fait, ils ont des idées sur ce problème et cherchent souvent une confirmation de leur manière de voir.

Ils ne trouvent pas souvent la réponse aux questions telles qu'ils les posent et rarement un appui dans le sens qu'ils souhaitent.

En fait, il est bien difficile à un tiers de s'immiscer dans la relation profonde entre un enfant et ses parents, mais le rôle du médecin ou du psychologue est d'aider les parents à comprendre le problème qui se pose ; à eux, ensuite, de le résoudre.

On ne peut donner de conseils que sur des points précis ou de détail, en partant de considérations générales valables dans la majorité des cas. Mais lorsqu'il y a un problème, le spécialiste peut aider les parents à saisir ou à sentir d'où il vient, à trouver ce qui, dans leur propre manière d'être, est générateur d'un comportement réactionnel de l'enfant.

Lorsque l'enfant est petit, s'il présente des troubles du comportement ou du caractère, il est bien difficile de l'aider si ses parents ont du mal à comprendre qu'ils peuvent en être en partie responsables et ne veulent pas s'impliquer dans son traitement.

Quelques problèmes psychologiques

353

Formation de la personnalité et de l'intelligence. L'inné et l'acquis.

Le problème n'est pas près d'être résolu et la querelle loin d'être terminée, d'autant plus que beaucoup raisonnent en fonction d'idées préconçues relevant d'idées générales, d'opinions politiques ou sociales préalables, d'opinions qui n'ont rien à voir avec la question posée.

L'idée imprégnant nos sociétés et consistant à dire : « Donner à chacun toutes ses chances grâce à l'école, par exemple » part en quelque sorte du postulat que tout peut se faire à partir de l'âge de six ans, âge auquel l'enfant va fréquenter l'école. Or, il apparaît bien évident à quiconque s'est occupé un peu de ce problème qu'à cinq ou six ans beaucoup de données sont établies concernant les capacités, les possibilités intellectuelles, les structures mentales, les structures de l'affectivité.

À cinq ou six ans, un enfant possède déjà un équipement intellectuel et de caractère, développé en fonction des conditions d'ambiance dans lesquelles il a vécu jusque-là, de sa famille, de ce que sont et représentent pour lui son père et sa mère ; tout cela va conditionner, pour les années à venir, ses aptitudes scolaires, son goût du travail, sa curiosité intellectuelle, sa capacité à manier le langage, le développement de sa logique.

Tout n'est pas fait avant six ans comme beaucoup le soutiennent, mais bien des choses déjà, et si les conditions de la scolarité, les perspectives proposées peuvent jouer un grand rôle dans sa réussite, il n'y a pas de doute que cet enfant de cinq ou six ans a déjà développé des qualités et des aptitudes fondamentales qui lui permettront d'acquérir son plein développement, de profiter de toutes les possibilités que peut lui offrir la société.

On peut sans aucun doute influer plus facilement sur les données concrètes, matérielles du développement de la vie que sur les conditions d'ambiance dans lesquelles s'est produite sa

Quelques problèmes psychologiques

croissance durant les premières années et qui dépendent de la personnalité réelle de ses parents et de sa vie familiale.

C'est pourquoi la querelle de l'acquis et de l'inné se place en réalité à deux niveaux, qu'il est plus raisonnable et plus scientifique de ne pas mêler, et sur chacun desquels des positions sont prises tout à fait indépendantes de la réalité.

Le premier consiste à dire : à la naissance, mis à part l'existence d'anomalies grossières susceptibles d'entraver le développement, tous les nourrissons naissent égaux en possibilités, et à conditions semblables ils se développent de manière équivalente.

Comme beaucoup d'affirmations de ce type, couvrant des sujets aussi vastes, cette réponse contient une part d'erreur et une part de vérité.

Il serait ridicule de penser que les aptitudes intellectuelles sont semblables au départ alors que ce fait est si évidemment faux pour les aptitudes physiques. Il y a des grands et des petits, des gens aptes à devenir champions du monde de ski et d'autres doués pour la course à pied, disciplines dans lesquelles chacun peut développer des dons et des qualités spécifiques. Il en va sans doute de même pour les qualités intellectuelles, et tout le monde ne peut devenir Einstein, même avec les meilleurs parents du monde. Le nier serait ridicule. Il existe sans doute des bases physico-chimiques au développement intellectuel, et chacun au départ ne bénéficie pas des mêmes possibilités.

Mais ce qui aide toujours un enfant, c'est la reconnaissance de ses capacités, de ses aptitudes. Il faut que son entourage ait avec lui une attitude de confiance et de valorisation, des comportements aidant son développement et non freinant sa confiance en soi et la croyance en sa réussite.

Les conditions d'ambiance freinent ou favorisent le développement intellectuel, permettent au sujet d'épanouir ses capacités ou le bloquent, et cela paraît indéniable, indiscutable ; elles lui permettent de se servir de ses aptitudes innées ou en gênent l'épanouissement, et l'on ne saura alors jamais ce que tel ou tel enfant aurait pu réaliser, placé dans d'autres conditions ; mais des données de base de l'agilité intellectuelle échappent sans aucun doute aux conditions de l'environnement et constituent l'inné.

Le second niveau fait considérer justement dans quelles conditions d'ambiance se développe l'enfant et combien celles-ci conditionnent son comportement. *La complexité du problème provient du fait que développement intellectuel et développement affectif sont étroitement liés et qu'une maturation affective normale est nécessaire à un bon épanouissement intellectuel.*

Beaucoup d'échecs scolaires se produisent chez des enfants intelligents dont la motivation, le goût au travail ne sont pas développés et qui ne peuvent obtenir de bons résultats ; leur énergie n'est pas orientée vers le travail scolaire pour des raisons qui peuvent être très diverses, allant de l'opposition consciente à des comportements névrotiques parfois explicables par les conditions familiales.

La querelle de l'inné et de l'acquis prend cette ampleur car dans l'état actuel de la science on ne peut agir sur l'inné ; on peut, et il serait déraisonnable de le souhaiter, agir sur le fonctionnement cérébral dans des limites physiologiques alors qu'en se modifiant la société peut espérer modifier les conditions d'élevage et de développement de l'enfant, au moins peu à peu.

Mais il est insensé de prétendre que tous les individus sont naturellement au départ égaux, car il existe entre eux des différences fondamentales ; un petit enfant est inséparable de sa mère, de son père, et imaginer son développement sans tenir compte de ces facteurs relève de la plus pure fantaisie et de la démagogie la plus grossière.

354

Qu'est-ce qu'un test ?
Notion de Q.I. (Quotient intellectuel).

Le test est tellement entré dans la vie quotidienne, dans la connaissance générale des familles, que l'expression consacrée que j'entends le plus souvent lorsque quelque chose ne va pas

Quelques problèmes psychologiques

à la maison ou à l'école est : «Je voudrais que l'on teste mon enfant», comme si cette pratique devait permettre, de façon presque magique, de comprendre le problème et d'y trouver remède.

Or, un bon entretien avec les parents et l'enfant permet souvent de commencer à comprendre quelle est la difficulté, et les tests n'apportent qu'un élément supplémentaire d'information.

Mais, bien que la mode en passe un peu, la pratique des tests reste très importante. Tout le monde a entendu parler de tests, passés à l'école, chez un psychologue, à l'armée au début du service militaire, à l'entrée dans une entreprise.

Le mot test désigne une épreuve standardisée et étalonnée, servant à obtenir des réponses qui seront appréciées par rapport à une moyenne et éventuellement chiffrées.

«Le premier test utilisé en pratique est né en France, en 1905, de la collaboration d'un psychologue, Alfred Binet, et d'un médecin, le docteur Th. Simon. Il était destiné à dépister, parmi les enfants présentant un retard scolaire, ceux chez qui ce retard pouvait être considéré comme accidentel, de ceux qui présentaient une insuffisance du développement intellectuel.» (Lise Moor.)

Il existe deux sortes de tests : les uns qui mesurent la plus ou moins grande réussite dans une tâche précise, réussite étalonnée qualitativement et quantitativement par rapport aux réponses d'un groupe de population choisi de façon à être représentatif d'un âge donné en particulier ; ce sont les *tests dits d'intelligence ou d'efficience,* que l'on fait passer à votre enfant à l'école, par exemple. Les autres sont destinés à classer la personnalité parmi des types connus, à détecter quels problèmes psychologiques peuvent se poser à un individu donné : ce sont les *tests de personnalité ou encore projectifs.*

À la suite d'un ou de plusieurs tests d'intelligence ou d'efficience, on apprécie ce que l'on nomme le Q.I., et bien des parents ont l'impression que ce *quotient intellectuel* ainsi obtenu fixe l'intelligence réelle de leur enfant.

Or, le test ne détermine qu'une certaine efficacité, à un moment donné du développement de l'enfant.

Quelques problèmes psychologiques

Certes, il y a une relation entre les résultats obtenus aux tests et la réussite scolaire, en particulier, qui est sans aucun doute la réussite de leur enfant à laquelle les parents sont le plus sensibles.

Mais le test n'a aucune valeur formelle ou définitive. Il constitue un moyen supplémentaire que possède, à un moment donné, un médecin ou un psychologue pour aider une famille, un enfant, à résoudre un problème.

En suivant régulièrement des enfants traités, on remarque heureusement une évolution favorable du résultat des tests en fonction d'une meilleure adaptation scolaire ou d'une meilleure ambiance familiale, par exemple.

Dans la pratique des tests d'intelligence, il y a deux catégories d'épreuves, certaines faisant intervenir le langage, dites tests verbaux, et d'autres sans langage, constituant des épreuves de logique, de réflexion, de mémoire, dites tests de performance, qui ont l'avantage de permettre à l'examinateur d'observer au cours de l'épreuve le comportement de l'enfant : calme ou anxiété, bonne méthode ou non, bonne organisation, persévérance, gestes bien ou mal coordonnés.

Il faut bien que les parents comprennent que les tests ne rangent pas leur enfant dans une catégorie une bonne fois pour toutes. Le résultat des tests dépend beaucoup de l'état psychologique de l'enfant et en particulier de son inhibition et de ses conduites d'échec, c'est-à-dire de tout ce qui intérieurement le gêne pour réussir ce qu'il entreprend.

Un test est un examen de laboratoire. Il n'a pas beaucoup de valeur en soi et demande toujours à être interprété par quelqu'un de compétent.

C'est pourquoi je suis profondément choqué par beaucoup de choses qui sont dites dans la querelle sur le caractère inné ou non de l'intelligence. Un Q.I. n'est en aucune manière *une donnée de base de la personnalité d'un enfant, et d'autant moins que l'enfant est plus jeune.* Et en quoi donc le Q.I. apprécié par des tests reflète-t-il l'intelligence qui est faite de tant de qualités, de sensibilité, de plus ou moins grande adaptation au réel, de compréhension intuitive ? Combien de gens, ayant un important Q.I., ne sont pas intelligents !

Quelques problèmes psychologiques

Dire que l'intelligence est héréditaire pour 80 % et dépend de l'environnement pour 20 % est une de ces affirmations grossières qui ne reposent que sur des analyses statistiques abruptes, sans rapport avec la vie, et ne veulent pas dire grand-chose.

Plus j'avance dans la connaissance des enfants et plus il me paraît important de considérer à quel point développement intellectuel et développement affectif sont liés.

Et qui intégrera jamais dans une statistique le sourire et la douceur de la voix d'une mère, dont le rôle est pourtant fondamental pour le développement de l'affectivité ?

Actuellement, l'accord semble fait entre tous les chercheurs pour souligner l'interprétation profonde entre tous ces éléments qui vont participer au développement de la personnalité.

355

Les parents.

La mère, dans nos sociétés, élève les enfants. On ne saurait exagérer son rôle, il est fondamental, et pas seulement au cours des deux ou trois premières années de la vie.

Comparez, par exemple, les différences de comportement scolaire des enfants selon que la mère est présente ou absente à cinq heures, à la sortie de l'école, lorsqu'elle aime être chez elle, s'occuper à ce moment-là de son enfant. Non que celui-ci ait besoin obligatoirement de son aide, mais il a besoin de sa présence. Plus grand, il aimera être *à côté* d'elle, faire ses devoirs, apprendre une leçon si elle est près de lui, dans la maison. Il est rare que les enfants dont les parents, du fait de leur travail, rentrent tous les deux tard à la maison, ne présentent pas, à un moment quelconque de leur évolution scolaire, des difficultés, reflet de difficultés affectives. La présence d'un grand frère, d'une grande sœur, d'une grand-mère, peut combler affectivement ce moment de la journée où l'enfant aime retrouver sa maison.

Ce n'est pas tant le niveau culturel de l'environnement qui compte pour la formation du caractère que le degré de chaleur

Quelques problèmes psychologiques

humaine, de compréhension, d'intelligence que l'enfant perçoit dans son propre foyer.

De nombreux psychologues tiennent pour un mal important de ce siècle la démission paternelle. Beaucoup de pères considèrent le fait d'élever les enfants comme une tâche spécifiquement maternelle, ne s'intéressent que de loin aux problèmes scolaires ou autres, et seulement pour sévir. Ils aspirent à la tranquillité, une fois leur labeur quotidien terminé, et essaient de nouer des liens étroits et profonds avec leur enfant seulement lorsqu'il approche de l'adolescence. Mais il est souvent trop tard.

Les tâches de l'éducation doivent être résolues à deux, et le trouble de l'enfant est souvent le reflet d'une mésentente du couple.

Je ne sais si le rôle du père est plus difficile que celui de la mère, dans la mesure où celle-ci ne commet pas d'erreur en n'étant qu'amour. Le père donne le nom. Une bonne insertion familiale sécurise l'enfant. La notion de sa propre identité représente quelque chose de fondamental.

Le père est un peu la loi, l'image de la force et de la solidarité. *Il est souvent difficile, pour un père, de trouver la bonne attitude entre une camaraderie exagérée et la distance nécessaire imposant un certain respect.*

Elle se trouve dans la fréquentation réelle des enfants. *Un père doit passer du temps avec eux,* pour jouer, bricoler, faire du sport, parler. À partir de six, sept ans, les garçons ont besoin de relations un peu privilégiées avec un père dont ils vont aimer de plus en plus la compagnie. L'instauration d'un dialogue réel, d'une confiance authentique, est à la base de relations normales.

356

L'enfant, individualité indépendante.

Il est important pour les parents de penser sans cesse à cela.

De quel système de référence disposent-ils pour comprendre les manières d'être de leur enfant ? Eux-mêmes, leurs propres parents qu'ils connaissent souvent peu, dont ils ignorent l'enfance, leurs frères, sœurs, parents ou amis intimes qu'ils ont vus grandir autour d'eux ou en même temps qu'eux-mêmes constituent ce système.

C'est leur seul système de référence, le plus important étant leur propre enfance, leurs propres réactions en face des problèmes, leur moi qu'ils connaissent plus ou moins bien. On a souvent oublié son enfance, on n'en garde dans le conscient que des souvenirs marquants.

Or, il faut envisager deux données fondamentales.

Chaque enfant est un être autonome, différent de ses parents, et pouvant l'être profondément par son héritage génétique, ses qualités et ses aptitudes innées. Cette donnée influe sur les comportements, les manières d'être de chacun, et les parents réagissent plus ou moins bien aux manifestations de cette personnalité en cours d'affirmation.

La seconde donnée est la différence, de plus en plus sensible dans les sociétés industrialisées, entre les conditions de vie de l'enfant et celles des parents au cours de leur propre enfance.

L'incompréhension entre générations a toujours existé, mais elle n'était, jusqu'à maintenant, que le reflet du conflit entraîné par la recherche de l'émancipation hors d'un cadre donné.

De nos jours, cette incompréhension repose sur une modification des systèmes de référence. L'enfant qui voit un monsieur mettre pied sur la Lune et qui ne se dérange plus pour regarder, à la télévision, celui qui en redescend, l'enfant pour lequel il est normal de prendre l'avion et d'aller passer des vacances à 4 000 km de son domicile habituel n'aura pas la même manière de raisonner que son papa.

Votre enfant est une individualité indépendante, se formant et se développant dans un contexte mouvant et des conditions bien différentes de celles de votre enfance. De plus, les traits de sa personnalité sont particuliers et les adultes raisonnent souvent, pour juger des actes de l'enfance, en fonction de leurs propres attitudes. L'enfant est plus égocentrique, sa notion du temps est relative et ne s'acquiert que peu à peu ; ses modes de pensée n'ont pas la rationalité de ceux de l'adulte.

Il ne faut pas essayer de faire entrer sa personnalité dans le moule qui est le vôtre. L'enfant a besoin d'un cadre solide et de toutes les nourritures nécessaires pour développer sa propre individualité.

357

Les deux investissements les plus rentables pour la société.

Les deux investissements les plus rentables pour la société devraient être, me semble-t-il :

– que les mères qui le désirent puissent élever leurs enfants jusqu'à deux ou trois ans et poursuivre ensuite un travail à mi-temps tant que les enfants ne sont pas en scolarité primaire. Qu'elles puissent être là, à cinq heures à la sortie de l'école pour que les enfants ne soient pas livrés à eux-mêmes dans la soirée si rien n'est organisé pour un accueil raisonnable et chaleureux. Une journée entière, passée hors de la présence des parents jusqu'à six ou sept heures du soir, n'est pas une bonne chose, même à sept, huit ans ;

– que le système scolaire de la maternelle et de l'école primaire soit le plus merveilleux possible pour que les enfants soient heureux à l'école, et y puisent véritablement le goût du travail et de la connaissance.

Cela supposerait, en France, de repenser une grande partie du système pour avoir des enseignants qui soient véritablement des pédagogues, mieux avertis de la nature et des besoins de l'enfant, pour donner aux enfants l'activité physique dont ils ont besoin, pour les ouvrir sur la vie réelle. Le contenu de l'enseignement primaire, centré fondamentalement sur la connais-

Quelques problèmes psychologiques

sance de la langue maternelle, les bases du calcul et des mathématiques, quelques disciplines d'éveil, paraît raisonnable. Encore faut-il que le maximum d'enfants puissent *bénéficier* de la scolarité et *que le système scolaire s'adapte aux enfants.* Il est insensé de considérer qu'un si grand nombre d'entre eux sont obligés de redoubler une classe de cette scolarité primaire.

Il faut évidemment que les mères aient le désir de s'occuper elles-mêmes de leurs enfants tant qu'ils ont fondamentalement besoin d'elles et leur consacrent plus de temps que ne peuvent le faire actuellement la majorité des femmes qui travaillent. *Le rôle de la société est donc de permettre aux femmes de mener de front, si nécessaire, à la fois une activité professionnelle et leur activité de mère de famille.* Toutes sortes de possibilités leur seraient offertes, en particulier celle d'augmenter, par des études adaptées, leur qualification professionnelle pendant les années où elles s'occuperaient complètement de leurs enfants.

358

Obéissance, autorité, libéralisme. Éduque-t-on ses enfants ?

Il est très difficile de répondre à cette question, comme il est souvent difficile d'être parent. On les éduque surtout par ce qu'on est réellement, l'exemple donné, l'atmosphère dans laquelle ils baignent à la maison, les relations d'amour et de confiance spontanées. Personne ne se transforme pour élever ses enfants. Les adultes sont comme ils sont, et l'enfant percevra surtout l'amour réel et désintéressé, la confiance que les parents ont en leurs propres capacités de jugement.

Au début de sa vie, l'enfant est très égocentrique. Sa mère, par exemple, lui appartient et il ne comprendra que peu à peu l'aspect à la fois exact et faux de cette proposition. Cela n'ira pas sans heurts ni souffrance, mais il sera capable d'acquérir progressivement cet amour « oblatif », qui donne plus qu'il ne demande et que ses parents devraient lui témoigner.

Quelques problèmes psychologiques

Le débat sur autorité ou libéralisme constitue en partie un faux débat, car dans une bonne relation entre parents et enfants, l'un ne va pas sans l'autre. *Les parents doivent comprendre que les enfants sont des êtres indépendants, aspirant à acquérir progressivement une indépendance réelle et complète. Mais leur sécurité profonde, tout au long de cette mutation, provient en grande partie de la solidité qu'ils perçoivent et de la capacité des parents à interdire ou à autoriser tel ou tel acte.*

La permissivité n'est pas du tout une attitude appréciée par les enfants. Elle signifie souvent : « Fais ce que tu veux pourvu que je n'aie pas à m'occuper de toi. » Beaucoup d'adolescents à problèmes reprochent à juste titre à leurs parents, à leur père surtout, de ne leur avoir montré ni attention ni fermeté durant les années de leur enfance.

Lorsque les parents eux-mêmes ont des difficultés, ils peuvent, ils doivent en discuter avec leurs enfants, mais éviter, dans la mesure du possible, de leur faire assumer des responsabilités trop lourdes ou trop angoissantes pour eux.

L'angoisse est partie intégrante du tempérament de l'enfant tout au long de sa formation, en rapport avec la difficile recherche des solutions au développement de son moi et sa confrontation aux réalités extérieures.

Il peut la masquer par l'agitation, l'agressivité ; elle transparaît dans ses cauchemars et ses craintes ; il en souffre moins que l'adulte ; elle n'est pas obligatoirement la signature d'un état pathologique.

Toute attitude, tout comportement d'enfant obéit à une logique propre, ne correspondant pas forcément à celle des adultes, et le rôle éducateur des parents consiste souvent à comprendre les raisons des manières d'être de leur enfant, et à ne pas dire : « Mon enfant est comme ci, ou comme ça. »

Les enfants naissent curieux, attentifs. Aux aptitudes innées, indiscutables, s'adjoignent le goût et le plaisir de faire quelque chose.

L'enfant qui « a du mal à fixer son attention », par exemple, est toujours un enfant qui *ne peut* le faire : il n'y met aucune mauvaise volonté.

Quelques problèmes psychologiques

Fondamentalement, un enfant a besoin d'amour, de sécurité, d'un cadre rassurant, et de percevoir la confiance qu'on met en lui. Ce sont ces racines de la confiance en lui qui permettront la réussite de sa propre vie.

L'enfant vient au monde dans un cadre donné ayant souvent demandé beaucoup d'efforts pour être acquis. Comment lui faire comprendre ces efforts sans lui rabâcher à tout bout de champ : « Je n'avais pas les mêmes facilités, moi, à ton âge » ?

Lorsque les parents en viennent à dire : « Il a tout, il ne manque de rien et pourtant il n'est jamais content », on peut penser qu'il manque à l'enfant une vraie chaleur.

En un sens, on n'éduque pas ses enfants. On les forme en fonction de son être réel, dans un cadre social donné.

359

L'attitude des parents.

Je voudrais simplement faire quelques remarques tirées de la pratique, concernant l'attitude générale des parents.

Bien souvent l'enfant ne perçoit pas les choses comme on croit les lui exprimer. La même observation, faite sur un ton sévère, moqueur ou amical n'aura pas du tout la même portée, et l'enfant n'y réagira pas de la même manière.

Tout au long de son évolution, il a surtout besoin de deux choses : l'amour et un cadre ferme pour grandir. Il est toujours dangereux d'essayer de le modeler selon une image préétablie, image idéale d'enfant que les parents ont en esprit. C'est alors lui faire porter une lourde charge qu'il est bien souvent incapable d'assumer.

Il doit grandir comme un arbre, mais comme lui il a souvent besoin de tuteurs. Ils ne font pas pousser l'arbre, ils l'aident à pousser droit. L'arbre grandit tout seul, de son propre élan. Il en va de même pour l'enfant.

Ne pas vouloir modeler un enfant selon une image préétablie ne signifie pas du tout l'impossibilité de lui donner du goût pour telle ou telle activité. Si dès qu'il a quatre ans vous vous

Quelques problèmes psychologiques

fixez comme but son entrée à Polytechnique à l'âge de vingt ans, vous avez peu de chances d'y réussir. Mais si vous avez comme objectif de lui donner du goût pour les mathématiques en suscitant son plaisir pour la manipulation des chiffres et les raisonnements abstraits, vous pouvez très bien y parvenir. Dans le premier cas vous lui fixez un objectif impérieux, qui, a priori, n'en constituera pas un pour lui ; mais dans le second cas vous lui apprenez à aimer certaines choses, et c'est tout différent. Il est bien banal de voir des enfants poursuivre la carrière de leurs parents d'une manière toute simple et naturelle.

Jusqu'à un âge avancé, dix, douze ans, les comportements d'enfants ne relèvent pas toujours d'intentions délibérées. L'enfant qui casse un vase ou martyrise un chat ne se dit pas : «Je vais embêter maman en cassant ce vase», ni : «Je vais faire mal au chat.» Ces actes relèvent d'attitudes inconscientes, qui ont souvent des significations très précises pour comprendre le comportement d'ensemble de l'enfant, mais ne sont pas le fruit d'une volonté délibérée de nuire ou de faire mal.

Nous rejoignons ce qui est dit au chapitre 350. Les comportements de l'enfant sont des symptômes devant attirer l'attention mais ne sont pas des qualités ou des défauts définitivement acquis, relevant d'une condamnation péremptoire.

Il est fondamental de bien comprendre cela car l'enfant rentrera peu à peu dans le personnage qu'on s'attend à le voir jouer. Et si vous pensez de votre enfant qu'il est méchant ou paresseux, il le deviendra fatalement.

Aussi, sans vouloir donner trop de conseils, un certain nombre de règles peuvent être considérées comme généralement valables.

360

Ne faites pas sans cesse des remarques.

Imaginez-vous quelques instants avec un chef de service qui vous ferait trente remarques ou critiques par jour. Combien de temps le supporteriez-vous ? Il est normal que vous acceptiez une critique justifiée et constructive, mais non une récrimination permanente.

Il en va de même pour l'enfant. *Il est normal que les parents commandent, défendent ou acceptent ceci ou cela, imposent tranquillement leur volonté sur ce qu'ils jugent important, mais les enfants ne supportent pas des remarques, des critiques, des interdits répétés des dizaines de fois dans la journée.* Ils trouvent toujours le moyen de vous faire payer cette attitude. Ce sera le cercle vicieux de la désobéissance, de la « méchanceté » des enfants, et des mères arrivent ainsi avec de petits garçons de sept à huit ans en disant : « Je ne le supporte plus, je suis à bout, il ne fait rien pour me faire plaisir, il est méchant avec les autres enfants, il est, il est... »

Si la plus grande partie des relations de la journée s'effectue sur un mode d'interdits et de conflits, il est inévitable que parents et enfants s'opposent en permanence, et l'acte le plus simple, manger, s'habiller, se laver, deviendra une source de conflits.

Si l'on veut obtenir l'obéissance concernant les choses importantes, il est nécessaire, je crois, que l'enfant ait beaucoup de latitude sur celles qui le sont moins.

361

Il ne faut pas se moquer.

Le sens de l'humour, cette qualité si merveilleuse et si indispensable, ne se développe que peu à peu chez l'enfant, et on ne le lui inculque pas en l'exerçant à ses dépens.

L'enfant supporte mal la moquerie venant des adultes, elle a toujours une signification péjorative lorsqu'elle s'exerce du plus grand au plus petit.

Si l'on ne prend pas au sérieux ce que fait un enfant, on détruit la confiance qu'il peut avoir en lui-même, élément fondamental du bon équilibre de sa personnalité.

Ce qu'il exécute à un moment donné a la signification d'une création et revêt à ses yeux une grande importance. Il faut l'apprécier de manière positive, encourageante ; la moquerie, une critique acerbe peuvent susciter un blocage très prolongé.

Je connais un jeune garçon qui à six ans dessinait remarquablement bien, créait des formes pleines de vie, utilisait des couleurs gaies. Je possède d'exceptionnels dessins de cette période de sa vie. Son institutrice, lorsqu'il avait six ans et demi, a critiqué un peu violemment une de ses peintures en lui disant que « ce n'était pas ressemblant ». Il n'a plus jamais rien dessiné de figuratif pendant des années, et ses dessins ont été faits de traits durs et d'assemblages de couleurs, vives certes, mais sans formes. Je suis persuadé que cette seule remarque de l'institutrice a bloqué, chez cet enfant, le goût pour s'exprimer de cette manière.

362

Il ne faut pas être dépréciateur.

On peut souligner qu'une bonne partie du système éducatif français est fondée sur la critique et non sur l'encouragement. Cela est valable pour les parents et pour l'école. L'enfant ne comprend la critique que peu à peu, en grandissant. Pour chacune de ses actions, vous pouvez mettre l'accent sur l'aspect positif ou négatif, et il ne comprendra pas avant huit ou dix ans le caractère constructif possible d'une critique.

Bien souvent les parents ont tendance à donner beaucoup trop d'explications à des petits enfants de trois ou quatre ans. Cela repose, je crois, sur une méconnaissance profonde de la nature de l'enfant à cet âge, qui n'est pas un adulte en miniature, mais un être particulier avec ses caractères, sa manière d'être, ses pulsions propres, et aussi sur la croyance au caractère intentionnel de la plupart de ses actes. Cela ne dispense pas de donner des explications chaque fois qu'on le désire, mais il ne les comprendra que progressivement et entendra mieux l'encouragement ou l'interdiction.

Ne pas être dépréciateur signifie mettre l'accent sur ce qui est bien, encourager à agir, valoriser les actions bien faites, même minimes et qui peuvent vous paraître sans importance alors qu'aux yeux de l'enfant elles ont une importance considérable, puisque ce sont les siennes.

En grandissant il comprendra de mieux en mieux la critique ; mais tout le monde a besoin d'encouragements et de petits succès quotidiens.

363

La manière de le dire.

Il est un vieux proverbe qui dit : « La manière de donner vaut mieux que ce qu'on donne. »

Pour les enfants, la manière de le dire vaut autant que ce qu'on dit. Les pédiatres constatent souvent combien d'agressivité s'exprime dans la façon dont les parents parlent de leurs enfants. Elle n'a rien de démoniaque, et les parents n'ont pas à accepter passivement toutes les attitudes des enfants, bien au contraire. Mais si, dans les relations familiales, le ton employé est trop souvent agressif, l'enfant en prendra l'habitude ; ou bien il se taira, n'osera pas s'exprimer ; ou bien il parlera sur le même ton, qui reflétera ses sentiments.

364

Il faut parler « avec » l'enfant.

Savoir garder avec ses enfants, au moment de l'adolescence, une compréhension, un contact suffisant, représente l'aide et le soutien essentiels qu'on puisse leur apporter durant cette période toujours difficile.

Pour cela il faut avoir noué avec eux un dialogue réel où chacun a le droit d'exprimer ce qu'il a vraiment envie de dire. C'est souvent très difficile, mais il faut s'efforcer, lorsque l'enfant est petit, de l'écouter, d'être disponible, de l'encourager à s'exprimer. Cela ne signifie pas le forcer à parler.

Quelques problèmes psychologiques

Beaucoup d'enfants, par exemple, auront du mal à raconter ce qui se passe à l'école, leur journée. Ils fabulent un peu à la maison, comme ils le font à l'école à propos de leur vie familiale.

L'essentiel est que l'enfant parle, qu'il trouve une oreille attentive et compréhensive. *Lui aussi doit apprendre à écouter et ne pas se croire autorisé à monopoliser l'attention.* Mais je crois que les parents ont plus souvent tendance à interdire la parole lorsqu'elle les dérange ou les gêne qu'à porter un soin trop complaisant à écouter leurs enfants. *Il faut parler avec eux et ne pas moraliser ni juger sans cesse.*

365

Il comprend plus de choses que vous ne le soupçonnez.

Conduisant leur enfant en consultation pour un problème scolaire ou de comportement, les parents s'étonnent souvent si le médecin ou le psychologue leur demande s'ils ont abordé avec lui telle ou telle question importante dans la vie de famille ; ils avouent volontiers penser que l'enfant, lorsqu'il a six ou sept ans, « ne se rend pas compte », « ne comprend pas », « ne s'y intéresse pas ».

Pendant tout cet entretien, l'attitude de l'enfant ne laisse aucun doute, il écoute avec avidité, parfois il se détourne et fait semblant de s'intéresser à autre chose ; mais il a été extrêmement attentif.

Les enfants perçoivent, sentent, en tout cas ressentent les moindres événements de la vie familiale. Et, lorsqu'un événement a une incidence importante sur l'atmosphère de la maison, sur leur propre vie scolaire ou affective avec leur famille, ne pas le comprendre représente pour eux un facteur de troubles. C'est pourquoi, par exemple, il est si important d'expliquer la situation, dès l'âge de quatre ans, aux enfants

Quelques problèmes psychologiques

adoptés (cf. chapitre 403), de faire participer les enfants aux mouvements importants de cette vie familiale de façon qu'ils se sentent bien insérés dans leur milieu naturel.

366

Il suffit parfois de dénouer une situation.

Il arrive souvent que les parents dramatisent un problème scolaire ou de comportement. Et puis ils se décident à consulter quelqu'un.

Il suffit parfois d'examiner l'enfant, de parler avec lui, de lui faire passer un test, de dire fermement aux parents que leur enfant est normal, ni retardé ni caractériel, pour que tout s'arrange assez facilement.

Que s'est-il passé dans le cours de ces deux ou trois consultations ou examens psychologiques ?

L'enfant avait une difficulté dont on ne s'occupait pas ou dont on réprimait les manifestations : irritabilité, agressivité, mauvais résultats scolaires. En consultant quelqu'un, ses parents lui ont montré qu'ils le prenaient au sérieux, s'occupaient de son problème, prenaient du temps pour essayer de le résoudre. C'est une preuve de cet amour que l'enfant quête en permanence. Et un étranger bienveillant et compréhensif, sans acrimonie et sans rancœur, lui parle, essaie de le comprendre, dit à ses parents devant lui qu'il est parfaitement normal et intelligent, qu'il existe peut-être quelque chose n'allant pas dans leurs relations et dont ils devraient parler ensemble.

Les parents sont rassurés. L'enfant, rassuré sur lui-même, ses aptitudes, ses possibilités, reprend confiance en lui et en ses parents dont l'absence lui pèse si souvent.

Et une difficulté qui paraissait insurmontable commence à se résoudre en étant abordée tranquillement et de façon objective.

Les tics.

Ils sont extrêmement fréquents entre huit et dix ans. Il est rare qu'ils apparaissent avant ou après, et se traduisent de diverses manières. Parfois, c'est un clignement d'yeux, répété, intense. D'autres fois, un mouvement anormal de la tête ou du cou, ou même un tic inspiratoire : l'enfant prend une grande inspiration, comme s'il manquait d'air et qu'il lui était impossible de respirer à fond et de remplir sa poitrine.

Chez d'autres, c'est un reniflement, ou un bruit de gorge comme un gloussement.

Ces tics ont diverses caractéristiques que l'on retrouve régulièrement.

Ce sont des mouvements involontaires, rapides, se reproduisant toujours semblables à eux-mêmes.

Ils sont involontaires, ne sont pas intentionnellement déclenchés mais sont contrôlables par la volonté. Si l'on demande à l'enfant de faire attention pendant un moment, d'éviter de les présenter, il arrivera à se contrôler.

Ils sont très stéréotypés et sont semblables chez le même enfant, mais il arrive au bout de quelque temps qu'un tic soit remplacé par un autre.

Ils sont extrêmement agaçants pour l'entourage, surtout quand il s'agit d'une grimace ou d'un mouvement important d'inclinaison de la tête ou d'élévation des épaules, et les parents ont tendance à dire : « Arrête ! », « Tu as fini ? », ce qui n'arrange rien et n'améliore nullement le tic.

Il ne s'agit jamais d'une maladie neurologique, bien que dans quelques cas leur intensité, leur répétition, leur durée fassent parler de maladie des tics. Mais cela est très exceptionnel et en règle générale les tics sont légers et vont durer quelques semaines ou quelques mois seulement.

Il faut toujours chercher un point d'appel au tic, bien qu'on le trouve rarement. Pour un clignement d'yeux, il faut faire un examen oculaire et vérifier qu'il n'existe pas une conjonctivite chronique ou un trouble de la vision à son début. Pour un reni-

Quelques problèmes psychologiques

flement ou un gloussement, faire pratiquer un examen oto-rhino-laryngologique et éliminer l'existence d'une sinusite ou d'une infection rhino-pharyngée.

En fait, le tic est une décharge motrice en relation avec un trouble psychologique, un traumatisme que l'on retrouvera par l'interrogatoire, ou la manifestation d'une anxiété profonde dont on peut parfois retrouver la raison.

La bonne attitude des parents est d'abord de montrer l'enfant à un médecin pour être sûr qu'il s'agit bien de tics et que ceux-ci ne proviennent pas d'un trouble ou d'une affection neurologique.

On peut alors être parfaitement rassuré sur leur bénignité et leur caractère transitoire. Il faut en parler le moins possible à l'enfant, les remarquer le moins possible. Ils s'exagèrent toujours lorsque l'enfant se sent observé, dans les états de tension, d'énervement.

L'administration de petits calmants, à doses légères durant la journée, un peu plus le soir, est utile. Il faut réfléchir à ce qui peut gêner, inquiéter ou angoisser l'enfant. C'est parfois un problème scolaire, une difficulté avec un maître, ou des camarades.

Les tics sont le plus souvent la manifestation banale d'une anxiété dont il faut s'efforcer de trouver la cause.

368

L'onychophagie.

C'est le fait de se ronger les ongles ; elle est très fréquente puisqu'on pense que 20 à 25 % des enfants le font, en général entre huit et douze ans, aussi bien les garçons que les filles, avec une intensité plus ou moins grande.

Quelques enfants arrachent aussi de petites peaux tout autour des ongles, avec les dents ou avec les ongles de l'autre main.

La vigueur avec laquelle ils abîment leurs ongles est variable, mais il n'y a pas de doute qu'il existe un certain parallélisme

Quelques problèmes psychologiques

entre l'intensité avec laquelle ils le font et le degré des tensions qui commandent cette habitude.

L'apparition de cette habitude vers sept ou huit ans n'a aucune gravité. Ce n'est ni une tare ni une très vilaine habitude, mais sans aucun doute une manifestation d'anxiété ou d'instabilité.

Il s'agit souvent d'enfants hyperactifs, très vifs, volontaires, voire agressifs, parfois instables et désobéissants. Mais il y a des raisons à cela, et il faut souvent les chercher dans un climat familial tendu, un conflit latent, une rivalité importante avec un frère ou une sœur. Il s'agit sans doute même du retournement contre soi-même d'une agressivité qui a du mal à s'exprimer à l'égard des autres.

Cette habitude peut durer quelques années ; à l'apparition de la puberté, lorsque l'effort de volonté peut être plus intense, que les tensions se sont apaisées, lorsque la fille aura le goût d'avoir de belles mains aux ongles soignés, tout cela va permettre la cessation de cette habitude.

Chez d'autres, l'onychophagie va persister jusqu'à l'âge adulte, et chacun connaît des hommes et des femmes ayant remarquablement réussi et qui se rongent encore les ongles. Cela indique, à n'en pas douter, un grand état de tension intérieure, se manifestant au moment où le sujet n'y songe pas, de façon quasi inconsciente, alors que son attention est fixée et parfois très polarisée sur un point précis.

J'ai connu des enfants ayant débuté très tôt leur onychophagie, trois ans, trois ans et demi, certains même se rongeant les ongles des pieds. Il y a en général dans ces cas un problème important dans la relation entre l'enfant et ses parents, qui mérite que l'on s'en préoccupe sérieusement.

Dans les cas habituels, il est tout à fait déraisonnable de répéter sans cesse à l'enfant : « Arrête de ronger tes ongles », « Regarde les vilaines mains que tu as » et d'autres phrases de ce style. Cela ne peut qu'aggraver le symptôme ou, si l'enfant arrive à s'en débarrasser rapidement, celui-ci sera sans aucun doute remplacé par un tic ou un autre symptôme d'appel de son trouble profond.

L'anxiété domine dans la majorité des cas, pour un échec scolaire, une difficulté de rapport avec ses parents, une absence de confiance en soi ; il faut, comme toujours, essayer de comprendre la raison du trouble pour le pallier.

369

Les troubles du sommeil.

Deux ans est l'âge du début des *cauchemars*, et dans la période qui va de deux à six ou sept ans, peuvent se manifester cauchemars, bien moins souvent *terreurs nocturnes ou somnambulisme*. Toutes ces manifestations sont fréquentes et il ne faut pas s'en alarmer. Exceptionnels sont les enfants qui ne présentent pas quelques cauchemars, ou du moins un sommeil agité, traduction de rêves désagréables dont ils se souviennent ou non le lendemain.

Parfois ils parlent, grognent, s'assoient ou se lèvent, sans se réveiller. Il suffit de s'approcher d'eux, de leur parler calmement, et le sommeil se poursuit tranquille et paisible.

Ils peuvent garder le souvenir des cauchemars ou de craintes nocturnes n'ayant pas l'intensité de véritables terreurs. Il est bon, je crois, que l'enfant puisse en parler le lendemain, raconter son rêve effrayant, et que vous le tranquillisiez et recherchiez avec lui dans quel événement immédiat ou récent peut se trouver la cause de cette angoisse nocturne.

Les terreurs nocturnes ont un caractère assez dramatique et si votre enfant en présente, il est nécessaire de demander conseil à votre médecin. C'est la traduction d'une véritable crise d'angoisse. L'enfant crie, pleure, se débat, se réveille en proie à une crainte indicible en rapport avec le rêve qu'il vient de vivre ou des sortes d'hallucinations effayantes.

Tout ce qui l'entoure prend parfois un caractère effrayant pendant les quelques instants succédant à son réveil, et s'il vous accepte auprès de lui, il peut très bien être effrayé par son père ou son frère aîné.

Quelques problèmes psychologiques

Il transpire, halète un peu, son cœur bat très vite. Cela dure trois ou quatre minutes ; ensuite, il oubliera le rêve qu'il a présenté et ses visions terrorisantes.

Le plus souvent, la terreur passée, il se rendort tranquille.

Celle-ci peut se répéter, alterner avec des rêves déclenchant de l'angoisse, ou des éveils brutaux, en pleine nuit, avec un sentiment d'anxiété, l'impression d'une présence dans la chambre, le sentiment de ne plus savoir où il est.

Cauchemars, terreurs nocturnes, éveils anxieux, rêves angoissants sont toujours la traduction d'une certaine inquiétude, d'une certaine angoisse imprégnant la personnalité de l'enfant, une indication à en rechercher la cause.

Le cauchemar est bien banal. L'angoisse est un élément inéluctable dans le développement de la personnalité de l'enfant qui se forme au travers de conflits. Un événement mineur mais traumatisant, une expérience nouvelle et importante, la rentrée à l'école par exemple, une punition de la maîtresse suffisent à déclencher des cauchemars pendant deux ou trois jours, tant que l'enfant ne s'est pas apaisé.

Les terreurs nocturnes méritent qu'on s'y arrête davantage. Les médecins ont cru, un certain temps, qu'elles pouvaient être l'expression nocturne de crises d'épilepsie. Il n'en est jamais rien. C'est un paroxysme d'angoisse. Si elles se répètent, sont intenses, se prolongent au-delà de six, sept ans, s'associent dans la journée à des craintes inexpliquées, à un comportement renfermé, inquiet, il est indispensable d'essayer d'en rechercher et d'en traiter les causes.

Il faut s'aider de médicaments à administrer le soir, luttant contre l'anxiété plutôt que favorisant le sommeil proprement dit. Mais, en cas de terreurs nocturnes, l'essentiel est de réfléchir aux troubles que présente l'enfant, d'en parler, d'essayer de déterminer ce qui peut être traumatisant pour lui dans son entourage et sa vie quotidienne, d'essayer d'y porter remède, et de juger de la nécessité ou non d'une aide psychologique.

370

L'énurésie.

C'est le fait de faire « pipi au lit » pendant le sommeil, donc de manière involontaire et inconsciente, pour un enfant ayant dépassé trois ou quatre ans.

Vous ne pouvez apprendre la propreté nocturne à votre enfant, car elle vient d'elle-même, en général progressivement vers un an et demi, deux ans. Il commence par ne pas uriner pendant la sieste à un âge où il sait à peine demander pipi, mais où il sait se retenir. Et puis, peu à peu, il devient propre la nuit, progressivement, mais rapidement, avec quelques écarts et à partir d'un moment n'urinera plus la nuit. Et le jour, lorsque vous lui supprimerez les couches, il sera très fier d'être devenu « un grand ».

On ne peut guère parler d'énurésie avant trois ans, trois ans et demi. L'âge d'acquisition de la propreté nocturne est assez variable mais ne doit pas excéder cette limite. Au-delà, l'enfant est énurétique et cela appelle d'abord quelques remarques.

Beaucoup d'enfants, émotifs, un peu inquiets, ayant déjà acquis la propreté, feront pipi au lit une nuit, deux nuits, à l'occasion d'une émotion intense, séparation, entrée à l'école ; ce fait banal ne présente rien de pathologique et l'on ne peut parler d'énurésie que devant la régularité de ce symptôme, chaque nuit, ou presque chaque nuit.

Lorsque l'enfant n'a jamais cessé d'uriner au lit, sans avoir présenté une période prolongée de propreté, il s'agit d'une *énurésie primaire*.

Parfois il a été propre plusieurs mois ou même un an, et soit sans cause apparente, soit à l'occasion d'un événement considérable pour lui, naissance d'un frère ou d'une sœur, intervention chirurgicale, il recommence à uriner la nuit avec régularité : *c'est une énurésie secondaire*.

Les causes d'une énurésie sont pratiquement toujours psychologiques, mais avant d'entreprendre le moindre traitement dans ce sens, et d'autant plus qu'un enfant est plus grand, il est absolument nécessaire d'en être certain et donc d'avoir éliminé,

Quelques problèmes psychologiques

par des examens d'urines soigneux, éventuellement une échographie ou une radiographie des reins (urographie intraveineuse), une cause urologique.

Parmi le grand nombre d'enfants énurétiques qu'examine un pédiatre, il rencontre, une fois de temps en temps, une infection urinaire, une anomalie des voies urinaires dont le traitement guérira l'énurésie. C'est pourquoi ces examens préalables sont indispensables.

On a beaucoup parlé à un moment de troubles de la vessie, d'anomalies de la capacité ou de la pression vésicale, pour expliquer le trouble, et des urologues américains sont allés jusqu'à pratiquer des examens compliqués pour cette recherche. Sans résultats bien probants, il faut le dire.

Il existe cependant des enfants énurétiques présentant dans la journée des mictions fréquentes et impératives, qu'ils ont du mal à retenir et à contrôler. Certains d'entre eux ont une faible capacité vésicale accompagnée surtout d'une vessie trop tonique. Des médicaments, disponibles actuellement, peuvent être alors efficaces.

On retrouve bien souvent une notion familiale, et la mère ou le père d'un petit énurétique avouent qu'eux-mêmes ont fait pipi au lit jusqu'à huit, neuf, dix ans. Mais l'énurésie est si fréquente que cette notion n'a pas une bien grande valeur ; elle ne change en tout cas pas grand-chose au traitement.

Cette *énurésie nocturne* s'accompagne souvent, chez les petits, d'une *énurésie diurne* : il ne peut pas toujours se retenir dans la journée, mouille parfois sa culotte, demande sans arrêt à faire pipi, sans pour cela présenter ni signes de cystite ni douleur. Plus encore que l'énurésie nocturne, il s'agit d'un signe d'appel psychologique.

Alors il faut comprendre un certain nombre de choses.

L'énurésie est involontaire et inconsciente. Ce n'est pas un acte délibéré. Il m'est arrivé de rencontrer des enfants qui avouaient faire pipi le matin, au réveil, dans un demi-sommeil, sans avoir le désir de se lever. Mais là l'intention d'hostilité était bien évidente.

L'énurésie est involontaire et inconsciente et ce n'est pas une maladie. C'est un symptôme d'ordre affectif qu'il faut considé-

Quelques problèmes psychologiques

rer comme tel. Il ne sert donc à rien de gronder, de réprimer, de faire peur. Il faut comprendre.

Parfois l'énurésie fait partie d'un ensemble de symptômes importants ; enfant manifestement malheureux, avec de sérieux troubles affectifs ou d'adaptation scolaire, agitation ou apathie, agressivité manifeste et importante à l'égard de l'entourage.

Mais bien souvent, elle est un signe isolé chez un enfant semblant heureux de vivre, travaillant bien à l'école, sportif, dans une famille normale. Il n'est pas toujours commode d'en rechercher et d'en trouver la cause, qui peut être simple ou complexe, mais toujours l'enfant exprime par son énurésie quelque chose qu'il ne sait, ne peut, ou n'ose exprimer d'une autre manière. Ce peut être la manifestation d'une jalousie à l'égard d'un cadet ; dans une certaine mesure le refus de grandir, le désir de rester bébé comme ce dernier qui, lui, a le droit de faire pipi dans sa couche sans qu'on le gronde ; une manière d'exprimer son hostilité à l'égard d'une mère qui travaille et ne rentre que tard le soir ou d'un père qu'on ne voit, et à peine, que le week-end.

Tel enfant sera toujours énurétique à la maison et cessera de mouiller son lit chez la grand-mère ou la tante où l'atmosphère peut être plus détendue, compréhensive ou sévère.

Tel autre voit là un moyen de ne pas partir en colonie de vacances et ne manifeste sincèrement aucun désir d'être débarrassé de son trouble. Un autre sera franchement peiné de ne pouvoir partir en colonie avec ses camarades.

Tout cela est tout à fait inconscient, et l'énurésie représente le symptôme devant attirer l'attention de l'entourage sur le fait que quelque chose ne va pas. Et il est bien gênant, bien ennuyeux, bien astreignant pour une mère ayant déjà beaucoup de travail et devant changer les draps chaque jour. *C'est pourquoi il n'y a aucune raison de se priver de thérapeutiques médicamenteuses, qui peuvent donner un résultat par effet pharmaco-dynamique.* Mais elles n'ont pour effet que de faire parfois cesser le symptôme lorsque celui-ci ne fait pas partie d'un ensemble de perturbations plus importantes, et ne dispensent en rien d'essayer d'en dégager les causes et de comprendre les raisons inconscientes de l'enfant. Il n'est pas toujours nécessaire d'entreprendre de longues psychothérapies injustifiées. Il est toujours utile que les parents fassent, seuls ou aidés, l'effort de compréhension nécessaire, permettant à leur enfant de grandir, de s'affirmer, l'aidant à exprimer par la parole ses revendications affectives et qu'ils ne jugent pas sévèrement ce signe que l'enfant leur adresse pour leur signifier une souffrance ou une revendication affective.

Il est inutile de restreindre les boissons le soir, de lever l'enfant au milieu de la nuit. Il a en général un sommeil très lourd et recommencera à faire pipi après le réveil. Mais votre médecin lui expliquera le mécanisme de la miction, l'aidera à comprendre le fonctionnement de la vessie et vous dirigera, si nécessaire, vers quelqu'un de compétent pour tenter de mettre en évidence les raisons du trouble et de la perturbation affective responsable.

371

L'encoprésie.

L'enfant encoprétique a tous les jours, ou fréquemment, une selle qu'il ne peut retenir dans sa culotte. Parfois, il la salit simplement, parfois c'est une véritable catastrophe, à un âge où il doit avoir acquis la propreté.

L'encoprésie est heureusement infiniment moins fréquente que l'énurésie, mais c'est un signe d'alarme beaucoup plus sévère appelant nécessairement une prise en charge sur le plan psychologique.

Il faut toujours que le médecin vérifie l'absence de lésion anale, d'infection intestinale importante, l'absence de fécalome, c'est-à-dire de selles dures, persistant malgré des évacuations fragmentaires dans la portion terminale de l'intestin. Mais « l'accident » au cours d'une diarrhée aiguë, d'une grande émotion, des premiers jours de l'école alors que l'enfant n'ose pas demander à sortir est bien banal et ne se renouvellera pas.

Alors que l'encoprésie entraîne, avec régularité, des selles dans la culotte.

Elle reflète presque toujours un trouble dans la relation de l'enfant avec son entourage immédiat. Elle cessera d'elle-même, mais souvent au bout de longs mois ou d'années si l'on ne fait rien, et *il est absolument nécessaire de demander, dans tous les cas, l'avis d'un spécialiste de la psychologie infantile.*

372

L'enfant fatigué.

La fatigue est un motif fréquent de consultation, soit parce que l'enfant se dit fatigué, soit parce que les parents en remarquent les manifestations : diminution de l'activité générale, moins d'entrain au jeu, demande d'arrêt des sports. L'enfant se couche en rentrant de l'école et souvent dort avant le dîner ; ou bien le maître remarque une baisse de rendement scolaire accompagnée d'agitation, de difficulté à fixer son attention.

Cela ne se traduit pas de la même manière à quatre, cinq ans, vers dix ans ou au début de l'adolescence. Vers quatre, cinq ans, l'enfant s'endort facilement dans la journée, l'après-midi en classe, il n'est plus attentif. Vers dix ans, c'est par la baisse du rendement scolaire, de l'activité générale que l'on s'en rend compte.

Vers treize, quatorze ans, le jeune adolescent est à la fois apathique et irritable, s'affale dans le fauteuil en rentrant du lycée, ne supporte aucune remarque et dit volontiers qu'il est fatigué.

Alors on consulte un pédiatre en pensant trop souvent que l'administration d'un médicament, d'un « fortifiant », transformera la situation et rendra à cet enfant son tonus et son activité normale.

En réalité, le problème est souvent bien complexe parce qu'il existe de multiples causes conjuguées, et traiter la fatigue d'un écolier exige d'envisager toutes ces conditions de vie, de travail, d'ambiance. *La fatigue est un symptôme qui n'est pas seulement physique mais bien souvent psychologique, le sentiment de fatigue étant en réalité le reflet d'une « aboulie »,* d'une absence de tonus et de désir d'activité relevant plus d'un petit élément dépressif passager que de causes physiques décelables.

Certes, tout est lié, et la fatigue physique à la suite d'une maladie, au cours d'une grippe, est responsable d'une période de fatigue mentale et intellectuelle. Aussi faut-il chercher avec soin toute cause possible de fatigue physique. Il est bien connu qu'un certain nombre de maladies entraînent un sentiment d'intense fatigue : l'hépatite, la mononucléose infectieuse, certaines grippes en sont les meilleurs exemples, mais pour ces maladies, la diminution puis la disparition de cette fatigue seront d'excellents critères du début de la guérison.

Une anémie, même légère, peut en être responsable et demande à être traitée. *Le rôle du médecin est d'abord, donc, de chercher et de traiter toute cause proprement médicale s'il en existe une.*

Mais ce n'est pas le cas le plus fréquent, de très loin, et il faut remonter aux vraies causes.

L'insuffisance du sommeil en est une, et la télévision n'est pas toujours responsable. Il est de petits enfants, de quatre, cinq ans, que les mères réveillent tôt parce qu'elles doivent partir à leur travail – les conduisant vers sept heures et demie, huit heures chez la nourrice qui les gardera jusqu'au moment de les conduire à l'école. Celle-ci se termine pour eux à six heures et demie, après la garderie, heure à laquelle la maman les reprend sans qu'ils aient dormi une minute dans la journée. Il est normal que le soir ils n'aient aucune envie d'aller au lit à sept heures et demie, qu'ils veuillent profiter de la présence de leurs parents, de leur père en particulier qu'ils n'ont pratiquement pas vu de la journée. C'est une vie insensée pour un petit enfant, entraînant fatigue, énervement, refus de s'endormir le soir, et sans présence des parents durant la journée. Je sais bien que la condition matérielle des parents en est en général responsable. Mais je connais des couples faisant mener à leurs enfants des vies de ce type durant la semaine et chez lesquels la mère pourrait se contenter d'un travail à mi-temps.

Quelques problèmes psychologiques

Le surmenage quotidien se voit souvent dans les milieux aisés, pour ces enfants dont chaque heure du jour est occupée : école, musique, sport, catéchisme, l'emploi du temps est minuté, du lundi au samedi après-midi, on saute alors dans une voiture pour partir à la campagne dont on rentre le dimanche soir à minuit. Cette vie peut être acceptable pour les adultes, mais elle ne l'est pas pour des garçons de vingt ans et encore moins de dix.

La semaine se passe sans que l'enfant soit seul une heure en face de lui-même, puisse rêver, vivre ses fantasmes, se raconter des histoires, ce dont chaque enfant ressent le besoin même s'il ne sait pas le demander.

Le surmenage scolaire, avec l'inquiétude, l'angoisse qu'entraîne parfois le désir de bien réussir en face d'un maître très exigeant n'est pas un facteur négligeable de fatigue, dans les petites classes de l'école primaire ou plus tard.

Dès le cours préparatoire, on demande à l'enfant cinq ou six heures d'attention quotidienne. C'est beaucoup pour un tout-petit de six ans.

En 4e, en 3e, il est des journées avec six ou sept heures de cours, souvent ardus, demandant une concentration soutenue de la part d'un enfant de treize ou quatorze ans. C'est très fatigant et, de plus, l'attention baissant obligatoirement au bout de trois ou quatre heures rend illusoire toute possibilité de travail sérieux et effectif durant la classe.

Dans le cours du deuxième trimestre de l'année scolaire, en février, mars, beaucoup d'enfants sont fatigués, pour des raisons scolaires, climatiques, et cette fatigue de la fin de l'hiver réagit très bien à des traitements «fortifiants».

L'insuffisance de travail scolaire.

L'organisation scolaire est souvent telle qu'un enfant de 3e, âgé de quinze ans, n'a pas plus de travail, sinon moins qu'un enfant de dix ou onze ans, en 7e, pour lequel on fait apparaître le passage en 6e comme quelque chose de très difficile. Et de fait, malheureusement, ça l'est ; car s'opère déjà une sélection qui va hypothéquer l'avenir scolaire de cet enfant.

Mais dans les grandes classes, la quantité de travail à faire à la maison dépend beaucoup de la qualité et de la bonne volonté des enseignants ; beaucoup d'enfants sont insuffisamment occupés, et l'ennui est facteur de fatigue.

Et puis, il y a *la fatigue des parents.* La mère un peu dépressive, se plaignant de sa fatigue ou de son surmenage plusieurs fois par semaine, n'est pas sans influencer la manière d'être de ses enfants ; ils peuvent aussi se plaindre d'une fatigue qui est alors une sorte d'absence de goût pour l'effort, et plutôt une fatigabilité.
Et l'on touche ici aux motifs psychologiques.
Vous voyez qu'il n'est pas si facile de déceler les causes de la fatigue d'un enfant. Le médecin doit toujours chercher et traiter une raison médicale sans se contenter d'une prescription aveugle, mais surtout essayer de comprendre l'ensemble de la personnalité de l'enfant pour percevoir si *le prétexte fatigue n'est pas le reflet d'un désaccord, d'un dégoût du travail scolaire, d'une difficulté à l'école ou dans la famille, d'une sorte de laisser-aller provoqué par le découragement.*

373

L'enfant lent.

La lenteur est souvent la réaction de l'enfant à une certaine situation. J'ai vu, il y a quelque temps, Éric. Celui-ci a des parents jeunes qui travaillent tous deux, sont mal logés.
Éric a neuf ans. Il est parti chez une grand-mère dès l'âge de deux mois jusqu'à quatre ans. Il est alors revenu vivre avec ses parents et va à l'école toute la journée. On le réveille à sept heures pour le conduire à sept heures et demie chez une nourrice où il termine sa nuit, affalé sur une table, jusqu'à huit heures et demie, heure d'entrée à l'école.
Ses parents le reprennent le soir vers six heures et demie et il va au lit à huit heures et demie.

Le mercredi, jour de congé, on le réveille aussi à sept heures et il passe la journée chez cette nourrice, en particulier tout l'après-midi, à regarder la télévision.

Le samedi et le dimanche on ne le sort que s'il fait beau et il passe une partie de ses journées devant la télévision.

La mère, jeune, nerveuse et instable, se plaint de sa lenteur, de sa mollesse. Il n'a jamais rien terminé ; à l'école il est toujours en retard, il n'a jamais fini.

Combien de chocs, grands ou petits, dans la vie de ce garçon ! Quitter sa mère à l'âge de deux mois, quitter sa grand-mère chez laquelle il vivait activement à la campagne à l'âge de quatre ans. Être réveillé tous les matins à sept heures, y compris le mercredi, et passer chaque matin une heure à ne rien faire... J'ai expliqué cela à la mère. Elle a bien vite reconnu que la vie menée par ce garçon était anormale. Certes, elle est obligée de travailler, et le réveil du matin est inévitable, mais on peut lui trouver pour le mercredi et le samedi des activités entraînantes.

Ce n'est qu'un cas parmi tant d'autres.

La lenteur de l'enfant est bien souvent ou semblable à celle d'un des parents ou, plus souvent, réactionnelle à l'hyperactivité de ses parents. Quelle manière peut avoir un enfant de se protéger contre des parents toujours agités et qui le poussent en permanence à faire plus vite, à aller plus vite, s'habiller, manger, travailler, ranger plus vite ?

Il va lentement. Il s'oppose ainsi. Et la remarque des parents tombe, toujours la même : « Il n'est pas lent pour jouer. » Bien sûr, et il a bien raison puisque ça l'intéresse, et le jeu n'est pas une obligation mais un plaisir. Il est lent pour tout le reste, tout ce qui lui est commandé, chaque jour, dans la précipitation ou l'agitation, ou du moins avec toujours la même demande d'aller plus vite. Tous les enfants n'ont pas la même vivacité et beaucoup d'enfants lents n'ont rien d'apathique, exécutent bien ce qu'ils font, sont appliqués et soigneux. Mais leur lenteur énerve parfois leur entourage qui la supporte mal, s'irrite, transformant ainsi une certaine lenteur naturelle en passivité.

374
L'enfant agité, hyperactif.

La difficulté à fixer son attention fait partie du tableau présenté par l'enfant agité.

Jusqu'à trois ou quatre ans, il est normal de remarquer une certaine instabilité se traduisant par une hyperactivité, des changements rapides d'attention, le passage facile d'un jeu à un autre. Mais dans des limites raisonnables, car l'enfant qui, à deux ans et demi ou trois ans, ne tient vraiment pas en place est déjà un enfant agité. *Encore faut-il bien déterminer s'il l'est réellement ou si les parents le trouvent agité parce qu'ils supportent mal l'hyperactivité normale de cet âge.*

À partir de quatre ans, il contrôle de mieux en mieux ses réactions, son activité motrice, est capable de longs moments d'attention pour une activité qui l'intéresse.

L'enfant agité bouge beaucoup, ne tient pas en place, se lève, s'assoit, trouble la classe, parle souvent vite, change facilement de sujet, s'attache difficilement à la même activité prolongée. *Cette instabilité d'ensemble s'accompagne souvent d'une instabilité émotionnelle* et du passage facile d'un grand contentement à un grand désespoir.

Ce tableau n'est pas forcément permanent. Il est des enfants agités à la maison, mais calmes et attentifs en classe, capables d'un effort soutenu, ayant de bons résultats scolaires. L'atmosphère de l'école leur convient mieux que celle de la maison et il n'est pas très difficile de découvrir ce qui, dans les relations familiales, peut déclencher cette instabilité manifestement en réaction contre quelque chose.

L'enfant agité à l'école mais calme à la maison a souvent peur de quelqu'un chez lui, de son père en général. Cette crainte le maintient dans un calme apparent vite dissipé lorsqu'il sort de chez lui. Cela constitue une gêne importante pour ses acquisitions scolaires.

L'agitation, l'instabilité ne sont pratiquement jamais le symptôme d'une maladie évolutive, d'un trouble neurologique. Certes, un enfant fatigué, inquiet un moment pour sa scolarité, peut réagir temporairement d'une façon inhabituelle chez lui, qui cédera à la disparition de ces causes occasionnelles. Mais l'instabilité permanente me paraît être toujours en relation avec un trouble psychologique.

Les médecins ont beaucoup parlé d'enfants dits « hyperkinétiques » et il n'est pas question de nier les différences de tempéraments, mais l'enfant agité ou instable m'a toujours paru être un enfant *non sécurisé*, rendu inquiet par quelque chose, échec scolaire, quête d'une véritable affection, d'une compréhension réelle de la part de son entourage, et si quelques thérapeutiques médicamenteuses peuvent rendre service, le traitement d'un tel état consiste à en chercher les causes réelles et à aider l'enfant à retrouver la sécurité affective qui, dans le fond, lui manque.

375

L'enfant « difficile ».

Un enfant difficile l'est d'abord pour ses parents. Ils le trouvent difficile, comme souvent, en même temps, l'institutrice ou le maître.

Mais le moniteur de colonie de vacances, la surveillante du centre aéré ne tariront pas d'éloges sur cet enfant, gentil, bon camarade, facile, accommodant, toujours prêt à rendre service.

Quelle est la signification de cette situation bien souvent rencontrée ?

D'abord le même enfant est difficile avec les uns, parents, maître, facile avec les autres qui représentent pour lui des figures moins autoritaires, plus « camarades », plus proches, lui demandant sans doute moins de choses, et dont les rapports se passent avec lui sur un autre mode que celui de l'autorité et de l'obéissance.

Cela signifie souvent qu'il se rebelle et se rend difficile, contre cette autorité, alors qu'il est gentil et commode avec des aînés ayant su nouer avec lui des relations plus confiantes et plus simples.

C'est le même enfant, et cela nous prouve bien d'abord qu'il n'est pas, par nature, difficile.

Il est difficile avec ses parents lorsque la relation est malcommode entre enfants et parents, et ceux-ci doivent d'abord s'interroger sur leur propre manière d'être.

376

L'enfant timide.

La timidité ne devient un défaut que lorsqu'elle gêne considérablement les contacts sociaux et l'activité scolaire. Si elle s'accompagne d'une bonne réussite et ne rend pas l'enfant gauche et emprunté, elle vaut mieux que l'effronterie et la suffisance marquant souvent une profonde insécurité.

Beaucoup de parents disent : «Il n'est pas timide à la maison » ; heureusement. L'enfant timide ne l'est souvent que devant des situations nouvelles, des étrangers, une épreuve. Être trop timide avec ses parents indique la crainte de s'exprimer, la peur de dire ou de faire quelque chose.

Une certaine timidité est naturelle et normale pour un enfant percevant clairement ce que doivent être les relations avec les adultes. Mais si elle gêne les contacts avec les autres enfants, l'entraîne à craindre de poser une question en classe, le conduit à préférer toujours la fréquentation des plus petits, des animaux, à éviter de se mesurer aux autres, de faire du sport, de participer à des activités de groupe, elle devient alors un handicap important.

L'enfant timide peut présenter des troubles du langage par crainte de s'exprimer ; il a pu le devenir en se modelant sur des parents eux-mêmes extrêmement timides, ou bien en voyant toujours ses initiatives critiquées, réprimées, par moquerie ou par angoisse. Sa timidité profonde peut prendre le masque d'une assurance exagérée, elle est toujours la marque d'un manque de confiance en soi.

Ce n'est pas en le critiquant encore, en lui faisant remarquer combien il est timide, en lui « disant » de vaincre son défaut que vous l'aiderez, mais en l'encourageant à trouver des activités qu'il aime, dans lesquelles il se sentira bientôt en situation de succès, où il prendra peu à peu confiance en ses possibilités. Il lui sera souvent difficile de s'engager dans ces activités, du fait justement de sa timidité. C'est aux parents, aux éducateurs à lui en faire prendre peu à peu le goût.

Le judo par exemple est un sport remarquable, permettant d'acquérir beaucoup d'assurance. La pratique des sports d'équipe, d'activités de groupe, *place l'enfant en situation de vaincre lui-même sa timidité et vaut mieux que de longs discours.*

377

Vol et mensonge.

Quel enfant n'a pas menti, ni commis un menu chapardage ? Jusqu'à six, sept ans le petit enfant raconte des histoires où il mêle le rêve et la réalité, tient pour vrai ce qu'il énonce, supprime les choses en les niant. Ce n'est pas du mensonge, mais le mode de pensée de l'enfant à cet âge (cf. vol. 1, chapitre 155).

Plus tard le mensonge sera délibéré mais n'a que la valeur d'un symptôme, habituellement un manque de confiance en lui-même ou en son entourage. Il peut mentir par crainte d'être puni et nier avec acharnement telle action qu'il a bien évidemment commise. Si vous tentez de le convaincre de son mensonge, une véritable épreuve de force peut s'installer, l'enfant ne voulant plus revenir sur ses propos.

Il peut mentir pour se vanter, faire preuve d'une effronterie de façade alors qu'il est en réalité timide et un peu craintif ; il peut raconter des histoires, dire qu'il a mal au ventre, à la tête, pour ne pas manger, pour ne pas aller se coucher tout seul, et ces petites menteries, ayant pour but d'attirer l'attention, d'en faire le centre des préoccupations de la famille, sont bien fréquentes.

Quelques problèmes psychologiques

Le mensonge devient grave lorsqu'il se répète, s'installe comme un mode de relation avec les adultes, remplaçant la franchise et le naturel.

Il en va de même pour les petits chapardages, les menus larcins. Bien souvent ils concernent une pièce qui traîne, la monnaie d'une course qu'on oublie de rendre. L'enfant sait qu'il fait mal, commet un acte défendu ; il en est malheureux, inquiet, mais cela ne l'empêchera pas de récidiver s'il perçoit autour de lui l'affolement, et une condamnation définitive et sans appel.

Rien n'est plus grave que de traiter un enfant de voleur ou de menteur. Il le deviendra certainement si vous ne cherchez pas à comprendre quelles raisons l'ont poussé.

Il ne faut, je crois, ni punir sans réfléchir, ni masquer les choses, ni passer l'éponge d'un air magnanime comme si ces actes avaient peu d'importance. Il ne faut surtout pas retirer sa confiance ni garder rancune.

Lorsqu'un enfant ressent confusément sa faute, de votre attitude dépend qu'il s'enferre ou se libère. Il faut donc lui parler ouvertement, même si cela n'est pas d'emblée facile ; il acceptera votre sévérité, en sera même soulagé s'il perçoit votre désir de le comprendre. Menus larcins, petits mensonges cesseront très vite si une atmosphère de confiance véritable s'instaure.

378

Que faire lorsqu'il y a problème ?

Lorsque les parents posent au médecin, pédiatre ou non, une question à propos d'un comportement de leur enfant qui leur fait problème, ils ont l'impression qu'il ne peut y avoir que deux réponses :

– ou bien l'enfant est comme ça par nature, « paresseux », « querelleur », « agressif », « agité », et dans ce cas ils ont dans l'idée qu'il présente une tare quelconque, dont il n'est pas responsable, mais grave tout de même, car la question qui vient tout de suite après est : « Il n'est pas caractériel, docteur ? »

– ou bien l'enfant est rempli de mauvaise volonté, délibérément paresseux ou menteur, avec en arrière-plan l'idée qu'il agit comme cela en grande partie pour ennuyer ses pauvres parents qui font tant de sacrifices pour lui.

Dans le premier cas, on l'abandonne à son sort, et dans le second on le punit pour lui apprendre à se comporter autrement.

Les résultats de ces attitudes sont toujours catastrophiques car l'enfant, incompris par son entourage, ne s'expliquant pas lui-même le pourquoi de ses attitudes, reflets de problèmes non exprimés et non résolus, n'a aucune possibilité de se tirer d'affaire, la correction de ce qu'on lui reproche, dont souvent il est le premier à souffrir, ne dépendant pas de sa « bonne volonté » mais de son désir profond, de ses motivations à se comporter différemment.

Cela ne veut pas dire du tout que chaque difficulté rencontrée par un enfant, à un moment quelconque de son évolution, justifie des thérapeutiques compliquées, des traitements prolongés ou des psychothérapies abusives.

Les parents doivent d'abord tenter de comprendre le problème qui se pose, réfléchir à sa genèse, en parler entre eux et avec leur enfant, avec son maître si c'est un problème scolaire.

Beaucoup d'attitudes d'enfants sont en réalité le reflet d'un désaccord des parents ou accompagnent ce désaccord.

Que de fois ai-je entendu des mères parler de leur mari et vanter ses qualités mais dire très rapidement «Il est trop faible» ou «Il ne parle jamais aux enfants» ou «Il ne s'intéresse pas à leur problème» ou «Il ne leur parle qu'en criant» ; et des pères exalter les qualités de leur femme mais raconter très vite «qu'elle est maniaque du rangement et de la propreté», «qu'elle s'énerve tout le temps», «qu'elle ne sait pas parler sans crier».

Qui a tort, qui a raison ? Ce n'est pas au médecin ni au psychologue de le dire, mais il peut et doit aider les parents à améliorer leur entente, s'autoriser les critiques et en tenir compte, parler avec leur enfant, retrouver une atmosphère de réelle communication à l'intérieur de la famille. Quand celle-ci existe, il est bien rare que l'on ait besoin des conseils d'autrui, ou du moins les problèmes se résolvent entre soi.

Mais lorsqu'il y a un problème que vous ne pouvez résoudre ou qui vous dépasse, alors il faut prendre conseil et *ne pas craindre de demander avis.*

Il est souvent très difficile pour le pédiatre de savoir quel enfant, ou quelle famille, adresser au psychiatre ou au psychologue, de juger de l'importance ou de la gravité du problème posé, de sa nature transitoire ou non, bref, de son caractère quasi normal dans l'évolution de l'enfant ou vraiment pathologique.

À mon sens, lorsque la question se pose de savoir s'il convient d'envisager une consultation psychologique, alors il faut le faire. Et en général le plus tôt est le mieux. Car celle-ci aidera les parents à prendre conscience du problème pouvant exister dans l'esprit de l'enfant, éventuellement de leurs propres attitudes inadaptées. Plus l'enfant est petit, moins sont fixées des manières d'être d'opposition.

Toute l'évolution du petit enfant est une quête d'amour se faisant dans l'angoisse.

Il suffit parfois de faire la démarche ; l'enfant se rend compte alors que ses parents l'aiment assez pour se déplacer, consulter quelqu'un pour parler spécialement de ses problèmes et les choses s'arrangent parfois en partie.

379

Aînés, cadets : ils sont dissemblables.

Bien souvent les parents demandent conseil pour un de leurs enfants en s'étonnant qu'il ait des problèmes, alors que les autres se sont élevés sans grande difficulté. Ils s'étonnent que leurs enfants soient si différents de caractère, de comportement, et mettent l'accent exclusivement sur les différences de nature de leurs enfants en disant : « Ils ont pourtant été élevés de la même manière. »

Il existe indiscutablement des différences de nature. Tous n'ont pas le même tempérament, les mêmes aspirations, mais

Quelques problèmes psychologiques

ce n'est qu'une des raisons expliquant que des frères ou des sœurs puissent être si différents.

Les enfants ne sont jamais élevés de la même manière. Leur place dans la fratrie, leurs relations entre frères et sœurs, la manière dont vous les avez attendus, la concordance plus ou moins grande entre leur caractère et le vôtre, tout cela va jouer un rôle immense dans la formation et le développement de leur personnalité, agir sur leur propre nature pour modeler peu à peu leur caractère.

Si par exemple, dans une famille, le premier enfant a eu beaucoup d'ennuis de santé les deux premières années, une maladie sévère, ou une naissance difficile dont les suites éventuelles ont angoissé les parents pendant un an ou dix-huit mois, le deuxième enfant sera presque inévitablement élevé dans une atmosphère d'anxiété, de crainte pour sa santé, qui retentira sur son comportement.

Il est exceptionnel que les parents aient la même sévérité, la même rigueur avec chacun de leurs enfants ; ils sont toujours sensibles à tel ou tel aspect de leur personnalité et supportent parfois très mal de la part de l'un ce qu'ils tolèrent de l'autre, sans même s'apercevoir qu'ils agissent ainsi différemment et parfois injustement. Cela est très banal dans les comportements des pères vis-à-vis de leur fille ou de leur fils ; leur tolérance est beaucoup plus grande à l'égard de leur fille dont le charme et la manière de faire les séduisent, même lorsqu'elle est toute petite. D'autres, au contraire, s'identifiant à leur garçon, lui donneront une liberté qu'ils refusent sévèrement à leur fille, créant ainsi dans les années de la puberté des conflits sévères.

L'aîné est souvent l'objet de relations conflictuelles avec ses parents pour plusieurs raisons.

Il n'est pas toujours reçu de la même manière selon qu'il est garçon ou fille. On attend le garçon, ou la fille ; certes, l'habitude se perd – heureusement – de désirer plutôt qu'un garçon soit l'aîné et il n'y aura pas de différence dans l'amour maternel et paternel qui va se développer ; mais il existe encore des familles dont la déception ne s'atténue pas facilement, et le choix des prénoms en est parfois symptomatique.

Quelques problèmes psychologiques

Les parents font, avec l'aîné, l'apprentissage de leur métier d'éducateurs. Ce n'est pas toujours facile, et l'on ne peut rien à ce fait. L'enfant premier-né représente énormément. Pour la mère, il est l'aboutissement de ce désir profond, instinctif, de maternité, né en même temps que la constitution de sa personnalité de femme.

Le père, lorsqu'il s'agit d'un garçon, va avoir tendance à espérer, vouloir que ce garçon réalise ce que lui n'a pas su ou pu faire. Si c'est une fille, la mère voudra qu'elle connaisse un bonheur, une liberté, un épanouissement supérieurs, qu'elle aurait désirés pour elle-même.

Cet état d'esprit très complexe, dans lequel s'élève le premier enfant, surtout s'il reste unique assez longtemps, imprégnera sa personnalité avec des aspects à la fois positifs et négatifs.

Il arrive que l'aîné, investi de la charge énorme de tous les désirs et de toutes les ambitions de ses parents, et dont on attend toujours mieux, dont on essaie de pousser, tout jeune, les réalisations intellectuelles, dont on ne supporte pas que les résultats scolaires soient simplement moyens, ait beaucoup de mal à répondre à cette demande. Ses résultats scolaires par exemple seront médiocres alors que le cadet, dont on s'est moins préoccupé – «Pourtant je m'en suis beaucoup moins occupé», dit toujours un des parents –, grandira et travaillera sans problème.

En réalité, le cadet a bénéficié d'une attitude plus détendue de la part de ses parents, qui n'ont pas essayé de le «pousser», ont été moins angoissés, moins craintifs et moins stricts, heureux simplement de le regarder vivre et se développer.

Cette angoisse que les mères les plus normalement constituées ressentent durant les premiers mois de la vie de leur premier enfant retentira inévitablement sur son caractère. Il sera lui-même parfois plus anxieux, parfois plus compliqué, plus ombrageux que les cadets. Le suivant dormira tranquille toutes ses nuits, alors que le premier aura eu quelques troubles du sommeil, de l'appétit, aura fait des difficultés pour de petits événements que le cadet tolérera facilement.

Vous n'aurez pas le même comportement selon que vous avez vingt-trois ou trente-cinq ans, pour des raisons faciles à deviner.

Ainsi chaque enfant s'élève-t-il dans un climat différent, qui participera au modelage de sa personnalité.

380

Relations frères-sœurs. La jalousie.

Les parents admettent souvent très mal que la jalousie, l'agressivité imprègnent les relations entre frères et sœurs qui, par ailleurs, s'aiment, s'aimeront de plus en plus, et parfois ne peuvent se passer les uns des autres tout en se chamaillant perpétuellement.

Il convient de trouver l'attitude qui n'aggrave pas les manifestations de rivalité fraternelle et pour cela, d'abord, je crois, comprendre et admettre un certain nombre de choses.

La jalousie est normale, et il n'y a pas d'enfant aîné qui n'en présentera des manifestations, à un moment ou à un autre, même si alors vous ne percevez pas exactement les raisons du trouble. Elle est normale, variable selon la différence d'âge, le moment où naissent le cadet et les enfants suivants, et elle ne se manifestera pas d'emblée. L'aîné tolère parfaitement le bébé, le nouveau-né ; il le cajole, le protège. S'il est encore petit, il essaiera volontiers d'enfoncer ses doigts dans les yeux ou les oreilles pour voir comment c'est fait, manifestant ainsi une curiosité teintée d'agressivité inconsciente.

Elle peut se manifester par la parole : « Bébé est vilain », « Bébé sent mauvais », car la naissance du petit frère ou de la petite sœur est bien frustrante alors qu'on est soi-même encore un bébé avec l'impression que sa mère lui appartient tout entière.

Là réside bien une origine essentielle de cette jalousie à l'égard d'un cadet qui semble prendre la moitié ou plus de la mère que l'on possédait jusqu'alors sans partage. L'enfant ne sait pas combien est grand le cœur d'une mère qui aime égale-

Quelques problèmes psychologiques

ment, et tout autant, chacun de ses enfants ; le temps passé avec le bébé ne lui est plus accordé, et cette frustration est importante.

Mais, bien souvent, les manifestations de jalousie débutent sérieusement au moment où le cadet marche, devient autonome et vraiment un rival. Apparaît alors une agressivité à l'égard du petit que les parents tolèrent mal ; le désir de prendre ses jouets, de lui interdire de toucher tout objet ne lui appartenant pas.

La rivalité fraternelle est normale, « elle n'est pas un défaut mais une souffrance » (M. Porot) ; les parents doivent le comprendre et en percevoir les traductions très variables chez leur aîné.

Agressivité pure et simple avec désir de frapper, souvent, à tout propos, coups, morsures, violences diverses.

L'agressivité peut être sournoise, ne pas se manifester par une violence exprimée, mais de petits coups « faits en douce » : la jambe qu'on allonge juste au moment où bébé marche encore mal ; le jouet qu'on casse sans avoir l'air d'y toucher.

Si l'aîné est encore jeune, deux ans, trois ans, il présentera volontiers des phénomènes dits de régression : difficultés alimentaires ; il voudra qu'on le fasse manger, lui qui mangeait si bien tout seul ; il reprendra le biberon pour le petit déjeuner ; il recommencera à uriner au lit alors qu'il était propre depuis quelque temps ; il présentera des difficultés d'endormissement et de sommeil, toutes choses montrant qu'il a envie de bénéficier des prérogatives du tout petit bébé et que l'on s'occupe encore davantage de lui.

Certains, enjoués et très gais jusque-là, deviennent tristes, inquiets, dépressifs.

Cette jalousie naturelle est parfois aggravée par une certaine attitude des parents qui, craignant pour le benjamin ou la petite sœur, ayant peur que l'aîné ne lui fasse mal, ont volontiers tendance à réprimer les attitudes agressives de l'aîné, même si elles sont parfaitement motivées par la manière d'être du plus jeune, profitant de sa faiblesse, et au détriment duquel se terminent toujours les bagarres.

Quelques problèmes psychologiques

Même si le petit a provoqué le grand, c'est celui-ci que l'on punit s'il a fait mal au petit frère ou à la petite sœur dont les cris et les larmes prennent des allures de déluge.

Et l'aîné est souvent victime d'une petite injustice.

Lorsqu'ils grandissent, la dispute physique, l'agressivité verbale deviennent monnaie courante.

Je crois que l'attitude des parents doit être commandée par quelques données simples.

Jalousie et agressivité sont normales entre frères et sœurs ; c'est le jaloux qui souffre, lui qui est malheureux. Il faut donc montrer aux aînés, par encore plus d'attentions et de manifestations de tendresse, que la venue d'un plus petit ne leur fait perdre aucune parcelle d'amour maternel ou paternel. Souvent d'ailleurs, un enfant resté unique cinq ou six ans réclame une petite sœur ou un petit frère ; il a besoin de donner de la tendresse à un être plus faible que lui. Cela n'évite en rien les sentiments de jalousie lorsque le benjamin sera là.

L'agressivité est normale, mais il n'y a aucune raison de laisser se manifester la violence physique. L'enfant doit apprendre que l'on ne fait pas mal à un plus petit. Mais l'agressivité verbale constitue un exutoire qu'il n'y a aucune raison de réprimer car finalement les relations entre frères et sœurs se passent très bien de l'intervention des parents et il faut laisser, le plus possible, les enfants régler leurs problèmes entre eux. Des scènes énormes en présence de parents inquiets ou interventionnistes se passent fort bien et s'achèvent en jeu si les parents sont discrets ou savent détourner l'attention des enfants du motif futile de la confrontation.

De toute façon, on ne traite pas la jalousie par des sanctions.

Vacances, colonies, homes. Faut-il forcer à la séparation ?

Pour un petit enfant, bébé, et jusqu'à quatre ou cinq ans, la séparation de la mère pour aller dans un milieu inconnu, dont il n'a pas l'habitude – surtout pour un séjour prolongé –, constitue souvent un drame dont les suites se feront sentir pendant des mois. Il aura peut-être semblé bien le supporter, n'en aura manifesté aucun trouble apparent, n'aura perdu ni la gaieté ni l'appétit, et pourtant il en aura souffert, et vous le percevrez dès son retour par beaucoup de signes.

Partir en vacances avec la grand-mère ou la nourrice que l'on voit tous les jours, que l'on connaît et qu'on aime autant que sa mère, n'a pas d'importance. Cela peut très bien se faire car l'enfant se retrouve dans un milieu connu, aimé, comme avec ses parents, et ne souffrira d'aucun manque affectif dans ces conditions. De même partir en vacances avec le camarade de classe et sa famille est souvent une belle récompense. Mais *il ne faut pas forcer les enfants à se séparer totalement de leur milieu familial,* jusqu'à six ou sept ans, âge auquel ils acceptent la séparation prolongée d'avec leur mère en comprenant qu'elle n'a pas disparu pour autant.

En cas de maladie, de trouble de santé, il faut tout faire pour éviter de telles séparations ainsi que les séjours prolongés en aérium, en maison à caractère sanitaire, que les médecins prescrivent encore à tort et à travers, souvent sous la pression des familles, sous prétexte de mauvaise mine, de manque d'appétit, ou de jambes arquées.

Il est exceptionnel, à l'heure actuelle, qu'une maladie justifie de telles prescriptions thérapeutiques, pratiquement toujours abusives, et qui seront néfastes pour l'équilibre affectif de l'enfant et ses grands apprentissages. Dans les difficultés de langage, par exemple, on trouve bon nombre d'enfants séparés de leur mère, parfois quelques semaines seulement, vers dix-huit mois ou deux ans, à l'âge où le langage commence son épanouissement.

Après six, sept ans, la situation s'inverse. *Le refus de séparation, normal auparavant, devient parfois la marque d'une timidité excessive*, du refus de sortir de l'ambiance rassurante de la famille, et témoigne de liens trop étroits avec la mère. Mais l'enfant peut se sentir si bien chez lui ou avec les siens que, même très sociable et liant dans la vie courante, il n'a pas envie de partir en colonie ou en home.

Jusqu'à huit, neuf ans, cela n'a pas beaucoup d'importance et il faut comprendre ses raisons.

Au-delà de cet âge, il est bon qu'il parte et se sépare une fois par an de sa famille pour vivre dans une communauté d'enfants. De plus en plus, en France, dans les villes normalement équipées, les enfants partent deux mois : un mois en colonie, un mois avec leurs parents ou dans la famille. Ce mois de vie, d'activités communes avec les parents est aussi nécessaire que la séparation de temps à autre ; j'ai toujours trouvé anormal que certains parents ne conçoivent de vacances pour eux-mêmes que loin de leurs enfants. Qu'un couple de jeunes parents ait besoin de se retrouver seul, quelques jours, parfois, c'est tout à fait normal et nécessaire à son équilibre. Mais profiter pour cela d'un mois complet de vacances quand les enfants aspirent toujours, jusqu'à treize, quatorze ans, à mener avec leurs parents des activités communes, revient à les abandonner un peu.

382

L'argent de poche.

Certains grands enfants et jeunes adolescents disposent de beaucoup d'argent de poche, et cela est déraisonnable. À l'opposé, bien des parents acceptent volontiers de donner de l'argent de poche à leur enfant mais ne peuvent se défendre du désir de contrôler ce qu'il en fait, et ce n'est pas moins déraisonnable.

L'enfant a besoin, à partir d'un certain âge, d'avoir, régulièrement, une petite somme à lui, qu'il contrôle, dont il fait ce qu'il veut. Les uns sont prodigues et la dépenseront en bonbons pour les amis dès le premier jour ; d'autres la garderont soigneusement, accumulant leur trésor pour ne pas le dépenser ou s'acheter un disque ou quelque chose d'important de temps à autre.

Beaucoup de petits chapardages dans le porte-monnaie des courses, d'oublis de rendre la monnaie après avoir acheté le pain ou le lait sont le fait d'enfants ressentant, comme les camarades, le besoin de cet élément d'indépendance, de liberté individuelle que représente une petite somme d'argent de poche, si minime soit-elle mais dépensée sans contrôle des adultes.

Elle ne doit dépendre ni des résultats scolaires ni des services rendus que rien n'interdit de récompenser comme on le désire. Il est toujours bon, je crois, de la considérer comme un droit de l'enfant, de l'attribuer régulièrement et modérément pour qu'il en perçoive bien toute la valeur, et de lui laisser toute latitude d'en disposer à sa guise.

383

La télévision.

J'ai été conduit à examiner un jour un garçon d'une douzaine d'années pour des difficultés de comportement et des difficultés scolaires. En reprenant un peu l'histoire de ce garçon et la vie de cette famille, j'ai appris que les repas du soir se passaient de la manière suivante.

Le père, rentrant fatigué de son travail, ne voulait que le calme, ne s'intéressait que peu aux problèmes de ses enfants et voulait dîner sans bruit. Pour cela, à table, il s'installait en face de la télévision qu'il voulait contempler tranquille et dans le silence. Les enfants n'avaient pas le droit de parler et le garçon qu'on me montrait pour son « mauvais comportement » était assis le dos à la télévision avec interdiction de se tourner et de parler, afin qu'« il mange tranquillement ».

Quelques problèmes psychologiques

Certes, la technique de ces dîners de famille n'expliquait pas à elle seule les troubles de comportement de ce garçon, mais elle permettait de comprendre qu'il pût en avoir.

La télévision est entrée dans la vie et dans les mœurs et constitue un moyen de culture dont on entrevoit à peine toutes les possibilités. Les enfants parlent à l'école, au lycée, de ce qu'ils ont vu la veille et il est de fait qu'elle explique grand nombre d'apathies du matin par l'heure tardive du coucher. Des enquêtes pratiquées aux États-Unis montrent quelle quantité affolante d'heures les enfants passent chaque semaine devant la télévision et les choses vont peut-être prendre le même chemin en France.

Les parents protestent contre le goût des enfants, mais leurs propres manières de faire le favorisent.

Bien souvent, sachant qu'elle distrait les enfants petits, à trois ans, trois ans et demi, on les laisse plaqués devant elle, des portions entières d'après-midi pour en obtenir le silence et la tranquillité.

Lorsque les enfants sont plus grands, les jours de congé scolaire, même lorsque le temps est beau, bien des parents trouvent simple de laisser leur enfant devant le poste, plutôt que de réfléchir à une activité plus sportive ou plus culturelle qu'ils pourraient leur proposer. Mais cela suppose aussi un effort de leur part.

Si le soir, dans un logement exigu, l'enfant couché entend la télévision, il a obligatoirement envie de se relever pour voir, et c'est un conflit devenu classique, qui s'achève souvent par la capitulation des parents. Lorsque l'enfant est petit, il faut savoir sacrifier sa soirée de télévision ou du moins son début, jusqu'à ce que l'enfant dorme, pour obtenir qu'il se couche à une heure raisonnable. Être soi-même au spectacle en l'interdisant à l'enfant a tout de même parfois un petit aspect sadique.

Ne pas regarder soi-même trop souvent la télévision pour ne pas tenter les enfants est raisonnable et compréhensif, et ne constitue pas une reculade de l'autorité.

J'ai entendu bien souvent des mères se plaindre du nombre d'heures passées par leur enfant devant la télévision, des difficultés du coucher le soir, de son absence de choix. Évidemment. On propose à des enfants un spectacle permanent qui, même s'il ne les satisfait pas entièrement, leur permet de passer le temps de façon passive et sans inquiétude. Pourquoi ne le suivraient-ils pas ?

Mais je n'ai jamais observé un tel comportement chez des enfants dont les familles discutaient et critiquaient les programmes, imposaient avec fermeté le choix des spectacles, une heure de coucher raisonnable, et proposaient des activités sportives, artistiques ou culturelles entraînantes et plus satisfaisantes.

Le reproche le plus important que l'on puisse faire à la télévision est à coup sûr de favoriser la passivité, l'affalement dans un fauteuil, déplorables pour regarder des niaiseries mais tout à fait raisonnables pour un temps de distraction, ou d'acquisition de connaissances. La télévision est un instrument absolument extraordinaire, appelé à bouleverser les rapports entre les hommes en les faisant se connaître, même de loin, jouant un rôle immense justement dans cet accroissement de la culture générale moyenne des enfants, leur compréhension de la vie, du monde.

L'adolescent d'aujourd'hui a vu un homme mettre le pied sur la Lune, au moment même de l'exploit, prend connaissance des événements sur la terre entière, pénètre par le regard dans l'intimité d'une cellule ou d'une centrale nucléaire, et a vu jouer les plus grandes équipes de football ou les plus grands champions de tennis.

Sa relation au monde s'en trouve bouleversée par rapport à celle de son père ou de sa grand-mère qui, si elle est très âgée, s'éclairait le soir à la lampe à pétrole.

C'est normal et c'est bien ainsi.

Tant que la télévision ne donnera pas, avec régularité, aux heures raisonnables, des émissions de choix pour les enfants – qui le sont aussi souvent pour les adultes –, c'est aux parents à contrôler l'utilisation que les enfants en font.

Ils sont peu sensibles à la violence et je ne crois pas qu'elle les bouleverse. La petite fille qui a assisté par exemple à un spectacle de guerre ira se coucher tranquille, et sans les cau-

Quelques problèmes psychologiques

chemars que peut déclencher l'histoire du Petit Chaperon rouge ou d'un ogre quelconque.

Car les enfants sont plus bouleversés par leurs fantasmes que par la réalité qu'ils affrontent souvent avec tranquillité.

384

Les activités sportives.

Dans un monde où, pour beaucoup d'adolescents, les sollicitations à la drogue, aux atmosphères enfumées, au refus de travail sont très grandes, la pratique des sports si l'enfant en a pris et conservé le goût peut constituer une importante sauvegarde et la garantie d'une vie saine et normale quels que soient le métier pratiqué et les difficultés de la vie quotidienne. La pratique de la gymnastique et du sport permettra à l'enfant d'être fort, vigoureux, d'avoir un beau corps dans lequel et avec lequel il se sentira à l'aise.

Cela deviendra de plus en plus important dans une civilisation faisant exclusivement appel aux qualités intellectuelles, avec de moins en moins de travail et d'efforts physiques, et des aspects de la vie qui ne sont plus à la dimension humaine.

Tout enfant a en lui un besoin d'activité physique qu'il est bon d'orienter peu à peu vers la pratique des sports. Jusqu'à huit ans, il n'existe comme activités organisées que des écoles de natation, de judo, de danse pour les petites filles.

À partir de huit ans, l'enfant peut participer à une école d'athlétisme et, fréquentant le stade, prendra peu à peu conscience de ses dons, de ses goûts et s'orientera de lui-même vers la ou les activités lui convenant le mieux, sport individuel ou sport d'équipe.

Les sports d'équipe étant également des jeux exercent sur l'enfant un attrait qu'il ne ressent pas toujours pour un sport individuel, auquel il ne prendra un grand plaisir qu'après avoir acquis une technique correcte ; c'est pourquoi beaucoup d'enfants commencent une activité pour laquelle leur famille les a un peu poussés, puis l'abandonnent au bout de quelques mois, rebutés par les difficultés et la persévérance qu'exige l'acquisition de cette technique. C'est souvent le cas du judo, sport excellent, capable de donner beaucoup de force, d'égalité d'humeur, de maîtrise de soi, mais demandant une persévérance que les enfants n'ont pas toujours à huit ou neuf ans.

Il faut, dans la mesure du possible, leur laisser le choix de leur activité.

Les sports d'équipe sont toujours bénéfiques pour les enfants timides ayant des difficultés à se mêler à un groupe.

La pratique des sports comme les autres activités de groupe *met l'enfant en situation* pour résoudre lui-même les problèmes de comportement qu'il peut avoir, et vaut souvent autant que de longs traitements d'ordre psychologique. Un enfant très timoré à dix ans le sera beaucoup moins à dix-huit s'il fait partie d'une équipe de rugby.

385

Les activités artistiques.

Beaucoup d'enfants de cinq, six ans et au-delà tirent grand bénéfice de la fréquentation le mercredi, le samedi d'un atelier de dessin, de poterie, de céramique, de sculpture. L'intérêt majeur n'en réside pas forcément dans l'apprentissage d'une technique nouvelle à laquelle ils vont s'intéresser, qu'ils pourront perfectionner par la suite et qui peut-être les passionnera toute la vie. Cette activité restera parfois épisodique, l'enfant l'abandonnant souvent vers neuf, dix ans pour une pratique sportive ou la musique.

Elle joue le rôle essentiel de *moments d'expression libre* au cours desquels, par le dessin et la peinture surtout, l'enfant complète avec de plus grandes facilités, sous une surveillance compétente, ce qu'il fait spontanément à l'école ou à la maison. Tous les enfants aiment dessiner ou peindre.

Cette aptitude, ce goût innés sont tout à fait remarquables par leur existence même, alors qu'ils disparaissent chez la plupart des adultes, en même temps qu'une certaine spontanéité et avec l'acquisition d'autres moyens d'expression.

Les timides y trouveront la possibilité de s'exprimer en toute liberté, et les enfants un peu agités, fixant mal leur attention, pourront, grâce à une activité qui leur plaît, prendre le goût et l'habitude de s'appliquer.

386

Les animaux familiers.

Il est remarquable de constater combien d'enfants de huit à dix ans répondent « vétérinaire » à la question du choix ultérieur de leur métier. Il s'agit souvent d'enfants un peu timides et anxieux, renfermés, ayant du goût pour la fréquentation des animaux alors qu'ils ont des difficultés dans les rapports avec les autres enfants. Ils s'amusent volontiers avec de plus petits, peuvent travailler très bien ou avoir des difficultés en classe.

Ils aiment l'affection inconditionnelle et sans exigence que leur apporte un animal familier.

Il n'y a guère de famille où un enfant n'ait demandé à avoir un chien, un chat, voire un hamster. Le chien est évidemment le plus souhaité car c'est un véritable compagnon, mais les parents hésitent souvent, à juste titre, devant les contraintes qu'il impose lorsqu'on habite en ville, dans un appartement plus ou moins exigu. Il faut le sortir régulièrement et l'enfant, souvent, l'aime et joue avec lui mais ne veut ou ne peut s'imposer la discipline que sa présence exige. Et les servitudes entraînées par l'animal reposent finalement sur les épaules des parents.

Je crois que cet attachement de l'enfant pour son animal familier tient à plusieurs éléments.

Il en reçoit un amour désintéressé et sans contrepartie.

En retour il donne de l'amour à un être qui dépend de lui et qu'il peut commander même s'il s'agit d'un gros chien, dix fois plus fort que lui. Plus que le compagnon de jeu, un chien représente pour l'enfant le confident auquel il raconte ses rêves et ses pensées secrètes, qu'il protège aussi, devant lequel il se perçoit dans une position de supériorité qui le valorise à ses propres yeux. Il remplace, parfois, le petit frère qu'il n'a pas.

On observe souvent l'atténuation de difficultés de comportement par l'entrée à la maison d'un animal familier. Il n'y a pas de raison de craindre les risques de maladies ni de contamination, pratiquement inexistants s'il s'agit d'un animal habituel et s'il est bien surveillé.

Mais il faut, avant de prendre une décision, réfléchir aux contraintes qu'il imposera et aussi éviter que cet animal désiré, aimé, ne devienne source de conflits.

Si les conditions matérielles le permettent, il n'y a pas de raison de refuser à l'enfant la joie et le plaisir d'un animal familier. Mais l'enfant doit savoir que tout animal peut être dangereux et apprendre les règles élémentaires de comportement à son égard.

Déficits instrumentaux

387

Les troubles de la parole.

Nous avons déjà envisagé comment se développait le langage de bébé, à quel stade il est arrivé à deux ans en moyenne et pourquoi le langage fait partie de l'ensemble de la personnalité de l'enfant.

Il comprend une expression orale, la parole, et tous les éléments de la communication entre les êtres, en particulier la lecture et l'écriture. Nous verrons quels peuvent être ses liens avec les difficultés scolaires engendrées par les troubles de l'acquisition de la lecture et de l'orthographe, de plus en plus fréquents à l'heure actuelle.

Les parents sont souvent inquiets par « un retard de parole » et consultent parce que leur enfant parle mal à un âge où, estiment-ils, il devrait parler plus correctement.

Ils remarquent que le petit ami parle bien, prononce et articule clairement, fait des phrases à deux ans ou deux ans et demi. Leur bébé, ou bien ne dit que quelques syllabes et prononce seulement des mots décousus ou bien, ayant à sa disposition de nombreux mots, il les écorche considérablement, les raccourcit en n'en prononçant qu'une ou deux syllabes mal articulées.

On voit là les deux troubles constatés à cet âge. *Le retard de parole ou retard verbal,* c'est-à-dire le retard dans le début de la parole et l'insuffisance de connaissance des mots ; et les difficultés de prononciation, tellement banales à cet âge, qu'elles ne constituent pas un trouble ; mais on les appellera un peu plus tard « dyslalie » si elles persistent à un âge où elles auraient dû disparaître.

En général, les parents y insistent, bébé comprend tout, répond à toutes les demandes. Il a les activités complètes de

Déficits instrumentaux

son âge, joue normalement mais il n'accompagne pas son activité du langage que l'on peut attendre, bref peu ou beaucoup, il parle mal.

À deux ans, deux ans et demi, cela n'a guère d'importance et il faut savoir attendre *à condition toutefois d'être sûr que l'enfant a une audition normale.* Une mère attentive peut très bien savoir si son enfant entend la voix chuchotée par exemple. Mais, au moindre doute, une consultation du pédiatre ou directement de l'oto-rhino-laryngologiste s'impose.

Lorsque l'on suit régulièrement ces enfants présentant un retard de langage, ou une dyslalie – ces deux troubles étant souvent mêlés –, on constate parfois tout simplement que le langage apparaît un peu plus tard qu'en moyenne, ou progressivement, ou un beau jour très rapidement.

Tout se passe comme si l'enfant avait accumulé des connaissances, celles-ci « sortant », s'extériorisant rapidement à un moment donné, parfois à trois ans, trois ans et demi ou quatre ans. Il m'est arrivé de prévenir les mères que la qualité du langage ne serait peut-être pas de leur goût, car cela se produit souvent après quelques mois de garderie, jardin d'enfants ou école maternelle. L'enfant y a déjà appris les quelques « gros mots » qu'il aime tant à répéter autour de quatre ans, et cette explosion du langage que l'on constate alors est pour lui une excellente occasion de s'exprimer complètement.

En fait, les parents craignent que ce retard de langage, que l'on a appelé retard simple, ne témoigne d'un retard mental. Toute l'expérience des médecins, des éducateurs, des psychologues prouve le contraire. Les enfants qui ont un retard mental parlent souvent tard et mal, mais l'inverse n'est pas vrai. Il existe de nombreux exemples de grands hommes ayant commencé à parler tard. Il est bien connu que Einstein par exemple a parlé tardivement ainsi que plusieurs membres de sa famille. Il y a des familles où l'on parle tôt et d'autres tard, indépendamment de toute notion d'intelligence.

À quel âge alors la constatation d'un retard de langage doit-elle conduire à consulter ? À trois ans au plus tard, et si le retard est important, s'accompagne de troubles de comportement, bien plus tôt. Car, chez le petit enfant, le langage est une partie

Déficits instrumentaux

seulement de tout un ensemble de communications et n'est qu'un des éléments de son contact avec son environnement immédiat.

Si le trouble du langage fait partie des difficultés relationnelles, il ne faut pas hésiter à demander rapidement un avis.

Il est toujours indiqué de mettre cet enfant à l'école ou au jardin d'enfants. Le contact avec d'autres enfants du même âge améliore le langage et, bien souvent, le petit bonhomme qui s'exprimait mal et peu à trois ans parle beaucoup mieux à trois ans et demi et très correctement à quatre ans. Le médecin peut être amené à aider les parents à faire une demande particulière pour obtenir une place à la maternelle, refusée si les écoles sont surchargées et si la mère ne travaille pas. Un certificat médical, justifiant que le contact avec d'autres enfants est nécessaire, est toujours pris en considération.

C'est la première éventualité. L'amélioration, puis la guérison spontanée du trouble. Il est possible que persistent des perturbations mineures de la prononciation (un zozotement par exemple), qui s'arrangent d'elles-mêmes ou ne nécessitent qu'une courte rééducation.

Par contre, dans d'autres cas, des progrès apparaissent, mais de façon tout à fait insuffisante, et à trois ans et demi, quatre ans, l'enfant parle mal.

Parfois, il prononce beaucoup de mots mais « baragouine » et seules sa mère ou la nourrice le comprennent. L'enfant qui parle mal n'a aucun trouble qui lui interdise de bien parler. Certes, il ne sait pas ou ne peut pas exécuter les mouvements corrects nécessaires à une bonne articulation, et ce sera un des rôles de la rééducatrice que de les lui apprendre. Mais il n'a aucune affection neurologique ou autre causant un trouble du mouvement des lèvres, de la langue, du larynx. S'il présente des anomalies dentaires ou de la forme de la cavité de la bouche, ou un trouble des cavités nasales (nez souvent bouché, rhinites expliquant un nasonnement), il faut évidemment le faire traiter par un stomatologiste ou un oto-rhino-laryngologiste compétent. Mais ce n'est jamais là que réside la raison de son trouble.

Cet enfant qui avait un retard simple du langage présente maintenant une dyslalie importante. Ce trouble de la parole

Déficits instrumentaux

apparaît dans beaucoup de cas comme le signal d'une perturbation dans le développement de la personnalité de l'enfant ou dans ses relations avec son entourage immédiat. En particulier, il est souvent un reflet du désir de rester bébé et de garder des relations trop étroites avec la mère.

C'est pourquoi il ne faut pas reprendre à tout propos un enfant qui parle mal. La « rééducation » ne peut être conduite par un membre de la famille. Au cours de ce travail, mené par une orthophoniste, capable d'envisager tous les problèmes posés par l'enfant (affectifs, de prononciation, de comportement), un membre de la famille, souvent le père, pourra et devra apporter son aide par de petits exercices quotidiens. Cette « rééducation » sera courte ou longue, nul ne peut le dire à l'avance, mais on peut le prévoir dans une certaine mesure.

J'ai observé des cas de troubles pouvant paraître importants pour lesquels, après quelques entretiens avec l'enfant et avec la famille, tout rentrait dans l'ordre comme miraculeusement. Les entretiens avaient permis d'aider à comprendre quelle était l'origine d'un conflit, d'un désir inconscient de l'enfant, responsable de la perturbation de la parole.

D'autres, par contre, peuvent demander une « rééducation » plus longue. Elle est toujours bénéfique et donne de bons résultats. Les parents doivent y participer avec bonne volonté et patience.

L'enfant qui prononce mal est gêné à l'école, vis-à-vis de ses camarades, de son maître ou de sa maîtresse. Cela l'empêche de s'exprimer comme il en aurait envie, de dire tout ce qu'il aurait envie de dire car il n'ose le faire, ayant tout à fait conscience des anomalies de sa parole. Il est donc impérieux de s'occuper de ce trouble entre quatre et six ans pour que l'entrée à la grande école se passe sans difficultés, sans handicap et qu'il en bénéficie pleinement.

La question suivante est souvent posée par les parents.

Beaucoup de mères constatent qu'à un moment ou à un autre, souvent vers cinq ou sept ans, *l'enfant à qui l'on parle répond avec retard ; il faut répéter les choses trois ou quatre fois et l'on se demande s'il n'entend pas, s'il est « dans la lune » ou s'il ne comprend pas ce qu'on lui dit.* Il en résulte que la mère peut se mettre à crier, et plus elle s'énerve moins l'enfant répond.

Le médecin, lui, se rend vite compte que l'enfant entend parfaitement bien, et s'il a un doute à ce sujet, fera pratiquer les examens nécessaires.

Que se passe-t-il alors ?

L'enfant peut avoir une certaine passivité qui se traduit ainsi dans la communication avec autrui, ses parents surtout.

Il y a parfois une raison psychologique à cela. Il faut comprendre le petit bonhomme, souvent perdu dans son rêve intérieur et qui continue, sans en avoir l'air, le jeu qu'il a commencé ou l'histoire qu'il se raconte.

Et puis il y a des enfants qui, sans être sourds, sans avoir aucune anomalie neurologique, se comportent comme s'ils enregistraient mal et lentement les données du langage. Ce fait se retrouve dans le langage écrit et lu, et coïncide souvent avec la difficulté à exprimer clairement leur pensée. Ce sont souvent des enfants qui, tardivement, confondent la droite et la gauche, le haut et le bas ; ils donnent des réponses aberrantes à des questions sur les distances ou le temps. Beaucoup d'entre eux ont des difficultés dans l'apprentissage du langage lu et écrit et deviendront dyslexiques. Cette perturbation profonde peut relever de difficultés constitutionnelles ou de mauvaises conditions affectives ayant gêné le développement du langage au cours des deux ou trois premières années.

388

L'enfant malhabile.

Indépendamment du problème de la gaucherie et de la dominance latérale, un certain nombre d'enfants sont malhabiles. Le degré en est variable, et l'aspect pas toujours homogène. Certains sont assez habiles de leurs mains mais courent mal, ont une démarche un peu lourde, semblent godiches. D'autres courent bien, sont capables de skier correctement, par exemple, avec un excellent équilibre, sautent de façon satisfai-

Déficits instrumentaux

sante, sont habiles sur un pied mais malhabiles des mains, cassent facilement ce qu'ils touchent.

Le tableau le plus courant est cependant une maladresse générale, plus ou moins marquée, ayant pu être remarquée par les parents et les maîtres ou passer inaperçue. Mais si le médecin pose aux parents la question de l'habileté générale, ils soulignent alors les difficultés de l'enfant.

Souvent, l'écriture est irrégulière, raide, saccadée, avec des accrochages. Une mauvaise écriture de ce type témoigne toujours de difficultés de coordination et s'observe volontiers chez des enfants tendus et un peu anxieux. Faire sans cesse des remarques ne peut qu'aggraver les choses, et il ne sert à rien de répéter à l'enfant : « Applique-toi », « Écris mieux », «Tu écris comme un cochon. » Cette difficulté d'écriture, isolée ou associée à la maladresse générale, est le plus souvent le symptôme d'un petit trouble de la personnalité de l'enfant.

Une maladresse générale de l'ensemble du corps, ou plus marquée dans telle ou telle activité physique, mérite d'abord un examen complet et soigneux, particulièrement neurologique, pour éliminer à coup sûr un trouble physique ou organique.

De petits troubles neurologiques, passés jusqu'alors inaperçus, en relation avec une difficulté à la naissance, par exemple, peuvent être détectés. C'est exceptionnel.

Le plus souvent, il s'agit d'enfants « mal à l'aise dans leur corps », empruntés, un peu balourds, parfois raides, sans souplesse, avec une médiocre coordination générale des gestes. Tous ces symptômes se remarquent plus ou moins, ne sont parfois détectés qu'à l'occasion d'une difficulté d'écriture ou de l'impossibilité de sauter à la corde, par exemple, pour une petite fille.

Et pourtant, il serait fondamental de s'en préoccuper avant l'entrée à l'école primaire, car les apprentissages de la lecture et de l'écriture peuvent en être gênés.

Quel que soit le moment où parents ou maîtres ont l'attention attirée sur ces signes, il faut tâcher d'y remédier. Les jeux de plein air, l'activité physique, le sport améliorent toujours les troubles en donnant à l'enfant une meilleure maîtrise et un meilleur contrôle de son corps. Ce n'est pas toujours suffisant. Il faut parfois recourir à des techniques plus précises, éducation psychomotrice, activités de groupe, éducation graphomotrice, relaxation, sous le contrôle de personnes qualifiées.

N'hésitez jamais à demander conseil si vous remarquez une maladresse générale chez votre enfant ; il s'agit d'un symptôme d'alarme méritant que l'on s'en préoccupe.

389

La gaucherie.

Il faut entendre par là l'état de l'enfant gaucher, et non la maladresse ; le fait que le même terme puisse signifier les deux choses souligne combien l'opinion générale croit les gauchers maladroits : cette opinion est fausse, le nombre des grands joueurs de tennis gauchers, par exemple, en témoigne ; mais il faut souligner combien d'éléments usuels de la vie quotidienne sont conçus pour les droitiers et que l'apprentissage de la lecture et surtout de l'écriture peut être difficile.

La gaucherie est fréquente et n'est pas un phénomène pathologique, excepté lorsque l'enfant a une gêne motrice à droite l'ayant conduit à utiliser la main gauche de façon préférentielle. On retrouve une grande fréquence d'antécédents de gaucherie et l'on apprécie à près de 50 % le nombre d'enfants gauchers lorsque les deux parents le sont.

Il est rarement possible d'affirmer avant trois ans la dominance nette d'une main sur l'autre. Mais souvent, à cet âge, l'enfant a montré par ses activités, la tenue de la cuillère, la tenue d'un crayon, de quelle main il se servait de façon spontanée et avec le plus d'habileté. Cette préférence ira en s'accentuant avec les années, une bonne latéralisation s'affirmant à cinq ou six ans. Il est fréquent que, durant cette période, l'enfant se serve des deux mains de façon à peu près équivalente, semble mieux utiliser le pied gauche et l'œil droit par exemple, se présente sans parfaite dominance d'un côté et soit aussi habile d'une main que de l'autre, *ambidextre*. Les parents, ou l'institutrice dans les débuts de l'école maternelle, posent

Déficits instrumentaux

alors souvent la question de savoir si l'enfant est droitier ou gaucher, les données de la vie courante ne permettant pas de trancher facilement le problème.

Toute une série de tests simples facilitent l'appréciation du côté dominant pour la main, le pied, l'œil. Et si la majorité des enfants sont gauchers ou droitiers homogènes, un bon nombre présentent des diversités dans la dominance d'un côté ou de l'autre.

Quelle attitude pratique adopter dans ces cas ? La notion de « gaucherie contrariée » est entrée dans les habitudes pour expliquer un certain nombre de troubles. Elle a eu au moins le mérite de souligner qu'il était déraisonnable de contrarier des enfants franchement gauchers, dont l'habileté, l'aisance générale sont plus grandes de la main gauche. L'apprentissage de l'écriture leur crée certaines difficultés dont quelques-unes étaient en relation avec l'usage de la plume, et le stylo à bille, en évitant les accrochages du papier, a grandement facilité la vie à ces écoliers. Les anomalies du graphisme, l'écriture en miroir s'atténueront et disparaîtront d'elles-mêmes. *Il n'y a pas lieu, en général, de rattacher à la gaucherie les difficultés scolaires que peut présenter un enfant gaucher.*

Si l'enfant présente une latéralisation imparfaite, est facilement ambidextre mais a une bonne habileté manuelle, une grande aisance motrice, un développement physique, intellectuel et affectif normaux, il est assez facile, en général, et non dommageable du tout, de l'orienter vers la main droite. C'est le cas des enfants aussi habiles des deux mains, vers cinq ans, même s'il existe une petite prédominance gauche. Ils s'habitueront facilement à écrire, et bien, de la main droite, même s'ils tiennent le couteau ou un marteau de la main gauche.

Par contre, une latéralisation imparfaite, associée à une maladresse générale, de petites difficultés motrices invitent à beaucoup de prudence. Il sera toujours utile d'apprécier le développement affectif de l'enfant et d'envisager une éducation psychomotrice. S'il est manifestement plus habile de la main gauche dans l'écriture, si lui-même manifeste le désir d'utiliser cette main, il paraît bien plus raisonnable de le laisser suivre son instinct que d'essayer de le pousser à utiliser la main droite.

L'enfant franchement gaucher ne doit guère poser de problèmes.

Une latéralisation incertaine est parfois le témoignage de difficultés globales dont il faut tenir le plus grand compte.

390

Le bégaiement.

Il n'est pas aisé de bien le définir. Ce n'est pas le bredouillement des sujets parlant trop vite et avalant des syllabes, ni le bafouillage constitué surtout par un discours mal structuré.

Il s'agit essentiellement « *de répétitions et de blocages au cours de l'émission de la parole* » (Ajuriaguerra).

Le bégaiement peut s'installer à tout âge et beaucoup de petits enfants qui parlent un peu tard, et pas très bien, bégaient vers deux, trois ans. Ils donnent l'impression de parler trop vite, leurs mots se bousculent et par instants leur parole se bloque. Ce bégaiement « presque physiologique » disparaîtra le plus souvent avec l'amélioration du langage et son bon contrôle. S'il accompagne une agitation trop marquée ou de petites manifestations d'angoisse, des troubles du sommeil ou de l'appétit, il s'améliorera et disparaîtra avec la guérison de ceux-ci.

Le léger bégaiement, apparu dans les débuts du langage, n'en est pas un à proprement parler, ne doit pas vous inquiéter et disparaîtra le plus souvent sans réapparaître ultérieurement.

L'apparition plus tardive aura une signification pathologique et méritera un traitement institué le plus rapidement possible. Elle peut se faire à l'occasion d'une situation difficile pour l'enfant : entrée à l'école primaire, naissance d'un cadet, séparation, changement de conditions de vie.

Le bégaiement peut survenir vers dix ou douze ans chez un enfant ayant toujours eu des difficultés d'ordre scolaire ou de relations avec son entourage, ou à l'adolescence. Il est toujours plus intense dans les périodes de tensions émotives et au cours de situations déclenchant de l'angoisse. Certains, par exemple,

Déficits instrumentaux

bégaient très peu à la maison, mais beaucoup à l'école, à l'occasion d'une lecture ou d'une récitation.

Le bégaiement est rarement isolé. Il peut s'accompagner de troubles respiratoires, de difficultés du développement moteur, d'énurésie, d'autres troubles du langage oral en particulier – beaucoup de bègues ayant parlé tard et assez mal –, et très souvent de difficultés affectives dont le bégaiement peut être responsable par la gêne, le sentiment d'infériorité qu'il entraîne.

On distingue le bégaiement clonique dont la gêne essentielle est la répétition des syllabes, et le bégaiement tonique où prédomine le blocage dans le déroulement de la phrase. Dans tous les cas, les deux phénomènes sont intriqués.

Beaucoup de parents sont profondément affectés par ce trouble de leur enfant et, même sans vouloir le reprendre à tout propos, ne peuvent se défendre de mal le supporter. Il ne sert à rien, en général, de lui demander de faire un effort, d'être plus calme, de parler plus lentement. Comme les autres symptômes, en psychologie infantile, le bégaiement signifie que quelque chose ne va pas et il faut envisager le plus rapidement possible une thérapeutique.

Il s'agit exceptionnellement de rééducation orthophonique simple. *Le bègue n'est pas un enfant qui, parlant mal, doit apprendre à mieux parler.* Il a besoin souvent, et parfois seulement, d'une aide par d'autres techniques : relaxation, éducation psychomotrice, psychothérapie, dont le choix ne pourra résulter que d'une étude de l'ensemble de sa personnalité, de ses relations avec son entourage familial, de ses aptitudes, de ses difficultés associées.

Il faut le faire avec beaucoup de soin, car le bégaiement, par la difficulté des relations qu'il entraîne, aura un retentissement inévitable, mais d'autant moins que l'attitude familiale, des frères et sœurs, sera chaleureuse et compréhensive.

391

L'enfant sourd et demi-sourd.

Bien que cet état de fait s'améliore, avec la pratique des examens systématiques du nourrisson, la perspicacité des maîtresses d'école maternelle, l'attention des parents, un certain nombre de surdités et de demi-surdités passent encore inaperçues chez le petit enfant pour n'être détectées que tard, alors qu'existent déjà des troubles du langage.

Un nourrisson, lorsqu'il a une bonne audition, réagit à la voix de sa mère prononcée normalement, et au bruit de ses jouets familiers : il réagit à la familiarité du monde sonore qui l'entoure, au bruit de la cuillère ; vous avez remarqué, lorsqu'il était tout petit, et avez souvent considéré cela comme un signe anormal, qu'il réagissait et sursautait au moindre bruit, comme s'il avait une hypersensibilité au bruit.

Un enfant sourd peut réagir à des bruits forts, mais ne sera pas sensible aux bruits courants de son monde environnant.

Un enfant demi-sourd peut réagir à tous les bruits dans le cours de la première année, mais non à la voix chuchotée de sa mère, et, en règle générale, ne sera sensible qu'à des bruits assez forts.

En fait, bien souvent encore, la détection de la surdité ne se fait que devant un retard de langage qui *mérite toujours, systématiquement comme beaucoup de troubles psychologiques de la petite enfance, un bon examen de l'audition.*

Toutes les surdités, même légères, vont entraîner des retards de langage.

Le bébé sourd gazouille, et ce gazouillis lui procure un plaisir bucco-pharyngé qui ne sera pas complété par le plaisir de s'entendre. Aussi va-t-il s'arrêter de gazouiller, en règle générale, vers quatre, cinq mois chez les bébés très sourds qui, ensuite, ne feront plus de bruit et n'émettront plus de sons en dehors de cris et de pleurs.

Le bébé demi-sourd va continuer à gazouiller mais ne pourra pas aller jusqu'à la formation des syllabes qu'il émet ou combine par l'imitation des voix de son entourage constituant normalement son ambiance sonore. Celle-ci est amputée chez lui puisque, en fait, il ne perçoit que les bruits, les sons forts et n'entend pas ou très imparfaitement les voix dans leur tonalité normale. Il ne dira pas papa-maman vers dix, douze mois. Il ne prononcera pas le mot-phrase vers l'âge de deux ans.

Une famille attentive sait d'instinct, parce qu'elle en perçoit les manifestations, que son bébé entend bien normalement et réagit aux bruits habituels.

Si vous avez le moindre doute à ce sujet, demandez conseil car *on peut détecter très facilement la surdité, même partielle, chez un enfant de six, huit mois, ou même auparavant.*

Il existe même un appareil qui permet de détecter les surdités dans les premières heures qui suivent la naissance de manière simple et assez fiable et qui devrait être utilisé systématiquement dans toute maternité.

La détection précoce de la surdité est importante pour un appareillage et une prise en charge le plus précoces possible.

De nombreuses surdités partielles sont actuellement le symptôme des otites séreuses (cf. vol. 1, chapitre 27) dont elles permettent parfois d'évoquer le diagnostic. Elles guérissent avec le traitement et la guérison de ces otites, mais méritent d'être prises très au sérieux afin qu'il n'en persiste pas de séquelles.

392

Le strabisme. Les troubles de la vue.

C'est l'affection d'un enfant qui louche, et elle est définie par l'absence de parallélisme des globes oculaires dans le regard à distance.

Un œil peut être atteint de déviation en dedans, *strabisme interne,* en dehors, *strabisme externe,* ou c'est alternativement l'un ou l'autre œil qui dévie ; *il s'agit alors d'un strabisme alternant.*

J'ai déjà dit que, durant les premiers mois (cf. vol. 1, chapitre 34), le bébé louche assez souvent en dedans, regarde le bout de son nez, et cela est dû à la plus grande intensité, jusque

Déficits instrumentaux

vers le quatrième, cinquième mois, du tonus des muscles attirant l'œil en dedans. De même les mouvements des globes oculaires, jusqu'à cet âge, sont parfois un peu désordonnés. *La question le plus souvent posée est : « À partir de quand montrer à l'ophtalmologiste un bébé qui louche ? » S'il s'agit d'un strabisme intermittent, durant quelques instants, disparaissant définitivement vers quatre à cinq mois et que le bébé a un « bon regard », cet examen n'est pas nécessaire. Mais si l'anomalie dure au-delà de cet âge, ou bien se manifeste sur un seul œil pour lequel on a l'impression d'un regard moins net ; s'il persiste – en permanence – une petite dissymétrie dans le regard, alors il n'y a aucune raison de se priver de l'aide d'un ophtalmologiste compétent, habitué à l'examen des nourrissons. Certains d'entre eux, actuellement, se consacrent à la « strabologie ».*

La majorité des strabismes apparaît vers l'âge de dix-huit mois à deux ans et demi, brutalement, sans aucune cause préexistante. Mais un certain nombre d'entre eux peuvent exister à la naissance. Quelques-uns, de très loin les plus rares, sont paralytiques, c'est-à-dire dus à la paralysie d'un muscle commandant les mouvements des globes oculaires. Cela se voit à la suite d'une maladie neurologique, méningite par exemple.

Le plus grand nombre, de très loin, ne dépend pas d'une paralysie musculaire, et leur cause échappe complètement aux investigations.

Le strabisme apparaît un jour, brutalement, sans qu'un signe quelconque ait attiré l'attention auparavant, et sans raison décelable.

Ce qui frappe les parents est indéniablement l'élément esthétique et la déviation oculaire ; mais il existe deux autres données très importantes, qui vont commander en grande partie l'attitude thérapeutique : *dans plus de la moitié des cas la vision de l'œil strabique est moins bonne ;* cette baisse de la vision est un élément important du strabisme et par ailleurs il y a *perturbation de la coordination des deux yeux* dans la vision même, perturbation de la vision binoculaire, jouant en particulier un rôle dans l'appréciation des reliefs, sans cependant que le petit malade voie double, voie deux images comme cela s'observe

Déficits instrumentaux

lorsqu'il y a paralysie de certains muscles moteurs de l'œil au cours d'affections neurologiques.

La baisse de vision de l'œil strabique est sans aucun doute due au fait que *celui-ci ne regarde pas*. Comme cela est bien montré en neurophysiologie, si un organe ne fonctionne pas à partir des premières semaines de la vie, les structures nerveuses dont dépend sa bonne activité définitive se développent mal ou pas du tout. Il s'agit donc d'une *baisse de vision fonctionnelle* qui deviendra définitive si le traitement, dont c'est justement l'objet, ne permet pas à cet œil strabique *de regarder* au moins en alternance avec l'autre œil.

Le strabisme aura donc une incidence fonctionnelle sur la vision qui commande de le traiter le plus tôt possible, la précocité du traitement déterminant les possibilités de récupération de cette mauvaise vision de l'œil atteint.

Le préjudice esthétique a souvent aussi un retentissement sur le comportement de l'enfant ; il s'agit d'enfants renfermés, peu expansifs, et la gêne à la vision ne peut pas rester sans incidence sur l'acquisition globale des connaissances. Beaucoup de petits strabiques sont plutôt hypotoniques et malhabiles d'une façon générale.

Il est donc impératif que le traitement soit pris en charge par un ophtalmologiste compétent dès l'installation du strabisme. Si celui-ci est apparu après deux ans et demi, trois ans, une guérison d'excellente qualité peut être obtenue dans 70 à 80 % des cas.

Beaucoup trop d'enfants souffrent *de troubles de la vue* détectés tardivement. Il ne se passe pas d'année où un pédiatre ne découvre plusieurs cas de défauts importants de vision, responsables de difficultés scolaires ou de comportement, sans parler des petits troubles relevés par des maux de tête en particulier.

La myopie, due à un œil trop grand, fréquente chez les prématurés, est d'autant plus importante qu'elle apparaît plus tôt.

L'hypermétropie, due à un œil trop court, responsable d'une meilleure vision de loin que de près, est presque physiologique chez l'enfant et disparaît vers dix ou onze ans. Elle peut être responsable, comme *l'astigmatisme* (œil non sphérique, entraînant une vision peu nette), de maux de tête déclenchés par le travail scolaire.

Enfin, nombre d'enfants souffrent d'une perturbation de la vision binoculaire, sans strabisme *(hétérophorie),* souvent très mal décelée.

Les examens scolaires, hâtivement réalisés, ne révèlent en fait que la myopie. *La détection des troubles de la vue devrait être effectuée dès l'école maternelle, grâce à un matériel et à des tests appropriés.* Un examen systématique de la vue doit être fait également vers dix et quatorze ans.

L'important est de ne pas méconnaître une anomalie grossière de la vision.

Quelques
problèmes scolaires

393

Les difficultés scolaires.

Un des motifs les plus fréquents de consultations d'ordre psychologique ou dans les centres médico-psycho-pédagogiques est constitué par les difficultés scolaires.

La réussite scolaire apparaît, dans notre société, comme le point de départ d'une réussite sociale et le gage de succès ultérieurs. Ce n'est pas forcément vrai, et beaucoup de personnalités ayant parfaitement réussi leur vie professionnelle et personnelle se vantent d'avoir fait peu d'études ou d'y avoir échoué, en particulier par inaptitude à se plier à la discipline requise, ou par incapacité de l'école elle-même à rendre justice aux qualités d'imagination et de créativité.

Il a fallu attendre ces dernières années pour que l'école, dans son ensemble, commence à imaginer qu'elle n'avait pas seulement pour but de donner une certaine quantité de connaissances mais qu'elle devait participer à la formation de la personnalité de l'enfant, et lui fournir les moyens de s'instruire tout en développant son goût pour l'étude.

Mais il est vrai que la réussite scolaire demande des qualités d'intelligence, de goût au travail, d'adaptabilité qui seront utiles toute la vie à chaque individu. Et la réussite scolaire reste un des critères d'une bonne formation de la personnalité.

Peut-on critiquer les parents, comme beaucoup ont tendance à le faire actuellement, d'y être sensibles ? Sûrement pas, dans la mesure où elle représente une certaine garantie pour l'acquisition ultérieure d'une situation sociale éventuellement bonne. Mais elle n'est pas la garantie du bonheur futur.

Quelques problèmes scolaires

La réussite scolaire n'est pas seulement un baromètre de l'intelligence. Elle représente une adaptation de l'enfant à des structures, à des modes de relation contre lesquels il a parfois des critiques à formuler, ou auxquels il lui est impossible de s'adapter pour diverses raisons. *C'est pourquoi, dans nombre de cas, l'échec scolaire est le signe que l'enfant a quelque chose à dire et ne peut ou ne sait le dire que de cette manière.*

L'école joue un rôle considérable dans la vie de l'enfant. Au cours de la scolarité primaire, l'enfant passe la plus grande partie de son temps à l'école et avec son maître, durant la semaine. Les relations avec l'instituteur ou l'institutrice ont une importance très grande et bien souvent méconnue par tous les intéressés. Tout médecin voit chaque année plusieurs enfants travaillant bien en général ou dans telle ou telle discipline parce qu'ils aiment leur institutrice ou leur maître et qui, au changement de classe, travaillent beaucoup moins bien.

L'école ne joue pas seulement le rôle de révélateur de troubles dépendant de la relation de l'enfant avec son entourage. Elle peut avoir un rôle déclenchant, surtout chez les enfants les plus jeunes, au début de la scolarité primaire ou secondaire. Je connais une petite fille à laquelle, dans une école privée, on donnait un enseignement très scolaire entre cinq et six ans. Elle a commencé un jour à faire pipi au lit, à ne plus vouloir aller à l'école, à présenter divers troubles : maux de tête, de ventre. Sur les cahiers de cette petite fille de cinq ans et demi la maîtresse soulignait en rouge les fautes d'orthographe, et portait des appréciations très sévères. L'erreur pédagogique de la maîtresse était responsable de l'ensemble de ces manifestations.

L'attitude même du maître est très importante, surtout dans les petites classes. Tout le monde a conscience de ses difficultés devant trente bonshommes différents, dont il faut faire une unité, une classe qu'il faut intéresser en permanence, convaincre et entraîner. Là résident justement la grandeur et la difficulté de ce métier, et l'aptitude à transmettre un savoir.

Il est fondamental que parents et maîtres collaborent en cas de difficultés, un des rôles de l'enseignant étant de bien connaître les problèmes particuliers de chaque enfant.

Quelques problèmes scolaires

L'échec scolaire représente une situation très difficile pour l'enfant. Lorsqu'il est dans ce cas, le plus malheureux n'est ni son père, ni sa mère, ni son maître, c'est lui.

Son attitude donne souvent le change ; ses difficultés se traduisent par des comportements agressifs, désinvoltes, dépressifs, ou un dégoût de l'école, mais il faudra chercher bien souvent dans son échec les raisons de ces troubles et non l'inverse. Un enfant dont les difficultés se prolongent, qui n'a jamais de compliments, qui n'est jamais content de lui, sera dans une position intenable, surtout si son entourage ne le comprend pas. L'attitude des parents peut être délicate. Si l'on ne donne pas assez d'importance aux résultats, le travail scolaire peut être dévalorisé aux yeux de l'enfant. Mais si les parents y attachent trop d'importance, supportent mal cet échec sans essayer d'en comprendre les raisons, l'enfant se sentira critiqué en permanence et sa situation deviendra dure et pénible, génératrice d'attitudes d'opposition ou de fuite.

Un enfant qui ne réussit pas, travaille mal, n'est jamais un enfant qui ne veut pas travailler ni réussir, mais il ne le peut pas pour des raisons souvent complexes ; le rôle des parents et des maîtres consiste à essayer de les débrouiller et de les comprendre. Quel enfant n'aime pas être parmi les premiers de la classe, bien travailler et recevoir des compliments ? Aucun. Et ceux qui échouent ont souvent une absence totale de confiance en eux qui les gêne et ajoute aux difficultés très réelles rencontrées dans l'assimilation du programme scolaire.

Le goût au travail, l'absence de goût au travail dépendent du plaisir qu'on y trouve, du succès rencontré dans la tâche accomplie, de motivations très profondes pour les activités d'ordre intellectuel. Tous les enfants n'ont pas les mêmes aptitudes et tous ne peuvent être d'excellents élèves. Le rôle de l'école et de la famille doit consister à pousser l'enfant là où il réussit bien et se valorise à ses propres yeux, en le considérant toujours comme disposé à bien faire.

« Il faut toujours être derrière lui pour qu'il travaille », disent souvent les parents. *« Il réussit si l'institutrice est à côté de lui. »* Les enfants suscitant ces remarques ont toujours besoin d'être rassurés dans le cours de l'accomplissement de leur travail ; la

Quelques problèmes scolaires

présence de l'adulte les stimule et les sécurise. Il n'y a rien là d'anormal. Un enfant, rassuré de cette manière au départ, prendra peu à peu le goût, l'habitude de travailler seul.

Chez un enfant d'intelligence normale, les difficultés scolaires relèvent soit de difficultés d'ordre affectif, soit d'une incapacité à s'adapter au système scolaire ; une des raisons en est parfois une trop forte demande à laquelle l'enfant ne peut répondre. L'entrée au cours préparatoire, l'entrée en classe de sixième, périodes de changement dans le type d'enseignement, appellent souvent une aide de la part des parents ; celle-ci doit être patiente et compréhensive, ne consiste pas en tentatives pour faire ingurgiter à l'enfant encore davantage de connaissances mais bien à l'aider à comprendre ce que l'école lui enseigne souvent beaucoup trop vite.

Le but de l'enseignement primaire est fondamentalement que les enfants possèdent, à dix ou onze ans, une bonne connaissance de leur langue maternelle, lue et écrite, et des bases de calcul et de mathématiques. Tout cela ne peut être acquis à sept ou huit ans. *Et beaucoup d'enseignants veulent aller trop vite, au détriment de la solidité des connaissances acquises.*

394

Dyslexie et dysorthographie. L'entrée au cours préparatoire.

En dix ou douze années tout le monde s'est mis à parler de la dyslexie, de la dysorthographie et elles sont devenues une préoccupation constante des instituteurs, très fréquente des parents.

Ces mots sont bien souvent utilisés à tort et à travers ; il y a quelques années il existait 25 % d'enfants inadaptés scolaires et 45 % d'enfants étaient obligés de redoubler une classe au cours de leur scolarité primaire. *Je prétends que, dans ces conditions, c'est l'école qui est inadaptée aux enfants et non les enfants à l'école.*

Quelques problèmes scolaires

Et dans un centre médico-psycho-pédagogique, lorsque les enfants sont conduits à consulter pour des difficultés scolaires, la dyslexie et la dysorthographie représentent un très important pourcentage de cas.

En France, l'enfant entre au cours préparatoire l'année où il a six ans ; à la fin du premier trimestre, il doit déjà avoir un bon bagage de lecture et savoir lire à la fin de ce cours préparatoire.

Je voudrais faire ici trois remarques que je crois très importantes.

Selon que votre enfant est né en janvier ou en décembre, cela fait douze mois de différence pour aborder le cours préparatoire. Tel aura six ans et neuf mois en octobre, tel autre cinq ans et dix mois. À cet âge, cette *différence compte énormément* et peut, si vous n'y prenez garde, influencer tout le comportement scolaire pour plusieurs années. Le premier aura davantage de connaissances, un langage mieux développé, des capacités d'attention plus grandes. Or, dans beaucoup d'écoles encore, la transition entre la maternelle avec sa liberté, son indépendance relative, son absence de contraintes et le cours préparatoire, exigeant une attention intense plusieurs heures par jour, le caractère très scolaire du travail, l'appel constant à la mémoire pour des sujets dont l'enfant ne perçoit pas l'intérêt, cette transition est difficile, angoissante ; pour l'enfant le terme de « grande école » sera souvent chargé d'une notion de contrainte et de crainte.

Beaucoup de parents pensent que lorsque l'enfant entre au cours préparatoire à six ans révolus, né en janvier ou en février, il *« perd une année »*. Je m'acharne toujours à leur faire comprendre qu'il ne perd rien du tout, au contraire ; il entre à la grande école dans de bonnes conditions pour réussir. *Ce désir de l'année d'avance qu'ont beaucoup de parents est ridicule et ne présente aucun intérêt pour l'avenir.*

Il met au contraire l'enfant toujours en position difficile. Il devra forcer pour suivre, il sera inquiet, croira souvent qu'il n'est pas aussi capable que ses camarades, et *c'est fréquemment un facteur d'échec.* Je ne dis pas qu'aucun enfant n'est capable de faire une très bonne scolarité avec une année d'avance, ce serait faux, des milliers d'exemples prouvent le contraire, mais je dis que cela ne peut concerner que *les enfants les plus doués pour le travail scolaire* (ce qui n'est pas forcément synonyme d'intelligence) et je connais beaucoup de ces brillants élèves qui à un moment ou à un autre ont été conduits à regretter cette année d'avance qui a pu les gêner dans l'acquisition d'une bonne maturité, en français ou en philosophie par exemple. Il est de fait que souvent, seuls les brillants en mathématiques supporteront bien cette année d'avance, et cela on ne peut le savoir à six ans.

Dans beaucoup de pays étrangers, l'apprentissage de la lecture ne commence qu'à sept ans, justement pour des raisons de maturité, de capacité à fixer son attention. Cela ne veut pas forcément dire qu'il faille attendre sept ans pour apprendre à un enfant à lire. Tous les parents savent bien que lorsque vers quatre, cinq ans ils lisent des histoires, achètent ces petits livres d'images que les enfants aiment tant et où ils apprennent à reconnaître les animaux et tant d'objets divers, beaucoup d'enfants *réclament* qu'on leur apprenne cette lecture dont ils savent l'existence.

Et il n'y a aucune raison de leur refuser cela. Il n'y a aucune raison, jamais, de ne pas répondre au désir d'apprendre d'un enfant. On peut donc commencer à leur enseigner les lettres. Il existe même une école pédagogique américaine prétendant que l'on peut apprendre à lire aux enfants à partir de deux ans, et il existe tout un attirail de grosses lettres découpées que l'enfant peut utiliser.

Je connais des enfants, doués bien sûr, qui ont appris à lire tout seuls, vers cinq ans, en regardant simplement à la télévision le jeu « Les chiffres et les lettres ».

Plus l'enfant est jeune, plus il est extraordinairement ouvert à la connaissance. Il faut donc répondre à ses demandes. Mais l'on voit beaucoup d'enfants, que leurs parents trouvent géniaux à quatre, cinq ans, passer par une phase d'absence de curiosité, de désintérêt pour la lecture entre cinq et six ans. C'est normal, habituel.

Et si les pays dont je parlais font commencer à l'école l'apprentissage de la lecture à sept ans, c'est parce que cela cor-

Quelques problèmes scolaires

respond à des capacités moyennes de l'ensemble des enfants permettant facilement cet apprentissage.

La deuxième remarque concerne la dernière année de l'école maternelle. S'il existe en France de bonnes classes, ce sont bien les maternelles. Beaucoup d'entre elles cependant commencent un apprentissage scolaire poussé au cours de leur dernière année, ayant presque toujours pour objet d'apprendre à lire aux enfants auxquels on fera ainsi sauter le cours préparatoire sous prétexte qu'ils s'y ennuieront.

La dernière année de la maternelle ne devrait pas être consacrée à un apprentissage de type traditionnel de la lecture et de l'écriture, mais à une initiation avec développement du *langage oral et d'une bonne motricité* : faire en sorte que l'enfant s'exprime, aime s'exprimer, parle, dise ce qu'il a envie de dire, et en même temps soit à l'aise dans son corps, habile de ses mains.

Un bon vocabulaire, une parole facilement exprimée, une habileté manuelle normale sont la base d'un apprentissage normal de la lecture et de l'écriture.

Je connais une école très renommée de Paris où cela est fait systématiquement. Le pourcentage de dyslexiques y est infiniment moindre que dans toutes les écoles traditionnelles.

La troisième remarque concerne justement le cours préparatoire. Il existe une grande différence de *maturité* entre l'enfant né en janvier et celui né en décembre. Tous deux sont au cours préparatoire en même temps mais avec presque une année de différence.

Il est très dommage que l'on n'ait pas poursuivi l'expérience des cours préparatoires à deux vitesses selon l'âge exact de l'enfant. Cela me paraît une nécessité.

De nouvelles mesures, mises en place en 1991, visant à instaurer un cycle des premiers apprentissages avec des enfants d'âge différent, faciliteront sans doute les choses pour l'enfant. Je crains que cette attitude théorique ne soit bien difficile à faire entrer dans la pratique pour les enseignants.

Compte tenu de l'importance considérable du cours préparatoire, je préfère pour ma part, et plus simplement, des cours

Quelques problèmes scolaires

préparatoires de vitesses différentes selon que l'enfant a cinq ans et dix mois ou six ans et demi.

Comment ne pas considérer que huit à dix mois d'écart entre deux enfants, autour de six ans, représentent des différences considérables de capacités !

Toutes ces remarques et ces digressions ne m'ont pas éloigné de la dyslexie, bien au contraire ; elles m'ont conduit à envisager un certain nombre de conditions de prévention de ce trouble sur lequel les parents et l'école peuvent agir. Il y en a bien d'autres, et nous allons y revenir, mais il est peut-être temps de dire de quoi il s'agit.

Le dyslexie n'est pas une maladie, c'est un trouble. *C'est la difficulté d'apprentissage de la lecture chez un enfant sans handicap sensoriel* (voyant, entendant bien), *ayant une intelligence normale* (et pas un défaut de l'intelligence au moment où il commence à apprendre à lire) et *placé dans des conditions de scolarité satisfaisantes.*

Le terme dyslexie veut dire mauvaise lecture ou absence de lecture, comme dissymétrie absence de symétrie ou mauvaise symétrie ; on peut donc en parler seulement à l'âge où l'enfant devrait savoir lire ; pas plus tôt.

Souvent des parents m'ont conduit leur enfant parce que à cinq ans il faisait les A à l'envers, en prétendant qu'il était dyslexique. Cela n'a aucun sens.

Depuis que tout le monde parle de dyslexie et de dysorthographie, il devient rare que ce trouble soit détecté trop tardivement, la tendance étant plutôt d'y rapporter toutes les difficultés scolaires de l'enfant. Encore faut-il que l'instituteur et les parents soient attentifs aux difficultés réelles. *Toutes les dyslexies devraient être décelées à la fin du deuxième trimestre du cours préparatoire,* les enfants ayant six ans bien révolus à l'entrée de la grande école. Si l'enfant est de la fin de l'année, ses difficultés sont souvent normales, comme je l'ai dit plus haut. Un simple redoublement du cours préparatoire suffira à lui faire accéder à un rythme de progression normal dans sa scolarité.

Le dyslexique ne sait pas lire. Il confond les lettres, ne reconnaît pas les syllabes. Il peut donner le change en lisant des

Quelques problèmes scolaires

phrases entières de son livre de lecture, mais en réalité, il les connaît par cœur et dès que vous le mettez devant un autre texte, il invente les mots.

Au début de l'apprentissage de la lecture, tous les enfants font des fautes, des confusions et des inversions de lettres, ils écrivent leurs lettres à l'envers, confondent les lettres correspondant à des sons voisins (F et V par exemple) *et à des graphies voisines* (P et B – Q et P – M et N). Ces petites perturbations disparaissent normalement en quelques semaines alors qu'elles vont persister chez le petit dyslexique.

À ce moment vont commencer à se greffer *des perturbations anxieuses chez l'enfant qu'il faut bien comprendre car elles vont expliquer beaucoup de choses.* Je ne redirai jamais assez cette phrase : « *Lorsqu'un enfant a des difficultés à l'école, le plus malheureux c'est lui ; surtout lorsqu'il sent que malgré toute sa bonne volonté, il n'y arrive pas, lorsque pèse sur lui une certaine injustice, lorsque ses parents et son maître ne le comprennent pas.* »

Au début de la lecture, le petit dyslexique va devenir anxieux face au langage écrit. Il a des difficultés de déchiffrage. Ce qu'il déchiffre péniblement n'a guère de sens pour lui. Il va se conditionner à l'échec et prendre rapidement conscience que ses camarades ont une sorte « de clef qui lui manque » (Cl. Launay) sans qu'il comprenne pourquoi.

Pendant ce temps sa réussite dans toutes les autres matières est normale et souvent brillante : calcul, disciplines d'éveil, et il n'a aucun mal avec les chiffres.

La difficulté en lecture avec bonne réussite en calcul est le tableau le plus banal de la dyslexie chez l'enfant intelligent vers sept ou huit ans.

On a beaucoup accusé l'apprentissage de la lecture par la méthode globale de créer des dyslexies ; elle consiste à mettre l'enfant d'emblée devant des mots qu'il apprend globalement sans savoir les épeler puis à lui faire découvrir peu à peu comment ces mots sont construits à partir de lettres.

Il ne fait pas de doute que cette méthode ne facilite guère les choses aux enfants ayant des difficultés pour l'apprentissage de la lecture. Elle ne m'a jamais paru susciter davantage l'intérêt

Quelques problèmes scolaires

de l'enfant pour la lecture que la méthode analytique, car vers six ou sept ans, l'enfant normal aspire à lire, tout lui est bon : les numéros des autobus, les grandes affiches, les lettres des annonces publicitaires. Il est bourré de curiosité et apprendra n'importe comment.

C'est pourquoi l'attitude de certains maîtres utilisant par exemple une méthode d'apprentissage semi-globale, et demandant aux parents de ne pas intervenir à leur manière, de ne pas apprendre les lettres à la maison, me paraît tout à fait rigide et contraire à la vie, car l'enfant, dans sa tête, fait la synthèse de tout ce qu'il connaît et je ne vois pas comment savoir les lettres et comprendre les syllabes le gênera dans un apprentissage où tout doit concourir à satisfaire sa curiosité intellectuelle.

La méthode globale est peut-être comme on l'a dit un retour aux hiéroglyphes. En tout cas elle a suscité indiscutablement des dyslexies, des difficultés sévères chez des enfants n'ayant pas la souplesse d'intelligence nécessaire pour retrouver seuls la méthode analytique finalement indispensable pour posséder parfaitement la lecture.

Pensez à un enfant entré au cours préparatoire, avec ses camarades, à six ans. Pour une raison qu'il ne comprend pas, que les adultes ne s'expliquent pas mais qui n'est ni de la paresse, ni de la mauvaise volonté, ni un manque d'intelligence, ce petit enfant n'arrive pas à lire comme ses camarades.

L'année scolaire se passe difficilement. Il est toujours en retard par rapport à ses condisciples, il ne fait pas de progrès à la même vitesse, ni au même rythme ; vers le milieu du deuxième trimestre, alors que les autres savent lire presque couramment, lui n'y arrive pas.

Il s'en est passé des choses dans sa tête pendant ces quelques mois ! Il est déjà en situation d'échec scolaire. Si ses parents et son maître sont gentils et compréhensifs, on essaie de l'aider, de saisir où peuvent être ses difficultés. Sinon il est en butte à la critique, aux gronderies, aux moqueries de ses camarades, et lui ne comprend pas ce qui lui arrive ni pourquoi il n'est pas comme les autres.

Selon son tempérament, il va réagir de façon différente à cette situation, mais toujours avec une composante retrouvée chez chaque enfant : la perte de confiance en soi, en ses capacités, en son aptitude à faire comme les autres, à apprendre de la même manière.

De plus, certains réagiront par l'agitation, l'agressivité, les fanfaronnades, masquant un grand désarroi. Et d'autres par la tristesse, l'inquiétude, les cauchemars.

L'enfant va peut-être surmonter ses difficultés d'apprentissage de lecture, et apprendre en douze ou quatorze mois ce que les autres auront appris en six ou sept, mais il gardera son retard et cette incapacité n'étant qu'un symptôme, il s'en produira d'autres lors des cours élémentaires première ou deuxième année : importantes difficultés de l'assimilation de l'orthographe ; écriture raide, rigide, irrégulière, instable ; gêne à l'expression claire de sa pensée.

Le sentiment d'échec, d'incapacité, de manque de confiance en soi qui s'est instauré à l'occasion de sa confrontation avec ses propres difficultés, surtout comparées à la relative facilité manifestée par ses camarades, va persister et peut retentir sur l'ensemble de son comportement scolaire et extrascolaire.

Beaucoup de dyslexies sont découvertes chez des enfants intelligents vers huit, neuf ans devant une *dysorthographie*. Celle-ci entraîne des fautes importantes dans la construction des mots et des phrases et s'accompagne d'une sorte d'incompréhension du langage parlé, de l'aptitude à le transcrire par l'écriture et n'a rien à voir avec les fautes d'accord ou de grammaire que font beaucoup d'enfants.

Je ne pense pas que l'on puisse parler de dysorthographie chez des enfants faisant simplement beaucoup de fautes d'orthographe et chez lesquels on ne retrouve pas des éléments de dyslexie. L'enfant a parfois vaincu seul ses difficultés en lecture mais à neuf, dix ans, il répugne à lire, et a parfois des difficultés à comprendre vraiment ce qu'il lit. Cela peut commencer à le gêner en d'autres domaines, particulièrement en calcul, où il a du mal à comprendre l'énoncé des problèmes.

C'est donc souvent devant des difficultés de comportement ou scolaires générales que sera découverte une dyslexie chez un enfant de neuf ou dix ans.

La dyslexie n'est pas, ne peut pas être, comme on l'a dit et écrit, « une maladie à transmission génétique relevant d'une inaptitude à la lecture ». Cette conception, d'une simplicité déconcertante, est en réalité purement verbale.

La dyslexie paraît en relation soit avec un trouble profond du langage relevant lui-même de causes diverses, touchant à son élaboration, soit avec un refus inconscient de l'apprentissage de la lecture pour toute une série de raisons complexes.

Cela implique un traitement qui ne sera jamais simple.

Si l'on nomme dyslexie les difficultés d'un enfant entré au cours préparatoire à moins de six ans et relevant seulement d'un redoublement ou de la mise en classe d'adaptation le traitement en est facile. Mais la dyslexie ce n'est pas cela. C'est un trouble entraînant une grande difficulté de l'apprentissage du « langage lu et écrit » et son traitement est long, difficile, aléatoire. Tout doit être fait pour déculpabiliser l'enfant, lui permettre de développer l'ensemble de ses aptitudes et de s'adapter à sa difficulté. Elle peut persister définitivement mais ne le gêner que modérément au cours d'études même longues si le niveau d'intelligence est suffisant. Il faut que parents, maîtres, éducateurs mettent tout en œuvre pour aider l'enfant à poursuivre au maximum la scolarité si ses capacités le lui permettent.

395

La « rééducation » en matière de psychopédagogie.

Le terme de rééducation, couramment utilisé par les parents et les enseignants, est des plus mauvais et donne une idée parfaitement fausse de ce qui peut aider un enfant en matière de psychopédagogie.

À la suite d'une fracture de la jambe, par exemple, lorsque les muscles sont un peu atrophiés par la longue immobilisation sous plâtre, le terme de rééducation convient fort bien à la pratique du kinésithérapeute permettant aux muscles de reprendre

Quelques problèmes scolaires

un volume, une activité, une force suffisants. Il s'agit véritablement d'une rééducation.

Mais lorsqu'un enfant a des difficultés scolaires globales alors que son intelligence est tout à fait normale ou présente une dyslexie importante, une dysorthographie sévère, que rééduque-t-on ? Souvent les enseignants, détectant une dyslexie chez un enfant de huit ans par exemple, préviennent les parents et leur demandent de conduire leur enfant dans une institution ou auprès d'une psychologue qualifiée pour une « rééducation ». Et les parents s'ancrent dans l'idée qu'une personne, douée de pouvoirs un peu exceptionnels, apprendra à leur enfant en trente ou quarante séances d'une demi-heure ce que trois ou quatre ans de fréquentation scolaire assidue et dans des conditions normales n'ont pas réussi à lui apprendre.

Ils demandent que l'on « teste » leur enfant et qu'on lui fasse « une rééducation », comme si les personnes allant s'en occuper, en dehors de l'école, étaient douées de vertus magiques propices à remédier aux difficultés que présente le bambin.

Les choses sont beaucoup moins simples que ne le voudrait le schéma : difficultés scolaires = rééducation couronnée de succès.

Si les difficultés scolaires, une dyslexie détectée précocement relèvent d'une mauvaise insertion scolaire, d'un mauvais démarrage, d'une demande trop forte que l'enfant ne peut suivre, il sera possible de rattraper un retard et d'obtenir une insertion scolaire normale par une aide de type purement scolaire et en limitant, pour une période, le niveau des exigences. Malheureusement il ne s'agit habituellement pas de cela, mais bien plutôt de difficultés affectives entravant les apprentissages ; d'une désorganisation du langage dont le retentissement perceptible est la difficulté de lecture et une orthographe non structurée ; d'un « complexe » d'échec bloquant toute possibilité de réussite scolaire à la suite de quelques années d'école sans succès et sans plaisir ; d'une absence totale de motivations au travail intellectuel.

Beaucoup d'éléments de la personnalité de l'enfant et des relations avec son entourage sont en cause. Une « rééducation », quel qu'en soit le type, devra en tenir compte ; il s'agit donc toujours d'un travail long, difficile, et qui n'est pas constitué par le simple apprentissage de techniques.

Tout devra être fait, en même temps, pour ramener les difficultés scolaires à leurs justes proportions et permettre à cet enfant de trouver, dans d'autres activités, des motifs de joie et de succès.

396

L'enfant « paresseux ».

Qu'est-ce que cela veut dire ? Un enfant qui n'aime pas le travail scolaire, qui ne le fait pas ? Alors c'est un enfant qui n'en a pas le goût, parce qu'on n'a pas su le lui donner ou parce qu'on lui propose des tâches au-dessus de ses moyens ou trop difficiles pour lui.

Il me semble qu'à sept, huit ans, il n'y a pas d'enfants paresseux. Cela n'existe pas. En tout cas, un enfant *ne naît pas paresseux, il le devient, et il ne devrait pas le devenir.* Car *tout enfant porte en lui une soif intense de connaissances, une curiosité, un amour de l'apprentissage, un goût inné pour l'étude, en relation avec ses capacités et ses aptitudes.*

Un enfant peut devenir paresseux pour de multiples raisons. Il n'a pas ressenti autour de lui de stimulation intellectuelle ni même seulement de goût pour le travail, le poussant à éprouver du plaisir pour son travail à lui, l'activité scolaire.

Il a pu être rapidement découragé par l'école – s'il a eu au départ une difficulté dans l'apprentissage de la lecture que ni son maître ni ses parents n'ont comprise et pour laquelle il n'a reçu ni aide ni indulgence ; s'il a été « poussé » avec, par exemple, une année d'avance, et s'est peu à peu découragé devant la difficulté du travail proposé ; s'il est entré progressivement dans la situation de l'élève médiocre, et ne comprend plus la nécessité d'efforts qui ne lui permettent plus d'être complimenté ni même encouragé.

L'école suscite, me semble-t-il, beaucoup de vocations à la paresse, dans la mesure où, justement, dans une classe donnée, beaucoup d'enfants sont en situation d'échec ou de demi-échec. L'attitude générale des parents et des maîtres n'étant pas de souligner ce qui va bien, ce qui va mieux, mais de mettre l'accent sur les insuffisances : «Peut mieux faire », « Ne fournit aucun effort », l'enfant ne se sent ni encouragé ni soutenu et ne perçoit pas les résultats de ses efforts.

Mais bien souvent l'école révèle la paresse comme une véritable difficulté de comportement provenant des conditions affectives du développement de l'enfant. Et il suffit souvent de très peu de chose pour que la situation change et évolue. Il suffit parfois que les parents fassent comprendre à l'enfant qu'ils ne le considèrent pas comme un paresseux, mais désirent se pencher sur ses problèmes, en parlent au maître, accompagnent l'enfant dans une consultation spécialisée de psychologie ; il suffit que l'enfant perçoive un intérêt affectueux pour ses difficultés et non plus une volonté répressive ; il se mettra au travail, les résultats deviendront meilleurs et tout le monde remarquera sa plus grande gaieté et son meilleur équilibre.

397

La mémoire.

Il n'y a pas de médicaments pour « *donner davantage de mémoire* », comme le demandent souvent les parents.

Tous les enfants ne bénéficient pas des mêmes dons mais surtout la mémoire peut être excellente pour ce qui plaît et intéresse, beaucoup moins bonne dans certains domaines du travail scolaire. Il y a au moins deux aspects à l'aptitude de mémoire, l'un consistant à accumuler de nouvelles connaissances s'insérant dans un déroulement logique et demandant avant tout une compréhension ; l'autre relevant de l'intégration de données nouvelles demandant surtout la répétition des efforts pour mémoriser ces données.

On peut aider un enfant pour qu'il devienne mieux capable d'apprendre, en lui enseignant la nécessité de l'effort de mémorisation.

Mais tous les enfants ont une bonne mémoire, et les parents se plaignent surtout de son défaut ou de sa mauvaise utilisation pour le travail scolaire. Elle dépend essentiellement du goût qu'il y apporte et de sa disponibilité d'esprit. De ce point de vue, elle constitue une des données de sa personnalité.

398

La difficulté à fixer son attention.

Ce symptôme n'est jamais isolé, mais toujours présenté comme la cause de difficultés scolaires, de comportement, d'une certaine agitation. Le maître, les parents disent : « *Il est incapable de fixer son attention* », et cela survient vers six, sept ans, persiste parfois plus tard, se remarque surtout à l'école ou gêne l'enfant dans toutes ses activités, même au jeu.

L'enfant qui n'arrive pas à fixer son attention n'est pas un enfant qui ne le veut pas, mais qui ne le peut pas. Il ne le peut pas pour toute une série de raisons complexes et difficiles à déterminer mais touchant à l'ensemble de sa personnalité.

Si vous êtes à côté de lui, si vous l'aidez dans son travail, si l'institutrice se penche elle-même et longtemps sur son devoir, il fixera alors son attention. Mais ne dites pas : « Il le peut quand il le veut bien. »

Il le peut lorsqu'il est rassuré par la présence d'un adulte lui permettant de vaincre cette instabilité fondamentale provenant d'un manque de confiance en lui ou d'une inquiétude devant la tâche à accomplir.

Comprendre cela est nécessaire pour pouvoir l'aider.

Quelques problèmes scolaires

Relation entre intelligence et efficacité scolaire.

Il y a beaucoup d'enfants dont tout le monde s'accorde à reconnaître l'intelligence, prouvée si nécessaire par les tests de niveau, et dont cependant le travail et la réussite scolaires sont mauvais. Ce fait doit toujours constituer un signe d'appel pour les parents et non un argument pour penser que leur enfant est paresseux et pétri de mauvaise volonté. Les bulletins scolaires sont souvent remplis de ces appréciations sans grande signification : « Pourrait mieux faire », « Mauvaise volonté », « Manque totalement d'application au travail », « Ne fait aucun effort ».

De tels arguments ont le tort considérable de confirmer les parents dans l'idée que le mauvais travail scolaire dépend d'une mauvaise volonté délibérée de l'enfant, alors qu'il s'agit souvent d'une « incapacité à faire des efforts », d'une « incapacité à être appliqué », d'une « incapacité à fixer son attention », pour des raisons à déterminer. Certes, ce n'est pas au maître de détecter les raisons des difficultés, et lui-même n'en perçoit que les conséquences dans le travail scolaire ; pour cela on a pu dire que l'école était révélatrice de troubles profonds ; mais si l'on perd de vue, justement, que les difficultés scolaires sont une conséquence, que l'enfant doit être aidé avant d'être critiqué, alors il perdra confiance en lui, ne trouvera pas en lui seul les moyens de surmonter ses difficultés et s'enfoncera de plus en plus dans la situation du mauvais élève.

Il y a au moins deux raisons, d'inégale importance il est vrai, pour lesquelles des enfants très intelligents peuvent échouer scolairement. Quelques-uns d'entre eux ne s'adaptent pas à un enseignement très traditionnel qui fait peu appel à la créativité et aux qualités d'imagination. Mais la plupart ont des difficultés affectives ne leur laissant pas une liberté d'esprit suffisante pour une application normale au travail et leur interdisant, à un moment de leur évolution, l'efficacité intellectuelle nécessaire.

Cela ne signifie pas du tout qu'ils échoueront dans la vie active, et beaucoup d'hommes ou de femmes ayant parfaite-

Quelques problèmes scolaires

ment réussi leur vie et leur métier se flattent de leurs démêlés scolaires, car la vie fait appel à bien des qualités indispensables de caractère et de courage que l'école traditionnelle ne développe pas.

Mais un haut niveau de technicité dans chaque domaine devient nécessaire, et l'enfant qui n'aura pas profité, comme il le pouvait, de ses années d'école, risque de s'en trouver handicapé toute la vie.

Aussi la discordance entre la réussite scolaire et l'intelligence doit-elle toujours faire réfléchir les parents et les maîtres et les conduire, s'il le faut, à demander conseil.

400

Le retard mental.

Il est assez difficile de définir avec toutes les nuances ce que l'on entend par retard mental. Il s'agit d'enfants qui n'ont pas acquis, à un moment donné, le niveau intellectuel moyen du développement des enfants de leur âge.

L'utilisation des tests d'intelligence et de niveau constitue une aide précieuse pour la détermination de ce retard mental et de son importance, mais avec toutes les réserves dont j'ai parlé au chapitre 354.

Les enfants présentant un retard mental peuvent être classés en deux grandes catégories. Les uns présentent une maladie, une affection ayant gêné leur développement intellectuel parce que ayant gêné leur développement cérébral : c'est le cas des bébés atteints par exemple d'hémorragie méningée sévère à la naissance, d'une infirmité motrice cérébrale avec retentissement intellectuel, d'une insuffisance thyroïdienne, d'une épilepsie sévère, d'une anomalie des chromosomes tel le mongolisme ou toute une série d'affections au cours desquelles on sait qu'il peut exister des lésions ou des difficultés de fonctionnement du cerveau.

Mais même dans les cas que les médecins qualifient d'*organiques*, le retentissement sur le développement intellectuel de

Quelques problèmes scolaires

la manière dont on élève et on éduque l'enfant est tel qu'il est toujours possible de faire quelque chose pour que le petit malade atteigne et utilise le maximum de ses capacités de développement.

D'autres ne sont atteints d'aucune maladie, d'aucune infirmité, n'ont probablement aucune lésion cérébrale ; il n'en demeure pas moins que leur développement est plus lent que celui des enfants normaux et leurs capacités intellectuelles finalement moindres.

À propos de ceux-ci je voudrais faire plusieurs remarques.

Tout d'abord un certain nombre d'entre eux peuvent être considérés comme retardés alors qu'une petite atteinte ou un défaut de leur environnement familial a freiné leurs progrès. C'est le cas des enfants souffrant d'un trouble de la vue ou de l'audition non encore décelé. Il faut toujours faire examiner les yeux et les oreilles des enfants paraissant en retard pour leur âge.

Un handicap physique qui n'a aucune raison de freiner le développement intellectuel peut être à l'origine d'un retard mental, simplement parce que le bébé n'a pu correctement utiliser ses mains pour appréhender correctement les objets qui l'entouraient.

Une maladie grave et longtemps prolongée, une fréquentation scolaire défectueuse, un retard de langage retentissent sur le développement de l'intelligence.

Mais surtout les difficultés affectives de la première enfance entravent de façon considérable une progression normale de l'intelligence.

Quelques écoles vont même jusqu'à considérer que le retard mental n'existe pas et que tout le devenir de l'enfant réside dans la qualité de ses relations avec son entourage, comme si finalement les découvertes de la médecine étaient nulles. Or, chaque jour, la science médicale, faisant des progrès considérables dans la connaissance des mécanismes chimiques du cerveau, apprend à connaître de nouveaux troubles du fonctionnement cérébral.

Mais bien que je sois violemment opposé à la manière qu'ont ces écoles de rendre finalement le comportement des

Quelques problèmes scolaires

parents unique responsable de la qualité du développement de leurs enfants, il faut bien reconnaître que leurs travaux ont mis l'accent sur *l'importance incalculable, pour le développement et le fonctionnement purement intellectuels, des liens affectifs de l'enfant durant les premières années de sa vie.*

Et beaucoup d'enfants considérés comme retardés sont en réalité des enfants bloqués, inaptes à donner libre cours à leurs vraies facultés, incapables d'utiliser toutes leurs aptitudes qui sont ainsi méconnues. Je pourrais citer beaucoup d'exemples d'enfants de sept ou huit ans placés en classes dites de perfectionnement et à qui leurs aptitudes permettraient tout à fait de suivre un cycle scolaire normal, à condition que l'enseignement soit un peu adapté à leur personnalité et à leur rythme propre.

Il reste que certains enfants ont un retard mental et des difficultés intellectuelles pour lesquels une bonne analyse médicale et psychologique ne détecte actuellement aucune cause. En l'état actuel de la médecine, il n'existe pas de remède capable d'apporter une guérison, et d'ailleurs les causes d'un tel trouble sont si complexes et si diverses que l'on ne peut prévoir de découverte décisive dans ce domaine dans un avenir immédiat, sauf cas très particuliers.

Cependant les progrès récents et considérables permettent – dans quelques cas – de mettre en évidence soit un trouble chimique nouveau, soit une anomalie cérébrale.

Il s'agit actuellement d'une des priorités de la recherche.

Des découvertes récentes ont fait progresser les études chromosomiques et permis ainsi de mettre en évidence des cas de retard mental (associé à d'autres anomalies) lié à une « fragilité » du chromosome X, n'atteignant que les garçons, transmis par les femmes.

L'acceptation du retard mental selon les familles.

Les infirmités, les difficultés d'ordre intellectuel surtout sont en général beaucoup mieux acceptées dans les familles simples que dans celles d'un haut niveau intellectuel ou professionnel. Il est rare qu'un père, entré à Polytechnique ou qui a conquis lui-même une très belle situation, accepte facilement qu'un de ses fils devienne travailleur manuel ou n'ait pas les possibilités d'accéder à une situation au moins égale à la sienne.

Or, c'est une chose assez courante. Que se passe-t-il dans un tel cas ? Consciemment ou inconsciemment, souvent même avec la meilleure volonté du monde, le père fait sentir à son fils la différence de qualité intellectuelle qui existe entre eux. Il accepte mal les difficultés scolaires de son enfant. Celui-ci, à son tour, qui peut ressentir, au début en tout cas, une grande admiration pour ce père ayant si bien réussi, se sent diminué par rapport à lui.

Il en ressent toujours au moins un « complexe d'échec » qui freinera encore davantage sa réussite et le rendra incapable d'exploiter ses possibilités réelles, puisque même au mieux de celles-ci, il est inapte à égaler son père. Et il se dira : « À quoi bon ? » si l'attitude du père le conduit à penser que si l'on n'est pas capable d'accéder à une grande école on n'est pas bon à grand-chose.

L'attitude de la mère est dans ces cas toujours complexe. Elle a envie de protéger son petit, de faire comprendre à son mari qu'on peut être heureux sans diplômes, mais souvent elle est incapable de le faire percevoir au père, en même temps elle ne peut s'empêcher de penser, éventuellement de faire sentir à l'enfant, qu'il serait bon qu'il ressemble à son père.

Or, celui-ci, malgré la meilleure volonté du monde, ne peut pas y arriver. Et peu à peu l'enfant ajoutera à ses difficultés intellectuelles réelles des difficultés de comportement, d'ordre caractériel, qui ont en réalité leur origine *dans l'attitude des parents à son égard parce qu'ils n'ont pas accepté leur enfant tel qu'il était et finalement ne l'ont pas aimé pour lui-même et indépendamment du plaisir qu'il leur aurait fait en étant capable d'être dans les premiers de la classe.*

Et l'enfant deviendra très difficile, renfermé, opposant, sans aucun doute *parce que malheureux de s'être senti incapable d'égaler son père.* Si les parents ne perçoivent pas cela, ne sont pas capables de sentir la souffrance de leur enfant derrière ses difficultés, toutes les sources de progrès et de développement harmonieux sont taries pour lui.

C'est pourquoi on a remarqué que les enfants de niveau moyen réussissent beaucoup mieux dans des familles modestes qui ne leur fixaient pas des objectifs impossibles à atteindre.

Quelques problèmes de parents

402

Les parents d'enfant handicapé.

Lorsqu'il apparaît qu'un enfant est handicapé, qu'il s'agisse d'un trouble moteur sévère, d'une déficience mentale importante, d'une infirmité très visible, d'une épilepsie sévère, d'une disgrâce corporelle, la famille passe en général par divers stades par rapport à cette souffrance.

Car il est inévitable qu'au début il y ait une grande souffrance. La première réaction est toujours de se demander comment cela a pu vous arriver, à vous, justement à vous. Ensuite, lorsque les parents sont bien convaincus que cela leur est arrivé, ils ont parfois tendance à chercher le médecin qui leur dira ce qu'eux-mêmes ont envie de penser du problème ou qui leur proposera un traitement miracle. *Or, cela n'existe pas. Il n'y a pas de remède miracle à ces problèmes.* Il y a dans chaque pays maintenant, dans chaque province dans les pays développés, suffisamment d'équipes compétentes capables de s'occuper de ces problèmes pour ne pas chercher aveuglément n'importe où ce qui existe près de chez vous.

Il est bon, au contraire, que le médecin, le pédiatre en qui vous avez confiance et qui vous connaît bien, voie l'enfant avec régularité et vous dirige parfois au milieu de quelques avis divers de chacun des spécialistes qui peuvent être amenés à examiner l'enfant : psychiatre, psychologue, neurologue, rééducateur.

Il est toujours bon *qu'un médecin ait en quelque sorte la responsabilité globale et la responsabilité morale pour l'ensemble des traitements.*

Ensuite, les attitudes des parents peuvent varier : avoir tendance à nier cette infirmité, ne pas vouloir la reconnaître, se raccrocher toujours à l'espoir du miracle qui effacera d'un coup

Quelques problèmes de parents

toute anomalie. Avoir tendance à masquer les choses, *à ne pas les accepter* telles qu'elles sont, à les nier aux autres et à soi-même. Ou alors – et les mères surtout ont cette tendance – ne plus voir que cela chez l'enfant, dont on va faire un être diminué, dépendant, exagérément « couvé », en faisant graviter toute la vie familiale autour de ce petit handicapé. Enfin, l'angoisse, les sentiments de culpabilité développés peuvent, au contraire, conduire les parents à une attitude agressive, presque rejetante.

Je sais bien qu'il s'agit toujours d'un événement dramatique lorsque naît dans une famille un enfant qui restera handicapé et qu'il est beaucoup plus facile de donner des conseils que de les appliquer. Mais l'expérience m'a bien montré comment beaucoup de parents trouvaient spontanément, de par leur amour, leur générosité, leur compréhension, la bonne attitude, et c'est de cette expérience que je voudrais parler.

Tout d'abord, il est nécessaire que *les parents comprennent le problème posé le plus rapidement possible, et l'acceptent.* Cela ne signifie aucunement une attitude passive, résignée, car il n'y a aucun exemple d'enfant, à l'heure actuelle, auquel des soins appropriés ne soient pas capables de faire obtenir le maximum de ses possibilités. On ne peut faire d'un mongolien un bachelier ni d'un enfant ayant une hémiplégie cérébrale infantile un champion de course, mais l'important est que pour chacun on prenne conscience des possibilités, et qu'on les exploite au maximum. *Voir les choses en face* constitue le premier élément de la bonne attitude des parents. Et l'enfant atteint d'un handicap moteur pourra devenir un champion de tir à l'arc ou un champion d'échecs, ce qui lui procurera autant de joie que n'importe quelle autre activité.

J'ai connu une jeune femme qui, enfant, avait perdu une jambe dans un accident. Elle était, elle est toujours sans doute, monitrice de ski pour enfants.

Qui ne sait l'exemple de ces deux pilotes d'avion, un Anglais et un Russe, abattus dans leur appareil en combat aérien, ayant été amputés des deux jambes, et qui, au prix d'efforts magnifiques et parfaitement appareillés, ont pu reprendre leur activité de pilotes de chasse ?

Traiter cet enfant avec naturel est le deuxième élément fondamental, et ce n'est vraiment possible qu'en ayant pris conscience du problème, et en l'ayant accepté. *Car l'enfant risque de souffrir beaucoup plus de la manière dont il accepte son infirmité que de son infirmité elle-même.* Tout dépend ici de la manière dont vous la lui ferez accepter, car de votre attitude, de celle de ses frères et sœurs, dépendra la sienne propre.

Il n'est pas possible qu'une mère ou un père ne souffrent pas en voyant chaque jour leur enfant infirme ou sévèrement handicapé. Mais s'ils sont capables de ne pas lui faire sentir cette souffrance, de ne pas l'empêcher de se mêler aux autres enfants, de ne pas le protéger outre mesure, alors il y aura moins de raisons qu'il souffre d'être diminué ou différent des autres. *Lui aussi s'acceptera tel qu'il est* et c'est en toute circonstance un des éléments fondamentaux du bon équilibre mental. Chacun connaît des gens de cette sorte, gais, joyeux, capables d'être des boute-en-train, de réconforter les autres, alors que les hommes normaux les regardent, se demandant comment ils ne sont pas toujours malheureux.

Tant il est vrai *que le bonheur dépend de sa propre acceptation de ses limites et de ses possibilités, et de la conscience que chacun a d'avoir fait ce qu'il a pu, au mieux de ses possibilités.* L'enfant infirme doit donc s'habituer, le plus tôt possible, aux remarques, aux réflexions que les étrangers peuvent faire en sa présence, s'habituer à son handicap, l'accepter, s'accepter tel qu'il est, et cela dépend beaucoup de l'attitude de ses parents et de sa famille.

Cet enfant n'a pas besoin de pitié. La pitié lui fait ressentir cruellement son infirmité. Il faut donc que les parents aient conscience de ses possibilités et de leurs limites. Prenons l'exemple d'un enfant ayant un handicap moteur apparent sans aucun retard intellectuel. Cet enfant aura vite conscience de ses difficultés et de ses différences par rapport aux enfants normaux. Il se rendra compte qu'il ne marche pas aussi bien, ne court pas aussi vite, qu'il est gêné pour un certain nombre de mouvements. La pitié ne lui permettra pas de dépasser son handicap, de faire ce qu'il faut pour le surmonter, car elle le lui rappellera en permanence. Les parents doivent se comporter comme avec leurs autres enfants, ne lui en voulant pas pour ses difficultés, comprenant que sa bonne volonté n'est pas en cause, n'essayant pas de l'obliger à faire des choses impossibles pour lui, mais pour le reste, ils doivent avoir le même niveau d'exigence et de compréhension qu'avec leurs autres enfants.

Il doit pouvoir mener dans la semaine une vie normale, être mêlé aux autres enfants. Ceux-ci sont parfois durs pour les infirmités, mais très vite, ils accepteront et aideront ce petit camarade handicapé ne demandant qu'à jouer comme eux.

Les frères et sœurs doivent comprendre, admettre ce handicap et n'en souffriront pas si on l'explique et, s'ils sont bien au courant, ils ne le ressentent pas comme une tare dont eux aussi sont porteurs ou peuvent avoir honte. Souvent ils en ressentiront une impatience, mais de l'atmosphère familiale d'ensemble dépendra que l'enfant handicapé se sente parfaitement à sa place ou plus ou moins rejeté.

Il ne faut pas non plus que la vie de la famille tourne autour de cet enfant.

Il arrive souvent que de jeunes parents, ayant un premier enfant handicapé, se refusent à avoir d'autres enfants, et la mère, en particulier, va consacrer sa vie, la faire graviter tout entière autour des soins apportés à cette infirmité, guettant les progrès au jour le jour, passant le maximum de temps aux déplacements pour la rééducation, les trajets pour l'école, ne consacrant ses loisirs qu'à l'aide apportée. Cette attitude est bénéfique à l'enfant au début, mais ensuite elle ne sera profitable à personne, ni à l'enfant trop « couvé » dont l'épanouissement risque de souffrir, ni à la mère enfermée dans une idée totalement rigide de son devoir, comme pour se punir d'avoir mis cet enfant au monde, ni à l'équilibre du couple.

Ces femmes, qui se sentent coupables ou ne veulent pas prendre réellement conscience de la situation, risquent de faire tourner toute la vie de la famille, lorsque l'enfant handicapé n'est pas le premier-né, autour des soins apportés à cet enfant, au détriment du temps nécessaire pour les loisirs, les activités des frères et sœurs.

Même lorsque médecins, généticiens leur auront assuré que le risque d'avoir un autre enfant handicapé n'est pas plus grand

Quelques problèmes de parents

du fait de cet accident, elles se refuseront souvent à d'autres maternités. Or, il est important, en général, pour un couple, que les préoccupations concernant ses objets d'amour, ses enfants, ne soient pas exclusivement centrées sur des difficultés, une souffrance, des sacrifices permanents. Et l'enfant lui-même bénéficiera grandement de la présence de frères et sœurs le faisant vivre dans une atmosphère normale et non exclusivement axée sur ses propres problèmes.

Il est fondamental que les parents veillent à éviter aux frères et sœurs de subir trop douloureusement cette situation. On observe souvent, chez eux, des problèmes psychologiques et de comportement évitables si la vie de famille ne tourne pas autour de ce handicap.

Il peut arriver que *le handicap physique et intellectuel soit considérable,* rendant difficile ou impossible le contact. C'est le cas des *grands encéphalopathes.* Dans ce cas, lorsque les soins requis sont considérables et l'espoir de progression nul, il peut être raisonnable, dans l'intérêt de l'équilibre de l'ensemble de la famille, d'envisager le placement en internat. Les places sont encore en France, malheureusement, en nombre insuffisant et difficiles à trouver. Mais ce sont les cas les plus rares.

Il existe à l'heure actuelle de nombreuses organisations, en particulier le C.E.S.A.P.[1], Centre d'études et de soins pour les enfants arriérés profonds, l'U.N.A.P.E.I.[2], Union nationale des Associations de parents d'enfants inadaptés, soutenant, aidant les parents dans tous les cas et il s'agit souvent de l'aide la plus importante pouvant être apportée à l'enfant handicapé lui-même : soutenir, aider ses parents.

Depuis quelques années des progrès considérables sont faits par la société elle-même qui n'exclut plus de tels enfants, essaie au contraire de les encourager à se mêler à tous les autres.

L'enfant handicapé a besoin d'être entouré comme un autre enfant. Il est le premier à souffrir de son handicap, mais il n'a besoin ni de pitié ni de sentir peser sur lui, en permanence, le

---

1. Centre d'études et de soins pour les enfants arriérés profonds. *Dispose de consultations dans de très nombreux centres hospitaliers.*
2. Union nationale des Associations de parents d'enfants inadaptés, 28, place Saint-Georges, 75009 Paris. Tél. : 42 85 49 37.

Quelques problèmes de parents

poids de ses difficultés ; une attitude de trop grande sollicitude les lui ferait ressentir comme un obstacle insurmontable. Les parents doivent bien comprendre son problème, l'accepter dans sa totalité et n'être pas écrasés par une culpabilité illusoire.

L'attitude des frères, des sœurs, des autres enfants, son insertion future dans la société dépendront de sa bonne acceptation de lui-même et en définitive de tout cela.

403

L'enfant adopté.

Quels que soient l'âge auquel un enfant est adopté et les conditions de l'abandon par sa mère, il a droit à la vérité sur la nature réelle des liens l'unissant à sa famille adoptive, et c'est peut-être la chose la plus importante dans le problème de l'adoption que cette « révélation ».

Le problème se pose évidemment s'il est adopté petit, n'ayant pas ou ne connaissant pas son nom de famille véritable. Lorsqu'il est plus grand, comprend son changement d'existence, le moment où l'enfant va vivre dans sa nouvelle famille est celui où *on lui doit* les explications nécessaires.

Les parents doivent toujours aux enfants, pour les problèmes les concernant, des explications claires et à leur portée car ils sont souvent d'autant plus préoccupés qu'ils ne comprennent pas, et pour les enfants adoptés, cela est fondamental.

Tout le monde est d'accord pour conseiller aux parents adoptifs d'expliquer la situation clairement à l'enfant à l'âge où celui-ci se pose des questions sur l'origine des enfants, comment ils sont faits et quelle est la relation exacte avec la mère, c'est-à-dire vers trois ans et demi, quatre ans. C'est à eux de le dire, et tant qu'ils ne l'auront pas fait, ils pourront craindre que l'enfant ne l'apprenne par une autre source, les mettant ainsi en position difficile de mensonge par omission. Ils le feront d'autant plus facilement qu'eux-mêmes auront accepté, sans arrière-pensée, la stérilité de leur couple. *Plus l'enfant a été adopté petit, plus les explications pourront être précoces.*

Quelques problèmes de parents

Il n'y a aucune raison d'attendre la demande de l'enfant, qui risque de n'être jamais formulée. Mais elle est souvent, à cet âge, exprimée indirectement lorsqu'il parle du ventre de sa mère ou demande comment il était tout petit.

Il faut donc *saisir les occasions,* ne pas donner à cette information *l'allure d'une révélation,* en parler ouvertement devant l'enfant, à l'occasion de conversations avec des parents, avec la famille.

Il est important de lui parler de sa vraie mère mais en avouant l'ignorance totale où l'on est de sa vie avant son arrivée dans la famille. *C'est souvent l'occasion de lui dire qu'il a été choisi,* lui, alors que les autres enfants ne le sont pas, et cela l'aide à surmonter la frustration qu'il ressentira, obligatoirement, pour avoir été porté et mis au monde par une mère qu'il ne connaît pas.

Cette mère, il n'y a aucune raison de l'idéaliser ni de la condamner, ce qu'aura tendance à faire naturellement l'enfant qui l'imagine ou méchante, parce qu'elle l'a abandonné, ou bienveillante et merveilleuse parce qu'elle ne punit jamais et n'interdit rien.

L'abandon d'enfants est mal vu dans notre société, et si les parents adoptifs, qui ne doivent rien savoir des parents naturels, s'imaginent qu'il est forcément le fait d'êtres diminués, anormaux moralement, ils risquent d'attribuer à ses origines tout ce qui leur déplaira dans la personnalité de l'enfant.

Or, s'il faut bien avouer que l'on ne connaît en général pas grand-chose sur le père d'un enfant abandonné, la mère est habituellement une jeune femme terriblement malheureuse pour avoir choisi cette solution (que certains considèrent comme un acte de courage et d'amour authentique) : abandonner son enfant afin de lui permettre de trouver un foyer véritable et de meilleures conditions de vie. Il s'agit souvent de jeunes femmes n'ayant elles-mêmes jamais connu d'amour maternel, sans famille ou rejetées par leur famille, sans formation professionnelle et sans travail stable et que les conditions de vie ont conduites à cet acte. Donc des personnalités qui n'ont pu se développer par manque d'amour maternel et de chaleur familiale, et il n'y a aucune raison pour que l'enfant, auquel la famille adoptive donne amour et foyer chaleureux, ne puisse s'épanouir.

Et l'on remarque souvent, au cours des premiers mois de l'adoption d'un enfant déjà grand, ayant été un peu ballotté de nourrice en placement, une transformation spectaculaire et un merveilleux épanouissement.

Beaucoup de couples désirent adopter un enfant très jeune et cela est compréhensible, car ils ont envie de l'élever le plus possible. Il est raisonnable de penser qu'un bébé, adopté à six, huit mois, n'ayant connu qu'un seul placement avant l'adoption, n'aura pas été perturbé par sa vie antérieure. Mais cela dépend beaucoup de la qualité du placement nourricier qu'il a connu jusque-là, et l'Aide sociale à l'enfance est très attentive à la qualité des personnes auxquelles elle confie les enfants abandonnés ou dont elle pense qu'ils vont l'être.

Les parents adoptifs pensent souvent que cet enfant qu'ils ont attendu, choisi avec beaucoup d'impatience, d'amour, qu'ils considèrent comme leur propre enfant dès avant même de l'avoir avec eux, a les mêmes sentiments et se perçoit d'emblée comme l'enfant de leur couple.

Ce n'est pas possible. Si très vite il perçoit la chaleur et la qualité de la tendresse qu'on lui porte, s'il est capable de se réfugier dans ces bras devant un étranger ou un nouveau visage, il a tout de même besoin de s'adapter à cette nouvelle situation et d'accepter vraiment ces parents comme ceux qui l'élèvent, le nourrissent, l'aiment et le protègent, comme ses vrais parents, en un mot. Et cela ne se fait pas en un jour.

Il a besoin de trouver sa place dans son nouveau foyer ; au début, la mère doit être d'une grande disponibilité, s'arrêter même de travailler quelque temps pour éviter un nouveau placement dans la journée.

Il est indispensable qu'il perçoive bien l'intimité avec ses parents sans voir trop de personnes nouvelles, toute la famille d'un coup. De même, il est indispensable que les parents adoptifs fassent connaissance de l'enfant, le mieux possible, d'autant plus qu'il est plus grand, avant de le prendre avec eux ; il doit s'habituer à eux et avoir le désir de les rejoindre et d'être en leur compagnie.

Quelques problèmes de parents

Cela facilitera grandement l'insertion dans le nouveau foyer. Les premières semaines peuvent être fondamentales pour l'instauration de bonnes relations. Les parents ont beaucoup pensé, rêvé à cet enfant et se le sont imaginé avec telles ou telles manières d'être. Or, il arrive avec déjà une personnalité, un peu perdu par les changements de vie qu'il a subis, sans image maternelle fermement établie ni en voie d'établissement, et il devra s'adapter à un foyer définitif, accepté, aimé et reconnu. Aussi est-il important, les premiers temps, *de s'adapter à lui* et de n'avoir que peu d'exigences concernant les heures du coucher, la nourriture, la propreté, pour le regarder vivre, le comprendre, le sentir et nouer avant tout des relations d'amour.

Beaucoup de parents adoptifs, ayant longtemps rêvé d'un enfant, ont envie de lui donner toute l'affection dont ils sont capables et s'en retiennent parfois, craignant d'ancrer de mauvaises habitudes, de paraître trop attachés, « d'en faire trop ». Ce n'est pas possible durant les premiers temps ; l'enfant, se sentant aimé pour la première fois sans doute, s'épanouira comme l'enfant naturel au contact de sa mère qui l'a attendu neuf mois et le cajole dès ses premières heures.

L'adaptation de l'enfant à son foyer, l'atmosphère de tendresse seront la base même de son éducation et tout cela doit être acquis pour que l'enfant mange, dorme, soit propre normalement.

La vie de la maison est bouleversée par l'arrivée de l'enfant, tout est changé : habitudes, possibilités de sortie, intimité du couple. Certes, c'était prévu, attendu, espéré, mais souvent, passé les premières semaines d'émotion et d'enthousiasme, les parents peuvent être inquiets et angoissés par la crainte de mal faire, par la discordance parfois entre leurs idées toutes faites sur l'enfant et les comportements réels de celui-ci.

Parfois l'enfant va marquer une préférence pour le père ou la mère, et, s'il s'agit d'une petite fille qui sera rapidement tendre et câline avec le père, la mère pourra se demander si elle a bien su gagner l'affection de l'enfant et si elle ne perd pas une partie de celle de son mari.

L'évolution de cet enfant est normale, passe par les stades habituels du développement à l'âge où ils se produisent. Le bon équilibre du couple, l'amour des parents l'un pour l'autre, leur entente sur les problèmes éducatifs sont la base même de la réussite. Le père a un rôle tout aussi important à jouer et, dans l'aide qu'il apporte à son épouse, celle-ci trouve les solutions à des questions parfois difficiles.

Lorsque l'enfant est déjà grand, la période précédant les vacances d'été est souvent favorable ; le père sera très disponible ; l'enfant sera adapté à son nouveau foyer avant de fréquenter l'école à laquelle on peut l'inscrire sous son nom définitif, même si celui-ci n'est pas encore légalement attribué.

La mère adoptive aime, élève son enfant et il l'aimera pour cela ; elle n'a pas besoin d'être « prête à tout pour être aimée ». Sa tendresse et son dévouement sont suffisants. Et plus les parents adoptifs se comporteront comme des parents naturels, si les choses sont claires dans l'esprit de l'enfant, plus les relations seront normales et bonnes.

404

Séparation ou divorce.

L'enfant souffrira toujours de la séparation ou du divorce de ses parents, d'autant plus qu'il est plus jeune. Il a normalement besoin de son père et de sa mère, et l'absence de l'un ou de l'autre entraînera fatalement une situation de manque, parfois de déchirement véritable.

Il peut évidemment arriver que l'enfant, déjà grand, déteste un de ses parents, n'ait plus du tout envie de vivre avec lui, et se sente libre, heureux de son départ. L'absence du père alcoolique et brutal sera bien souvent un soulagement, et une famille entière pourra avoir l'impression de revivre.

Mais ce n'est pas le cas le plus habituel. Le divorce résulte de la mésentente profonde d'un couple qui peut n'être pas fait pour vivre ensemble, ou que les difficultés de la vie quotidienne, l'exacerbation des conflits entraînés par l'existence même des enfants ont conduit à ne plus s'entendre.

Quelques problèmes de parents

Une des erreurs de la jeunesse consiste à confondre désir et amour et à fonder une famille sur les bases bien fragiles d'un engouement passager. Les résultats n'en sont pas forcément mauvais si, à partir du moment où les enfants sont nés, ceux-ci et la vie commune deviennent un facteur d'entente de plus en plus profonde. Comme pour le couple, la solidité d'une famille ne se fait pas en un jour mais se crée peu à peu par la détermination de chacun des parents, leur souci quotidien de tisser entre eux des liens étroits, dont une vie sexuelle réussie est un des éléments.

On se marie maintenant pour vivre ensemble quarante ou cinquante ans, et il est déraisonnable de se jurer fidélité pour un temps aussi long. Mais, à partir du moment où les enfants sont là, leur intérêt doit primer l'intérêt individuel de chacun des parents et le désir de fortifier et de sauvegarder sa famille doit constituer une donnée de base. La famille monogamique n'est pas forcément le meilleur mode d'existence. La famille souffre dans le monde moderne, et surtout dans la vie citadine, d'un isolement sûrement néfaste. Dans certains kibboutz, par exemple, où les enfants sont élevés plus ou moins en communauté, les parents passent finalement beaucoup plus de temps avec leurs enfants que dans la moyenne des familles, habitant en ville, dont les deux parents travaillent.

Mais elle constitue, qu'on le veuille ou non, la base de la vie commune dans nos sociétés et, justement du fait de son isolement relatif, la base de l'éducation des enfants.

Même des parents ayant pris conscience de tout cela peuvent désirer se séparer si leur mésentente est profonde.

Les enfants ont toujours intérêt à vivre dans une situation claire, nette, et ils souffriront probablement moins d'un divorce que de conflits permanents, de disputes perpétuelles entre des parents n'ayant plus rien en commun et ne pouvant supporter de vivre ensemble.

Souvent des couples ne s'entendant plus du tout, n'ayant plus, encore jeunes, de vie sexuelle commune, se livrent « pour leurs enfants » au simulacre d'une vie commune. Les parents peuvent reculer à juste titre devant la complexité, les difficultés, les charges matérielles entraînées par une séparation. Mais une

Quelques problèmes de parents

telle situation ne protège guère l'enfant qui perçoit parfaitement ce qui se passe, et souffre autant qu'eux-mêmes du désaccord de ses parents, dont il a le spectacle quotidien.

La manière dont le divorce sera vécu par l'enfant dépend de la maturité et de l'intelligence des parents. Si chacun d'entre eux, quelle que soit l'origine des responsabilités dans la situation, ne dénigre pas l'autre et laisse l'enfant aimer son père et sa mère comme il l'entend ; s'il peut les voir tous les deux avec régularité en le demandant et en y trouvant du bonheur ; si tout est fait pour que l'enfant ne se sente pas en quelque sorte abandonné par l'un ou l'autre, il surmontera les difficultés de la situation, et la vie aidant, n'en souffrira que le minimum. Mais à condition d'être aimé et que chacun de ses parents considère de son devoir d'aider à son éducation.

Toute situation de divorce est traumatisante pour les enfants ; personne ne pourra jouer le rôle du père et de la mère à la fois ; acquérir l'autorité nécessaire tout en restant parfaitement maternelle est très difficile pour une femme seule.

Mais si père et mère continuent à bien tenir leur place auprès des enfants, si chacun d'eux peut retrouver le bonheur dans la nouvelle situation, l'échec du couple ne sera pas ressenti trop douloureusement par les enfants et ne constituera pas obligatoirement un facteur d'inadaptation.

405

L'enfant de mère célibataire.

La jeune mère célibataire ayant désiré son enfant, décidée à l'élever seule parce qu'elle ne voulait ou ne pouvait épouser le père, à donner son nom à l'enfant, est de plus en plus répandue dans nos sociétés. C'est en tout cas le signe de leur tolérance normale et des possibilités données aux jeunes femmes seules, encore bien insuffisantes il est vrai. Les difficultés rencontrées dans la vie quotidienne avec un seul salaire de femme, parfois sans grande qualification professionnelle, sont considérables.

Quelques problèmes de parents

Désiré ou accepté, l'enfant n'est pas responsable de sa naissance, et il ne sera jamais honnête de la lui imputer. Mais il est difficile pour une femme seule d'élever un enfant et viendra le moment où il posera des questions sur le mystère de la vie et l'origine de la naissance, le rôle du père, et demandera pourquoi lui n'en a pas. Et la mère ne pourra jamais jouer deux rôles à la fois : celui de la mère et celui du père.

Il est donc fondamental que l'enfant puisse connaître et aimer, dans son entourage immédiat, une figure masculine, grand-père, oncle, ami, père nourricier. À défaut, le garçon n'aura aucune image sur laquelle il lui sera facile de se modeler. La fille risquera de baigner dans une ambiance où l'homme apparaît comme l'ennemi, celui d'où vient tout le mal, et pourra connaître ensuite beaucoup de difficultés dans ses relations avec les hommes.

Il est indispensable que l'enfant saisisse, dès que possible, la situation dans son intégralité.

Il ne peut comprendre, petit, les raisons réelles de sa naissance – accident, désir délibéré de sa mère – mais le père doit être représenté par une image réelle.

Si la mère n'a que reproches à son égard, inculque à son enfant que son père était forcément méchant ou mauvais car il l'a abandonnée, ou « qu'il est comme mort », cela faussera pour bien longtemps son opinion sur les hommes en général.

Petit, l'enfant souffrira, mais plus ou moins inconsciemment, de cette absence d'homme auprès de lui. À partir de six, sept ans, le garçon surtout a besoin d'une présence masculine pour ses jeux, ses activités diverses. Il est très important de veiller à son environnement scolaire. Un maître qu'il aime, un moniteur, un professeur de sport au sein d'une activité de groupe pourront être d'une grande aide pour pallier cette carence paternelle.

Il faut tout faire pour l'aider à participer à des sports d'équipe, à des groupes de jeux ou de sortie.

Et bien souvent l'enfant peut trouver le bonheur si sa mère crée un vrai foyer.

406

Les jumeaux.

C'est merveilleux d'avoir des jumeaux. Deux enfants pour la même grossesse, deux enfants élevés en une seule fois, qui auront pour toute la vie un compagnon intime et très cher, un confident, frère jumeau ou sœur jumelle ! Je n'ai jamais observé que des parents heureux de cette situation, et les difficultés de l'élevage des premiers mois sont très vite compensées par l'agrément familial et la joie rayonnante de deux bambins ayant toujours un compagnon de jeux.

Les vrais jumeaux proviennent du même œuf. Ils possèdent un patrimoine génétique exactement semblable et peuvent se ressembler beaucoup physiquement et moralement. Mais leur manière d'être dépendra de la façon dont ils sont élevés, et ils peuvent acquérir en grandissant des qualités psychiques et intellectuelles très différentes. Les études sur les vrais jumeaux ont aidé à comprendre justement les parts respectives du milieu et de l'hérédité sur les comportements.

Les faux jumeaux peuvent être garçon et fille et n'ont aucune raison de se ressembler davantage qu'un frère et une sœur, ou deux frères d'âge différent. Mais vivre ensemble les premières années de leur vie leur conférera des traits communs et beaucoup d'habitudes semblables.

Contrairement à une croyance bien répandue, le rang de naissance n'a aucune importance ; par contre, il peut y avoir une notable différence de poids et l'un peut pousser plus facilement que l'autre. Et il est rare qu'en deux ou trois ans ne s'affirment deux personnalités dissemblables dont l'une va, par certains côtés, dominer l'autre. Les parents éviteront une domination outrancière de l'un par l'autre et, en même temps, que leurs enfants ne s'enferment trop dans un monde à eux, sans besoin d'ouverture vers l'extérieur, n'admettant pas les intrus. Ils feront tout pour les différencier très tôt au lieu d'essayer de les couler dans le même moule.

L'existence du jumeau comble beaucoup de besoins pour l'autre : ils jouent ensemble, parlent ensemble, se comprennent bien avant d'avoir un bon développement du langage, se consolent mutuellement.

Si les parents ne veillent pas à parler à chacun des enfants, on pourra par exemple observer un retard de langage provenant de l'absence de besoin de développer le contact avec l'extérieur puisque le jumeau comprend tout et tout de suite.

Il faut donc les différencier par l'habillement, les jouets que vous leur offrez ; essayez de les séparer de temps à autre à l'occasion d'une période de vacances ; évitez en même temps de les comparer si l'un a, dans certains domaines, plus de facilités que l'autre.

En agissant ainsi vous les aiderez à devenir deux personnalités indépendantes.

Conclusion

En commençant à écrire ce livre, je m'étais promis de ne pas donner trop de conseils. L'ayant écrit, j'ai pris conscience d'en avoir peut-être trop donné, mais j'ai honnêtement essayé de les fonder sur ce que je connais du développement de l'enfant.

J'ai tenté de faire comprendre les données de base de la puériculture et de la pathologie, d'expliquer de façon accessible les mécanismes d'un certain nombre de maladies et le pourquoi des attitudes thérapeutiques, d'aider les parents dans l'attente du médecin.

J'ai surtout essayé d'expliquer qu'un enfant ne vient pas au monde agité, paresseux ou méchant, mais peut le devenir, se conduire comme tel. Dans ce cas il y a problème, et le rôle des parents consiste à comprendre leur enfant, à tout faire pour l'aider. Ce n'est jamais en l'accablant d'une épithète définitive. C'est aux parents et à l'enfant à régler la difficulté ; personne d'autre ne peut le faire à leur place mais on peut les y aider.

On n'élève pas ses enfants avec un livre de psychologie à la main mais avec son amour, son instinct maternel et paternel, en leur donnant un exemple qu'ils souhaitent suivre, en étant soi-même heureux de vivre, en leur fournissant les moyens et les conditions de leur développement, en maintenant le dialogue avec eux tout en considérant qu'ils sont des personnalités uniques, indépendantes, devant découvrir elles-mêmes leur propre vérité.

Chaque enfant est, au départ, un être merveilleux, riche d'immenses potentialités, bourré de curiosité, aspirant à la compréhension et à la connaissance, tour à tour égoïste ou généreux, câlin ou agressif. Mais tout au long de ce développement qui dure de quinze à vingt ans, il a besoin de trois choses avant tout : être aimé pour lui-même, sentir la confiance mise en lui, bénéficier d'un environnement solide.

Index

(les nombres en **gras** renvoient aux chapitres contenus dans le présent volume, en maigre à ceux du vol. 1)

A

accidents, 138
accouchement, 2, 7
acétone, **304**
acide désoxyribonucléique, **343**
acné, 199, **289**
adénite, **262**
adénoïdectomie, **220**
adénoïdites, 186, 197, **220**
adoption, **403**
aérophagie, 25, **216**
agitation, **374**
agressivité, 140, 156, **350**
aîné, 116, **379**
albuminurie, **299**
albuminurie orthostatique, **299**
allaitement artificiel, 11, 24, 59 à 66, 72, 73, 82
allaitement maternel, 11, 45, 50 à 58
allergènes, **263, 266**
allergie, **263 à 266, 283, 291**
allergie respiratoire, **263**
amygdalectomie, **260**
amygdalites, **259, 260**
anémie, 78, 183, **233**
angines aiguës, **252, 253, 259, 260**
angine à monocytes, **252**
angiomes, 32, 201
angoisse, 124, 143, 195 **350, 369, 374**
animaux familiers, **386**

Index

antibiotiques, **241**
anticorps, 12, 50, **243, 263**
APGAR, 9
aphtes, **332**
appendicite, **267, 268**
appétit, 80, 81, 84, 141, 158, 174
apprentissage de la lecture, 161, **394**
arcature du tibia, 208
argent de poche, **382**
ascaris, **292**
asthme, **265, 266**
athétose, **309**
audition, 34, **391**
autorité, 139, 140, **358**

B

babil, 122
bain, 22
balance, 4, 27
bégaiement, **390**
berceau, 4
biberons, 4, 61, 63 à 66, 74
bosses, **336**
bosse sérosanguine, 33
bronchiolite, **219, 223**
bronchite, **219, 223**
bronchite asthmatiforme, **223**
brûlures, **336**

C

calcium, 78, **271**
calculs biliaires, **306**
cambrures, **277**
caries dentaires, **330**
cauchemars, 144, **369**
céphalées, **307, 310, 312**
céphalhématome, 189
césarienne, 7
chaise haute, 4

chant du coq, **251**
chaussures, 103, 208, **274**
chorée, **324**
chromosomes, **343, 345**
circoncision, 188
colibacillose, **296**
coliques, 31, 88
colite, **267**
colostrum, 12
comitialité, **308**
compétences du nouveau-né, 34, 35
complexe d'Œdipe, 133, 150
conjonctivite, 20, 185
constipation, 29, **267, 270**
contagiosité, **243**
convulsions, **230, 308**
convulsions fébriles, **230**
coqueluche, 179, **251**
cordon ombilical, 2, 19
corps étranger respiratoire, **224**
couches, 4
coup de chaleur, 126
coxa-valga, 208
coxa-vara, 208
crampes, **282**
crèche, 42
cris, 30
crise génitale du nouveau-né, 187
croissance, 86, 87, 164 à 168
« croûtes de lait », 204
cryptorchidie, **319**
cuir chevelu, 20, **290**
cyphose, **277**
cystite, **297**
cytomégalovirus, **252**

D

daltonisme, **344**
déformations du thorax, 211, **280**

Index

dentition, 101, 102
déshydratation aiguë, 212, 213
développement physique, 86, 87, 104, 164 à 171
diabète, **341**
diagnostic anténatal, **342, 343, 344, 346**
diarrhée, 28, 83, 196, 212, 213, **214**
difficultés scolaires, **393, 394, 396 à 399**
diphtérie, 179, **253**
divorce, **404**
dos rond, **277**
douleurs de croissance, **275**
douleurs des membres inférieurs, **322**
douleurs intestinales, 31
dyslalie, **387**
dyslexie, 161, **394**
dysorthographie, **394**

E

échographie, 2, **344, 345, 346**
échographie cardiaque, **327**
école, 160, 161, **393 à 399**
ectopie testiculaire, **319**
eczéma, 202, **283**
embryon, 3
encéphalite, 178, **314**
encoprésie, **371**
enfant handicapé, **400, 401, 402**
énurésie, 130, **370**
épilepsie, **308, 402**
épistaxis, **335**
érythème noueux, **254, 315**
exanthème subit, 198
exsanguino-transfusion, 183, 184

F

facteur rhésus, 183
farines, 67, 71 à 73, 82
fatigue, **372**
fausse route alimentaire, **215, 224**

fer, 78, **233**
fibrose kystique du pancréas, **340**
fièvre, 83, 196, 197
fièvre typhoïde, **255**
fluor, 78
fœtus, 3
fontanelles, 100
fracture de la clavicule, 190
fractures du crâne, **232, 312**
fragilité du chromosome X, **400**
fruits, 70, 71, 78
furoncles, **286**

G

gazouillis, 122
gale, **295**
gammaglobulines, **220, 244, 266**
ganglions du cou, **259, 262**
gastro-entérites, 212, 213
gaucherie, 94, **389**
gènes, 3, **343, 344**
genu valgum, 208, **276**
giardia, **292**
glucides, 44, 67, **341**
gluten, 67, **214**
goûter 75
« grasping », 89
grippe, 181, **245**
grossesse, 1, 2
Guthrie, 14
gynécomastie, 173

H

handicap moteur, **309, 402**
hématurie, **300, 302**
hémiplégie cérébrale infantile, **309**
hémophilie, **339, 344**
Hemophilus influenzæ, 181
hémorragie méningée, 194, **312**

hémorragie rectale, **270**
hémorroïdes, **270**
hépatite, 181, 184, 194, **303**
hernies, 19, **217**
hernie hiatale, **215**
hernie ombilicale, 19
herpès, 194, **332**
hétérophorie, **392**
hoquet, 25
hydrocèle, 187, **269**
hyperactivité, **374**
hypermétropie, **392**
hypertonie, 18, 90
hypoglycémie, **317, 341**
hypophyse, **320**
hypospadias, 188
hypotonie, 90, **231**

I

ictère, 184, **303**
ictère néo-natal, 183, 184
immunité, 175, 202, **244**
immunoglobulines, **244, 266**
impétigo, **284, 285**
incompatibilité fœto-maternelle, 183
incubation, **243**
infection urinaire, **296 à 298**
infection pulmonaire, **226**
infections du siège, 21, 206
infirmité motrice cérébrale, **309**
insuffisance surrénale, **321**
insuffisance thyroïdienne, 49, **320**
interaction, 107
invagination intestinale, **218**
intersexualité, **321**
intolérance au gluten, 67, **214**
intolérance au lait, 24, 59, **214**
intolérance au saccharose, 24, **214**
intoxications, **333, 334**

J

jalousie, 116, **379, 380**
jargon, 131, **387**
jaunisse, 184, **303**
jeu, 129, 146
jumeaux, **406**
jus de fruits, 70, 78

L

lait maternisé, 24, 28, 59
lait naturel, 62, 85
langage, 122, 131, 151, 152, **387**
lanugo, 10
laryngite, **225, 261, 264**
laryngite striduleuse, **264**
layette, 4
lecture, 161, **394**
légumes, 68, 71
leucémie, **329**
lenteur, **373**
lipides, 44, 174
lit, 4
lithiase biliaire, **306**
lithiase urinaire, **302**
luxation des hanches, 192
lymphangite, **262**

M

mains, 93, 94, **388, 389**
maladie de Bouillaud, **322, 323**
maladie de Crohn, **270**
maladie de Hodgkin, **329**
maladie de Leiner-Moussous, 204, 205
maladie de Scheuermann, **278**
maladie de Still, **325**
maladie périodique, **326**
maladresse, **388**
malformations, **343 à 347**

Index

mammite, 187
marbrures, 17
marche, 97, 98
marche automatique, 89
mastoïdite, **228**
masturbation, 110, 149
méconium, 13
mémoire, **397**
méningite lymphocytaire, **250, 310, 311**
méningites, **310**
mensonge, **377**
mère célibataire, **405**
metatarsus varus, 193
migraine, **307**
modes de garde, 41, 42
mongolisme, **343, 345**
monitoring, 2
mort subite du nourrisson, **224**
mononucléose infectieuse, **252**
morsures venimeuses, **337**
mucoviscidose, **340**
muguet, 207
myopathies, **342**
myopie, **392**
myxœdème, **320**

N

naissance, 6 à 10
néphrite, **248, 259, 300**
néphrose lipoïdique, **301**
« nervosité », 39, **374**
nourrice, 42
nouveau-né, 6 à 43, 89, 183 à 194
nouveau-nés de petits poids, 84, **239**

O

obéissance, 139, 140, 142, 159, **358**
obésité, 81, 174
œdème de Quincke, **291**

oligophrénie phénylpyruvique, 14, **346**
ombilic, 19
ongles, 20
onychophagie, **368**
opposition, 132, 133, 139, 140, 142
oreillons, 181, **250**
orthodontie, **331**
ostéochondrites, **278**
ostéomyélite, **281**
otites, **227**
otites séreuses, otites à glu, **227**
oxyures, **292**

P

paralysie brachiale, 191
paraplégie, **309**
parasites, **292 à 295**
parc, 96
« paresse », **396**
pelade, **288**
pellicules, **290**
pensée magique, 155
péridurale, 7
pesée, 27
phase du « non », 132
phimosis, 188
phénylcétonurie, 14, **344**
pieds aplatis, 208, **274**
pieds bots, 193
piqûres d'insectes, **337**
pityriasis rosé, **256**
placenta, 2
plaies, **336**
pleurésie, **315, 316**
pleurs, 30, 88, 118, **229**
plicature gastrique, **215**
poliomyélite, 180, **311**
polype intestinal, **270**
position assise, 95

Index

poussée dentaire, 101, 102
poux, **294**
prématurés, prématurité, 1, 3, **234 à 239**
primo-infection, 176, 177, **315**
prolapsus rectal, **270**
promenade, 127
pronation douloureuse, 210
propreté, 130, **370, 371**
protides, 44, 69
prurigo, **285**
puberté, 169, 170, 171
puberté différée, 172
purpura rhumatoïde, **328**
purpura thrombopénique, **328**
purpuras, **328**

Q

quotient intellectuel, **354**

R

rachitisme, 78, 211
réanimation néo-natale, 2
rectocolite hémorragique, **270**
rééducation, **387, 388, 395**
réflexes archaïques, 89
réflexe de redressement, 89
reflux œsophagien, **215**
régurgitations, 25
retard de parole, **387**
retard de tonus, **231**
retard mental, **313, 344, 400, 401**
rhésus, 183
rhino-pharyngites, **219, 220**
rhumatisme articulaire aigu, **248, 259, 323**
rhumatismes, **322 à 326**
rire, 117
rites, 143, 144
roséole infantile, 198
rot, 25, 66

rougeole, 181, **246**
rubéole, 181, **249**

S

saignements de nez, **335**
salmonelloses, **255**
scarlatine, **248**
scoliose, 209, **273**
séborrhée, 20, 204, 205, **290**
selles, 13, 28, 29, 130, 212 à **214**
sérodiagnostic, **243**
sevrage, 56
sexe, 110, 149, 153, **343**
SIDA, 194, **339**
siège, soins du siège, 21, 28, 206
sinusites, **219, 258**
sommeil, 18, 112, 113, 143, 144
sondes génétiques, **342, 343, 346**
sorties, 127
souffles cardiaques, **327**
sourire, 38, 117
spasme du sanglot, **229**
spasmophilie, **318, 323**
stade oral, 93, 119, 120
staphylococcie cutanée, 200
sténose du pylore, **215**
stomatites, **332**
strabisme, **392**
streptocoque hémolytique, **248, 259, 323, 324**
stridor congénital, **222**
succion, 23, 45, 74, 89, 119
sucette, 119
sudamina, 199
surdité, **391**
syndrome de Turner, **345**

T

tabagisme passif, **220, 257**
tænia, **292**

Index

télévision, **383**
température du nouveau-né, 16
tenue de la tête, 92, 104
terreurs nocturnes, **369**
tests, **354, 393, 395**
tests d'allergie, **266**
tétines, 4, 46, 63
thymus, **221**
tics, **367**
timidité, **376**
tonus, 90, **231**
torsion du testicule, **269**
torticolis congénital, 190
tourniole, 20
toux, **223, 224, 226, 257**
toxicose, 212
toxoplasmose, **293**
transpiration, 36, 199
trémulations, 40
troubles de la parole, **387**
troubles du sommeil, 113, 144, **369**
troubles de la vue, **392**
tuberculose, 176, 177, **315, 316**

U

urticaire, **291**

V

vacances, 43, 128, **381**
vaccinations, 175 à 182
vaginite, 170, **297**
vagissements, 8, 122
varicelle, 181, **247**
varicocèle, **269**
végétations adénoïdes, 186, 197, **219, 220**
vergetures, 170
vernix caseosa, 10
verrues, **287**
vers intestinaux, **292**

violence, 136, 156, **379, 383, 384**
vision, 34, **392**
vitamines, 44, 78, 211
vol, **377**
vomissements, 83, 212, 213, **215**
voyages, 43, 128

Bien-être, des livres qui vous font du bien

*Psychologie, santé, sexualité, vie familiale, diététique... :
la collection Bien-être apporte des réponses pratiques
et positives à chacun.*

Psychologie

Thomas Armstrong
Sept façons d'être plus intelligent - n°7105

Jean-Luc Aubert et Christiane Doubovy
Maman, j'ai peur – Mère anxieuse, enfant anxieux ? - n°7182

Anne Bacus & Christian Romain
Libérez votre créativité ! - n°7124

Anne Bacus-Lindroth
Murmures sur l'essentiel – Conseils de vie d'une mère à ses enfants - n°7225

Simone Barbaras
La rupture pour vivre - n°7185

Martine Barbault & Bernard Duboy
Choisir son prénom, choisir son destin - n°7129

Deirdre Boyd
Les dépendances - n°7196

Nathaniel Branden
Les six clés de la confiance en soi - n°7091

Sue Breton
La dépression - n°7223

Jack Canfield et Mark Victor Hansen
Bouillon de poulet pour l'âme - n°7155
Bouillon de poulet pour l'âme 2 - n°7241
Bouillon de poulet pour l'âme de la femme *(avec J.R. Hawthorne et M. Shimoff)* - n°7251
Bouillon de poulet pour l'âme au travail - *(avec M. Rogerson, M. Rutte et T. Clauss)* - n°7259

Richard Carlson
Ne vous noyez pas dans un verre d'eau - n°7183
Ne vous noyez pas dans un verre d'eau... en famille ! - n°7219
Ne vous noyez pas dans un verre d'eau... en amour ! *(avec Kristine Carlson)* - n°7243
Ne vous noyez pas dans un verre d'eau... au travail - n°7264

Steven Carter & Julia Sokol
Ces hommes qui ont peur d'aimer - n°7064

Chérie Carter-Scott
Dix règles pour réussir sa vie - n°7211
Si l'amour est un jeu, en voici les règles - n°6844

Loly Clerc
Je dépense, donc je suis ! - n°7107

Guy Corneau
N'y a-t-il pas d'amour heureux ? - n°7157
La guérison du cœur - n°7244

Lynne Crawford & Linda Taylor
La timidité - n°7195

Dr Christophe Fauré
Vivre le deuil au jour le jour - n°7151

Daniel Goleman
L'intelligence émotionnelle - n°7130
L'intelligence émotionnelle 2 - n°7202

Nicole Gratton
L'art de rêver - n°7172

John Gray
Les hommes viennent de Mars, les femmes viennent de Vénus - n°7133
Une nouvelle vie pour Mars et Vénus - n°7224
Mars et Vénus, les chemins de l'harmonie - n°7233
Mars et Vénus, 365 jours d'amour - n°7240
Les enfants viennent du paradis - n°7261
Mars et Vénus ensemble pour toujours - n°7284
Mars et Vénus au travail - n° 6872

Marie Haddou
Savoir dire non - n°7178
Avoir confiance en soi - n°7245
Halte au surmenage - n°7278

James Hillman
Le code caché de votre destin - n°7256
La force du caractère - n°6477

Evan Imber-Black
Le poids des secrets de famille - n°7234

Sam Keen
Être un homme - n°7109
Aimer et être aimé - n°7262

Dr Barbara Killinger
Accros du boulot - n°7116

Dr Gérard Leleu
Amour et calories - n°7139
La fidélité et le couple - n°7226
L'intimité et le couple - n°7260
L'écologie de l'amour - n°7275

Jean-Claude Liaudet
Dolto expliquée aux parents - n°7206
La psychanalyse sans complexes - n°7270

Ursula Markham
Le deuil - n°7230
Les traumatismes infantiles - n°7231

Bernard Martino
Le bébé est une personne - n°7094

Pia Mellody
Vaincre la dépendance - n°7013

Yannick Noah
Secrets, etc. - n°7150

Robin Norwood
Ces femmes qui aiment trop – 1 - n°7020
Ces femmes qui aiment trop – 2 - n°7095

Armelle Oger
Et si l'on changeait de vie - n°7258

Dr Xavier Pommereau
Quand l'adolescent va mal - n°7147

Dr Henri Rubinstein
La dépression masquée - n°7214

Jacques Salomé
Papa, maman, écoutez-moi vraiment - n°7112
Apprivoiser la tendresse - n°7134

Elaine Sheehan
Anxiété, phobies et paniques - n°7213

Barbara Sher & Barbara Smith
Vous êtes doué et vous ne le savez pas - n°7141

Nita Tucker
Le grand amour pour la vie - n°7099

Isabelle Yhuel
Mère et fille, l'amour réconcilié - n°7161
Quand les femmes rompent - n°7201

Santé

R. Aron-Brunetière
La beauté et les progrès de la médecine - n°7006

Joanna Bawa
Santé et ordinateur : le guide quotidien - n°7207

Dr Martine Boëdec
L'homéopathie au quotidien - n°7021

Dr Jacques Boulet
Se soigner par l'homéopathie - n°7165

Julia Buckroyd
Anorexie et boulimie - n°7191

Dr Jean-Pierre Cahané & Claire de Narbonne
Nourritures essentielles - n°7168

Chantal Clergeaud
Un ventre plat pour la vie - n°7136

Dr Julien Cohen-Solal
Comprendre et soigner son enfant – I - n°7096
Comprendre et soigner son enfant – II - n°7097

Bruno Comby
Tabac, libérez-vous ! - n°7012

Dr Lionel Coudron
Stress, comment l'apprivoiser - n°7027
Mieux vivre par le yoga - n°7115

Dr David Élia
Comment rester jeune après 40 ans
Version femmes - n°7111
Le bonheur à 50 ans - n°7184
50 ans au naturel - n°6828

Pierre Fluchaire
Bien dormir pour mieux vivre - n°7005
Plus jamais fatigué ! - n°7015

Dr Pierrick Hordé
Allergies, le nouveau fléau ? - n°7248

Arthur Janov
Le corps se souvient - n°7257

Chris Jarmey
Le shiatsu - n°7242

Dr Michel Lecendreux
Le sommeil - n°7280

Dr Gérard Leleu
Le traité du plaisir - n°7093

Claudie Lepage
Le nouvel âge d'or de la femme - n°7274

Maurice Mességué
C'est la nature qui a raison - n°7028

Dr Sylvain Mimoun
Des maux pour le dire - n°7135

Peter Mole
L'acupuncture - n°7189

Paule Neyrat
Les vertus des aliments - n°7265

Lionelle Nugon-Baudon & Évelyne Lhoste
Maisons toxiques - n°7229

Pierre & Florence Pallardy
La forme naturelle - n°7007

Jean-Yves Pecollo
La sophrologie - n°3314
La sophrologie au quotidien - n°7101

Vicki Pitman
La phytothérapie - n°7212

Jocelyne de Rotrou
La mémoire en pleine forme - n°7087

Josette & Vincent Rousselet-Blanc
Les remèdes de grands-mères - n°7272

Dr Hubert Sacksick
Les hormones - n°7205

Jon Sandifer
L'acupression - n°7204

Debbie Shapiro
L'intelligence du corps - n°7208

Sidra Shaukat
La beauté au naturel - n°7222

Rochelle Simmons
Le stress - n°7190

André Van Lysebeth
J'apprends le yoga - n°7197

Dr Andrew Weil
Huit semaines pour retrouver une bonne santé - n°7193
Le corps médecin - n°7210
Le guide essentiel de la diététique et de la santé - n°7269

Diététique

Marie Binet & Roseline Jadfard
Trois assiettes et un bébé - n°7113

Dr Alain Bondil & Marion Kaplan
Votre alimentation - n°7010
L'âge d'or de votre corps - n°7108

André Burckel
Les bienfaits du régime crétois - n°7247

Dr Jean-Michel Cohen
Savoir maigrir - n°7266
Au bonheur de maigrir - n°6893

Sonia Dubois
Maigrissons ensemble ! - n°7120
Restons minces ensemble ! - n°7187

Dr Pierre Dukan
Je ne sais pas maigrir - n°7246

Annie Hubert
Pourquoi les Eskimos n'ont pas de cholestérol - n°7125

Dr Catherine Kousmine
Sauvez votre corps ! - n°7029

Linda Lazarides
Le régime anti-rétention d'eau - n°6892

Marianne Leconte
Maigrir - Le nouveau bon sens - n°7221

Colette Lefort
Maigrir à volonté - n°7003

Michelle Joy Levine
Le choix de la minceur - n°7267

Michel Montignac
Je mange donc je maigris... et je reste mince ! - n°7030
Recettes et menus Montignac - n°7079
Recettes et menus Montignac 2 - n°7164
Comment maigrir en faisant des repas d'affaires - n°7090
La méthode Montignac Spécial Femme - n°7104
Mettez un turbo dans votre assiette - n°7117
Je cuisine Montignac - n°7121
Restez jeune en mangeant mieux - n°7137
Boire du vin pour rester en bonne santé - n°7188

Lionelle Nugon-Baudon
Toxic-bouffe Le dico - n°7216

Dr Philippe Peltriaux & Monique Cabré
Maigrir avec la méthode Peltriaux - n°7156

Nathalie Simon
Mangez beau, mangez forme - n°7126

Sexualité

Régine Dumay
Comment bien faire l'amour à une femme - n°7227
Comment bien faire l'amour à un homme - n°7239

Céline Gérent
Savoir vivre sa sexualité - n°7014

John Gray
Mars et Vénus sous la couette - n°7194

Dr Barbara Keesling
Comment faire l'amour toute la nuit - n°7140
Le plaisir sexuel - n°7170

Brigitte Lahaie
Les chemins du mieux-aimer - n°7128

Dr Gérard Leleu
Le traité des caresses - n°7004
Le traité du désir - n°7176

Dagmar O'Connor
Comment faire l'amour à la même personne... pour le reste de votre vie - n°7102

Jean Paccalin
Une pilule nommée désir - n°7180

Isabelle Yhuel
Les femmes et leur plaisir - n°7268

Vie familiale

Edwige Antier
J'aide mon enfant à se concentrer - n°7232
L'enfant de l'Autre - n°7250
Éloge des mères - n°7283

Françoise Civeyrel
Consommez bien. Dépensez mieux - n°7098

Brigitte-Fanny Cohen
Un bébé mais pas à tout prix - n°6859

Dr Julien Cohen-Solal
Être heureux à l'école ? - n°7173
Les deux premières années de la vie - n°7203

Carolyn & Philip A. Cowan
1+1 = 3 - n°7065